U0293561

专家谈糖尿病防治

ZHUANJIA TAN TANGNIAOBING FANGZHI

主　编　陈　艳　杨英武

副主编　崔丽梅　张琼瑶

编　者　(以姓氏笔画为序)

王　辉　王　震　杨英武

张琼瑶　陈　艳　陈培培

翁德盛　崔丽梅　檀红岩

河南科学技术出版社

·郑州·

内容提要

本书以问答形式,从中西医结合的观点出发,简要介绍了糖尿病的发病原因、病理生理、临床表现、诊断要点等,重点介绍了治疗原则、用药技巧,调养和预防措施等知识,同时介绍了糖尿病庚息培胰体系等国内外防治新进展。本书内容通俗易懂、科学实用、可读性强,对提高患者依从性和自我保护意识,具有指导意义。本书适合糖尿病患者家属及基层医护人员阅读参考。

图书在版编目 (CIP) 数据

专家谈糖尿病防治/陈艳,杨英武主编. —郑州:河南科学技术出版社,2023.2

ISBN 978-7-5725-1049-6

Ⅰ.①专… Ⅱ.①陈… ②杨… Ⅲ.①糖尿病—防治—问题解答 Ⅳ.①R587.1-44

中国版本图书馆 CIP 数据核字(2023)第 000696 号

出版发行:河南科学技术出版社
　　　　　北京名医世纪文化传媒有限公司
　　　　　地址:北京市丰台区万丰路 316 号万开基地 B 座 115 室　邮编:100161
　　　　　电话:010-63863186　010-63863168
策划编辑:焦万田
文字编辑:郭春喜
责任审读:周晓洲
责任校对:龚利霞
封面设计:中通世奥
版式设计:崔刚工作室
责任印制:程晋荣
印　　刷:河南省环发印务有限公司
经　　销:全国新华书店、医学书店、网店
开　　本:850 mm×1168 mm　1/32　　**印张:**11.5　**字数:**288 千字
版　　次:2023 年 2 月第 1 版　　2023 年 2 月第 1 次印刷
定　　价:58.00 元

如发现印、装质量问题,影响阅读,请与出版社联系并调换

前　言

　　糖尿病是一种背景因素复杂，以胰岛素分泌相对和绝对不足及胰岛素抵抗为特征的内分泌代谢性疾病。随着我国居民物质生活水平的提高、饮食结构的改变、劳动强度的降低、各种应激状态的增加、人均寿命的延长、医学诊疗水平的提高，以及人们对健康关注程度的增强，糖尿病的检出率呈逐年上升且快速增长态势。世界卫生组织调查报告显示，我国糖尿病患病率在过去 20 年中上升了 4 倍。2002 年，全国居民营养与健康状况调查结果显示，我国现有糖尿病患者 2000 多万人，另有糖耐量减低者约 2000 万人，2007 年约增为 3980 万人。这些都表明，我国是全球糖尿病患病率增长最快的国家之一，糖尿病已成为继心脑血管疾病及癌症之后严重威胁人类健康的疾病之一。因此，糖尿病的防治工作已引起人们的高度关注。

　　如何早期发现糖尿病，患病后如何长期实施饮食控制，怎样选择运动疗法和心理疗法的合理治疗方案，怎样积极预防糖尿病急慢性并发症的发生，如何定期进行各项生化指标的检查，是糖尿病患者最关心、也是最迫切想要知道和解决的问题。无论对群体还是个人而言，普及糖尿病防治知识，提高患者自我防治疾病的能力，都是糖尿病防治工作的重要内容。专业医务工作者在治疗过程中，应关注患者整体状态，采取个体化、精细化跟踪指导，防治糖尿病及其并发症，提高患者的生存质量。

目前,糖尿病的宣教和防治工作任务艰巨。绝大多数患者对糖尿病的危害认识不足,往往延误治疗,导致糖尿病并发症的发生和发展。部分糖尿病患者因经济原因,不能得到及时治疗,甚至反复中断治疗,或因糖尿病患者依从性差,不能坚持饮食控制、正规治疗,不能定期随访,甚至有的患者盲目相信偏方、保健品的神奇功效,恐惧西药的不良反应等,使糖尿病得不到有效控制。此外,由于糖尿病专业医师的缺乏,以及个别医师不能合理应用胰岛素和降血糖药,导致患者病情反复,失去治疗的信心。基于以上情况,我们结合了国内外对糖尿病诊断、治疗新进展、新概念,分别制订个体化最佳治疗方案,提高血糖达标率,预防糖尿病并发症的发生、发展,对基层医师、患者和家属及时了解糖尿病的防治知识,以避免出现糖尿病治疗中的不良影响,提高糖尿病患者的生存质量。因此,作者重新整理编写了《专家谈糖尿病防治》一书。在编写过程中特别感谢协和医院营养学专家王秀荣教授和河南汝州济仁糖尿病医院提供的无私帮助和支持。

本书共分六章,分别介绍了糖尿病基本知识,糖尿病病因、病机及临床表现,糖尿病检测与诊断方法,糖尿病并发症防治,糖尿病药物治疗等。参与本书修订的作者均是资深糖尿病专家,他们将丰富的临床经验和体会,以及国内外最新治疗进展融为一体,采用深入浅出、通俗易懂的语言与糖尿病患者进行温馨对话。

希望此书成为读者的良师益友,糖尿病知识普及教育的实用教材。由于我们的水平有限,书中不妥之处衷心希望读者予以批评指正。

中国中医科学院西苑医院

陈　艳

目 录

第 1 章　糖尿病基本知识 ……………………………………（1）

1. 什么是糖尿病？ …………………………………………（1）

2. 正常人胰岛素是如何分泌的？ ………………………（2）

3. 胰岛内有哪些细胞类型？其相互关系如何？ ……（2）

4. 胰岛 B 细胞是怎么回事？怎样理解胰岛素
   绝对不足和相对不足？ ………………………………（4）

5. 什么是原发性糖尿病？什么是继发性糖尿病？ …（5）

6. 国内外糖尿病的患病情况如何？ …………………（7）

7. 为什么城市糖尿病的患病率比农村高？ ………（9）

8. 我国糖尿病流行病学特点是什么？ ………………（9）

9. 糖尿病会遗传吗？ ……………………………………（11）

10. 糖尿病有哪些危害性？ ……………………………（12）

11. 糖尿病的发病形式有哪些？ ………………………（13）

12. 糖尿病如何分型？各有何特点？ ………………（14）

13. 何谓肥胖症？与糖尿病有何关系？ ……………（19）

14. 如何判断糖尿病病情的轻重程度？ ……………（21）

15. 何谓苏木杰反应？何谓黎明现象？ ……………（22）

16. 怎样观察糖尿病的病情变化？ …………………（24）

17. 糖尿病患者是否可以结婚？婚后能否怀孕？ …（26）

18. 为什么要对糖尿病患者进行糖尿病防治知识的
    普及教育？ ………………………………………（28）

19. 为什么不良情绪会影响糖尿病患者的康复？ …（29）

20. 为什么要对糖尿病患者进行心理护理？ ……… (31)

21. 糖尿病能根治吗？ …………………………… (33)

第2章　糖尿病病因、病理及临床表现 ……… (35)

22. 西医如何认识糖尿病病因？ ……………… (35)

23. 中医如何认识糖尿病病因？ ……………… (36)

24. 糖尿病诱发因素有哪些？ ………………… (38)

25. 糖尿病病理生理基础是什么？ …………… (39)

26. 1型、2型糖尿病的发病原理是什么？ ……… (41)

27. 中医如何认识糖尿病血瘀证？ …………… (44)

28. 青春期对1型糖尿病有何影响？ ………… (45)

29. 引起糖尿病患者血糖升高的原因有哪些？
高血糖有何危害性？ …………………… (46)

30. 气候变化能引起糖尿病患者的病情反复吗？ …(48)

31. 糖尿病患者的主要死因是什么？ ………… (49)

32. 什么是糖类？糖尿病对糖代谢有何影响？ …(50)

33. 什么是脂肪？糖尿病对脂肪代谢有何影响？ …(51)

34. 什么是蛋白质？糖尿病对蛋白质代谢有
何影响？ ………………………………… (52)

35. 为什么糖类摄入量不足时体内蛋白质、脂
肪就会加速分解？ ……………………… (53)

36. 为什么糖尿病患者摄取脂肪太多时会出
现酮尿？ ………………………………… (54)

37. 什么叫血糖？血糖浓度是怎样维持的？ ……(54)

38. 什么叫肝糖原？肝糖原从哪里来？ ……… (56)

39. 什么叫糖异生作用？有何意义？ ………… (56)

40. 糖尿病主要症状是什么？ ………………… (58)

41. 糖尿病有哪些迹象？ ···································· (59)

42. 为什么有些糖尿病患者没有自觉症状？ ········ (60)

43. 为什么有些糖尿病患者出现消瘦？ ············· (61)

44. 为什么有些糖尿病患者出现肥胖？ ············· (62)

45. 为什么糖尿病患者三天不吃饭空腹血糖
　　仍高？ ·· (62)

46. 为什么肥胖型糖尿病患者多呈高胰岛素
　　血症？ ·· (63)

47. 何谓胰岛素抵抗？为什么肥胖型糖尿病
　　患者易产生胰岛素抵抗？ ·························· (63)

第3章　糖尿病检测与诊断 ································ (66)

48. 血糖测定方法有哪些？ ····························· (66)

49. 血糖监测一般都测什么？ ·························· (66)

50. 毛细血管血糖（SMBG）监测什么时间做合理？
　　有什么注意事项？ ··································· (67)

51. 什么是糖化血红蛋白（HbA1c）？有何临床
　　意义？ ·· (68)

52. 什么是糖化白蛋白（GA）？ ······················ (69)

53. 持续血糖检测（CGM）系统适合哪些患者？ ······ (70)

54. 为什么血糖值会有差别？ ·························· (70)

55. 空腹、餐后全血血糖与血浆血糖正常值各
　　为多少？有何临床意义？ ·························· (71)

56. 什么是糖耐量试验？ ································· (72)

57. 哪些患者应做口服葡萄糖耐量试验？ ·········· (73)

58. 口服葡萄糖耐量试验的正常值是多少？ ········ (74)

59. 何谓糖耐量减低？糖耐量减低是糖尿

病吗？ …………………………………………（74）

60. 影响口服葡萄糖耐量试验的因素有哪些？ ……（74）

61. 哪些患者应做静脉葡萄糖耐量试验？ …………（75）

62. 什么是胰岛素释放试验？有何临床意义？ ……（76）

63. 什么是C肽？C肽测定有何临床价值？ ………（77）

64. 糖尿病诊断包括哪些内容？ ……………………（77）

65. 世界卫生组织和我国诊断糖尿病的标准各
是什么？ ………………………………………（78）

66. 我国与美国卫生试验院在糖耐量减低标准
上有什么区别？ ………………………………（82）

67. 美国卫生试验院与世界卫生组织在糖尿病
诊断标准上有什么不同？ ……………………（82）

68. 兰州会议制定的糖耐量诊断标准与北京糖
协修订后的标准有何区别？ …………………（83）

69. 糖尿病应与哪些疾病鉴别？ …………………（84）

70. 多饮、多尿能诊断为糖尿病吗？ ……………（86）

71. 如何诊断老年性糖尿病？ ……………………（87）

72. 诊断老年性糖尿病时应注意什么？ …………（87）

73. 只吃无糖食品血糖会下降吗？ ………………（88）

74. 如何诊断妊娠糖尿病？ ………………………（89）

75. 诊断妊娠糖尿病时应注意什么？ ……………（90）

76. 糖尿病为什么容易漏诊？ ……………………（91）

77. 如何理解糖耐量减低的增龄变化？ …………（92）

78. 为什么糖耐量减低者易患心血管疾病？ ……（93）

79. 妊娠期糖耐量减低者应注意什么？ …………（94）

80. 什么叫糖尿？何谓肾糖阈？ …………………（95）

81. 肾性糖尿是怎么回事？ ……………………………（95）

82. 出现糖尿就是糖尿病吗？ …………………………（96）

83. 在什么情况下尿糖阳性而血糖正常？ …………（97）

84. 为什么有的糖尿病患者血糖增高而尿糖
阴性？ ………………………………………………（97）

85. 什么是酮体？如何自查尿酮体？ ………………（98）

86. 糖尿病患者在哪些情况下要注意检查尿
酮体？ ………………………………………………（99）

87. 糖尿病患者血糖、尿糖的控制标准是
什么？ ………………………………………………（100）

88. 酮尿症与酮血症的关系如何？ …………………（101）

89. 尿蛋白测定有何临床意义？ ……………………（101）

90. 为什么糖尿病患者要查血脂？ …………………（102）

91. 血流动力学检查包括哪些内容？有何临床
意义？ ………………………………………………（103）

第4章　糖尿病并发症 ……………………………（105）

92. 为什么说糖尿病不可怕,可怕的是发生并
发症？ ………………………………………………（105）

93. 糖尿病常并发哪些疾病？ ………………………（105）

94. 糖尿病并发症的危险因素有哪些？ ……………（106）

95. 什么叫低血糖症？引起糖尿病低血糖的原
因有哪些？ …………………………………………（107）

96. 低血糖症对糖尿病患者易造成哪些危害？ …（109）

97. 什么是酮症酸中毒？ ……………………………（110）

98. 酮症酸中毒诱因是什么？ ………………………（110）

99. 糖尿病酮症酸中毒能引起哪些并发症？ ……（111）

100. 糖尿病酮症酸中毒影响其预后的因素
　　　有哪些？ …………………………………（111）

101. 何谓糖尿病高渗性昏迷？ ……………（112）

102. 糖尿病高渗性昏迷诱因是什么？ ……（112）

103. 糖尿病高渗性昏迷为什么有高血糖而
　　　无酮症？ …………………………………（113）

104. 何谓糖尿病乳酸性酸中毒？ …………（113）

105. 糖尿病乳酸性酸中毒诱因是什么？ …（114）

106. 为什么糖尿病患者容易感染？ ………（114）

107. 感染对糖尿病有何影响？ ……………（115）

108. 糖尿病患者易并发哪些感染性疾病？ ………（116）

109. 糖尿病与肺结核的关系怎样？其预后
　　　如何？ ……………………………………（116）

110. 如何预防糖尿病并发肺结核？ ………（118）

111. 为什么说口腔疾病常是糖尿病的先兆？ ……（118）

112. 糖尿病患者易并发哪些口腔疾病？ …（119）

113. 糖尿病性高血压的病机是什么？ ……（119）

114. 糖尿病性高血压对糖尿病有何危害？
　　　为什么要慎用噻嗪类利尿药？ ……………（120）

115. 为什么糖尿病患者易并发冠心病？ …………（121）

116. 为什么糖尿病性心肌梗死多呈无痛性？
　　　治疗中应注意什么？ …………………………（122）

117. 为什么大多数糖尿病患者出现心率
　　　增快？ ……………………………………（123）

118. 为什么糖尿病性脑血管病患者很少发生
　　　脑出血？ …………………………………（123）

119. 糖尿病性脑血管病急性期易引起哪些并
　　　发症？ ……………………………………（124）
120. 糖尿病性脑血管病的危险因素有哪些？
　　　其有何临床特点？ ……………………………（125）
121. 糖尿病并发脑血管病有哪些先兆迹象？ ……（126）
122. 为什么糖尿病性脑血管病的高血糖不易
　　　被控制？ ………………………………………（127）
123. 诊断糖尿病性脑血管病时应注意哪些
　　　问题？ …………………………………………（128）
124. 糖尿病足是怎样发生的？其预后如何？ ……（129）
125. 糖尿病患者如何预防糖尿病足坏疽？ ………（130）
126. 何谓糖尿病性肾病？糖尿病性肾病能
　　　预测吗？ ………………………………………（131）
127. 糖尿病性肾病有哪些病理改变？ ……………（131）
128. 导致糖尿病蛋白尿的因素有哪些？ …………（132）
129. 糖尿病性肾病与高血压、血液高凝状态、
　　　视网膜病变有何关系？ ………………………（133）
130. 为什么说糖尿病性视网膜病变是致盲的
　　　危险信号？ ……………………………………（134）
131. 糖尿病性视网膜血管病变能反映全身情
　　　况吗？视网膜病变如何分期分类？ …………（135）
132. 何谓糖尿病性神经病变？临床上如何
　　　分类？ …………………………………………（136）
133. 糖尿病性神经病变有哪些临床表现？ ………（137）
134. 什么是糖尿病性肠病？其临床特点是
　　　什么？ …………………………………………（139）

135. 何谓糖尿病性高脂血症？ ……………… (140)

136. 糖尿病性高脂血症诊断要点是什么？ ……… (141)

137. 糖尿病对肝有何影响？ …………………… (141)

138. 糖尿病对性功能有何影响？ ……………… (142)

139. 糖尿病对妊娠妇女有何影响？ …………… (143)

140. 糖尿病孕妇常发生低血糖的原因是
     什么？ ……………………………………… (144)

141. 糖尿病孕妇在妊娠期应注意什么？ ……… (145)

142. 糖尿病孕妇在什么情况下易产生酮
     血症？ …………………………………… (145)

143. 糖尿病易并发哪些皮肤疾病？ …………… (146)

144. 糖尿病患者皮肤感染的原因和危害有
     哪些？ …………………………………… (147)

145. 糖尿病性脂溢性皮炎是怎么发生的？ ……… (148)

146. 何谓糖尿病性骨病？为什么糖尿病患者容
     易骨折？ ………………………………… (148)

147. 糖尿病患者的术前准备与术后注意事项
     有哪些？ ………………………………… (149)

148. 糖尿病患者术后并发症与死亡率怎样？ …… (151)

第5章 糖尿病治疗 ……………………………… (152)

149. 防治糖尿病的目的是什么？ ……………… (152)

150 防治糖尿病措施有哪些？ ………………… (152)

151. 糖尿病治疗原则是什么？ ………………… (154)

152. 糖尿病是吃出来的吗？ …………………… (155)

153. 饮食疗法在糖尿病治疗中扮演什么角色？ …… (156)

154. 糖尿病饮食疗法的目的是什么？ ………… (157)

155. 饮食疗法提倡什么样的饮食原则？ ……… （157）

156. 糖尿病患者饮食方面的核心问题是什么？ …… （158）

157. 糖尿病饮食疗法中三大营养物质蛋白质、
脂肪、糖类如何搭配？ …………………… （158）

158. 糖尿病患者选择食物多样化的方法是
什么？ …………………………………… （159）

159. 什么是食物交换份？ …………………… （159）

160. 每类食物的 1 份的等值交换量是多少？ …… （159）

161. 糖尿病患者所需的热能如何考虑？ ……… （164）

162. 糖尿病患者可以暴饮暴食吗？ ………… （164）

163. 饮食情绪可以影响糖尿病患者的血糖情况
吗？ ……………………………………… （164）

164. 糖尿病患者进食狼吞虎咽有利于血糖控制
吗？ ……………………………………… （165）

165. 糖尿病患者进食可以多样化吗？ ……… （165）

166. 糖尿病患者可以只吃自己喜欢的食物吗？ …… （165）

167. 糖尿病患者需要清淡饮食吗？ ………… （165）

168. 糖尿病患者尽可能选择哪些食物？ …… （166）

169. 哪些食物是糖尿病患者特别注意且尽量
不用的？ ………………………………… （166）

170. 糖尿病患者吃主食的作用是什么？ …… （167）

171. 主食主要有哪些种类？ ………………… （167）

172. 糖尿病患者如何选择主食？ …………… （170）

173. 食用荞麦、麸皮对糖尿病患者有什么
益处？ …………………………………… （170）

174. 五谷杂粮是不是吃得越多越好？ ……… （172）

175. 哪些患者不宜多吃五谷杂粮？ ……………… （172）

176. 糖尿病患者可以不吃主食吗？ ……………… （172）

177. 糖尿病患者不吃主食就能降低血糖吗？ …… （173）

178. 糖尿病患者不吃主食有什么危害吗？ ……… （173）

179. 限制主食,不限制副食有利于糖尿病的
控制吗？ ………………………………………… （173）

180. 糖尿病患者可以多食低脂食品吗？ ………… （174）

181. 糖尿病患者不吃肉行吗？ …………………… （174）

182. 糖尿病患者可以把麻花、蛋糕等高油高
糖点心当加餐食品吗？ ……………………… （174）

183. 糖尿病患者可以多喝绿豆汤吗？ …………… （175）

184. 糖尿病患者吃南瓜越多越好吗？ …………… （176）

185. 糖尿病患者可以如正常人一样喝酸奶吗？ … （176）

186. 什么是反式脂肪酸？ ………………………… （177）

187. 糖尿病患者也要注意反式脂肪酸吗？ ……… （178）

188. 糖尿病患者如何选择早餐？ ………………… （178）

189. 糖尿病患者每日几餐合适？ ………………… （179）

190. 饮食量和胰岛素用量有何关系？ …………… （179）

191. 糖尿病患者怎样选择水果？ ………………… （180）

192. 进食水果能代替其他食物吗？ ……………… （182）

193. 糖尿病患者饮酒有益处吗？ ………………… （182）

194. 糖尿病患者什么情况下可以饮酒？ ………… （183）

195. 糖尿病患者可以饮酒时,每日多少合适？ … （183）

196. 糖尿病患者什么情况下要加餐？ 如何
加餐？ ………………………………………… （184）

197. 糖尿病患者低血糖时如何加餐？ …………… （185）

198. 糖尿病患者吃完规定数量的食物后还
觉得饿怎么办? …………………………（185）

199. 糖尿病患者怎么选择吃坚果? ………（187）

200. 糖尿病患者如何选择替代糖? ………（187）

201. 甜味替代物有哪些? …………………（187）

202. 甜味替代物有什么营养与作用,哪些人最
好不用? …………………………………（188）

203. 糖尿病患者应限制高盐饮食吗? ………（188）

204. 糖尿病患者长期摄入高盐饮食有什么
危害吗? …………………………………（189）

205. 糖尿病患者限盐,包括含盐调味品吗? ……（189）

206. 糖尿病患者宜常吃什么食物? ………（189）

207. 糖尿病患者应禁忌哪些食物和药物? ………（190）

208. 糖尿病患者应注意哪些食物之间的配伍
禁忌? ……………………………………（190）

209. 糖尿病患者应注意哪些食物与药物,药物
与调味品之间的配伍禁忌? ………（191）

210. 糖尿病患者食谱定制原则是什么? ………（192）

211. 糖尿病患者每日食谱根据什么计算? ………（192）

212. 成年糖尿病患者所需热能与体重关系
如何? ……………………………………（192）

213. 糖尿病患者的总热能如何计算? ………（192）

214. 儿童、孕妇、产妇、哺乳期妇女等特殊糖
尿病患者的总热能如何计算? ………（193）

215. 儿童糖尿病患者生长发育期间所需热能是多
少? ………………………………………（193）

216. 轻型而无并发症的糖尿病患者如何确定
　　日常食谱？ …………………………………（194）

217. 血糖控制不甚理想及有并发糖尿病相关
　　疾病的患者如何确定日常食谱？ …………（194）

218. 怎样应用统一菜肴法确定糖尿病患者
　　食谱？ …………………………………………（195）

219. 糖尿病患者主食与副食能交换吗？怎么
　　交换？ …………………………………………（196）

220. 糖尿病患者全天主食需要量怎样分配？ …（196）

221. 糖尿病患者在餐馆怎么点菜？ ……………（197）

222. 如何安排糖尿病患者一周食谱 ……………（197）

223. 肥胖型糖尿病患者饮食方面应注意限制
　　多少热能？ ……………………………………（198）

224. 肥胖型糖尿病患者如何供给蛋白质？ ……（199）

225. 肥胖型糖尿病患者饮食有什么禁忌？ ……（199）

226. 肥胖型糖尿病患者必要时需要补充哪些
　　物质？ …………………………………………（199）

227. 糖尿病性高血压患者热能如何限制？糖
　　类、脂肪、纤维素的比例如何？ …………（200）

228. 糖尿病合并高血压患者如何控制钠摄入？ ……（200）

229. 糖尿病合并冠心病患者应注意什么？ ……（201）

230. 糖尿病合并高脂血症患者膳食应注意
　　哪些？ …………………………………………（201）

231. 糖尿病合并高脂血症患者能吃鸡蛋吗？
　　怎么吃好？ ……………………………………（202）

232. 糖尿病合并肝硬化患者食谱应注意

哪方面？ ……………………………………（203）

233. 糖尿病合并脂肪肝患者食谱应注意什么？ ……（204）

234. 糖尿病并发胆囊炎、胆石症患者食谱应
注意什么？ ………………………………（204）

235. 糖尿病并发肾病患者食谱应注意哪些？ ……（205）

236. 对糖尿病并发肾病患者的饮食热能有
何要求？ …………………………………（205）

237. 对糖尿病并发肾病患者的饮食中蛋白质
如何给予？ ………………………………（205）

238. 对糖尿病并发肾病患者的饮食中补充
哪些维生素？ ……………………………（206）

239. 糖尿病并发肾病患者如何掌握水的
摄入量？ …………………………………（206）

240. 糖尿病并发肾病患者高钠与低钠各有
什么危害？ ………………………………（207）

241. 糖尿病并发肾病患者限制盐摄入的主要
指征是什么？ ……………………………（207）

242. 什么是低盐饮食？糖尿病并发肾病患者
什么时候要低盐饮食？ …………………（208）

243. 糖尿病并发肾病患者什么时候要无盐
饮食？ ……………………………………（208）

244. 糖尿病并发肾病患者无盐饮食需要持续
多久？ ……………………………………（208）

245. 糖尿病并发肾病患者如何掌握蛋白质的
摄入量？ …………………………………（209）

246. 糖尿病并发脑血管病患者食谱如何

安排？ •••••••••••••••••••••••••••••• （210）

247. 糖尿病并发尿路感染患者食谱应注意
　　什么？ •••••••••••••••••••••••••• （211）

248. 糖尿病并发便秘患者食谱应注意什么？ ••••• （212）

249. 糖尿病伴发气管炎患者食谱应注意什么？ ••••• （213）

250. 糖尿病并发肺结核患者食谱应注意什么？ ••••• （213）

251. 糖尿病并发骨质疏松患者食谱应注意哪
　　方面营养？ •••••••••••••••••••••• （214）

252. 糖尿病并发痛风患者如何控制糖类的
　　摄取？ •••••••••••••••••••••••••••• （214）

253. 糖尿病并发痛风患者如何限制脂肪摄取？ ••••• （215）

254. 糖尿病并发痛风患者对蛋白质的摄取有
　　什么要求？ •••••••••••••••••••••• （215）

255. 糖尿病并发痛风患者对膳食纤维的摄取
　　有什么要求？ •••••••••••••••••••• （215）

256. 什么是低嘌呤食物？ •••••••••••••••••• （216）

257. 什么是中嘌呤食物？ •••••••••••••••••• （217）

258. 什么是高嘌呤食物？ •••••••••••••••••• （217）

259. 糖尿病合并高尿酸血症患者食谱应注意
　　哪方面营养？ •••••••••••••••••••• （218）

260. 妊娠期糖尿病的饮食如何掌握？ ••••••••••• （219）

261. 糖尿病孕妇最佳体重增加量是多少？ ••••••• （220）

262. 糖尿病孕妇妊娠期不同阶段的饮食原则
　　如何安排？ •••••••••••••••••••••• （220）

263. 儿童糖尿病患者的饮食应如何安排？ ••••••• （220）

264. 老年糖尿病患者的饮食应注意哪些问题？ ••• （221）

265. 重症糖尿病患者食谱的制订原则是什么？ …… （222）

266. 糖尿病酮症酸中毒患者食谱的制订原则
　　是什么？ ……………………………………… （223）

267. 糖尿病患者为什么要进行运动疗法？ ……… （225）

268. 适合糖尿病患者的运动方式有哪些？
　　怎样估计运动量？ …………………………… （226）

269. 糖尿病患者在哪些情况下不宜体育锻炼？ …… （227）

270. 糖尿病患者体育锻炼时需注意什么？ ……… （227）

271. 糖尿病合并其他慢性病时运动的注意
　　事项有哪些？ ………………………………… （228）

272. 目前常用口服降血糖药物有哪些？ ………… （229）

273. 如何安全、合理使用口服降血糖药物？ …… （230）

274. 磺脲类降血糖药的作用机制是什么？ ……… （231）

275. 磺脲类降血糖药适用于哪些患者？ ………… （232）

276. 哪些糖尿病患者不适宜用磺脲类降血
　　糖药？ ………………………………………… （232）

277. 磺脲类降血糖药物有哪两种失效？ ………… （233）

278. 影响磺脲类降血糖药物效应的药物
　　有哪些？ ……………………………………… （233）

279. 磺脲类降血糖药有哪些不良反应？ ………… （235）

280. 第二代磺脲类药与第一代有什么区别？ …… （235）

281. 格列本脲（优降糖）有何作用特点？
　　怎样服用？ …………………………………… （236）

282. 格列齐特（达美康）有何作用特点？
　　怎样服用？ …………………………………… （237）

283. 格列吡嗪（美吡达）有何作用特点？

怎样服用？ •••••••••••••••••••••••••••••••••• （238）

284. 格列吡嗪控释片（瑞易宁）有何作用特点？
怎样服用？ •••••••••••••••••••••••••• （238）

285. 格列喹酮（糖适平）有何作用特点？
怎样服用？ •••••••••••••••••••••••••• （239）

286. 格列美脲作用特点与使用方法有哪些？
亚莫利、迪北、万苏平、圣平该怎样服用？ ••• （240）

287. 双胍类降血糖药的作用机制是什么？ ••••••••• （243）

288. 双胍类降血糖药适应证有哪些？ •••••••••••••• （244）

289. 双胍类降血糖药物不良反应有哪些？ ••••••••• （244）

290. 哪些糖尿病患者不宜服用双胍类降血
糖药物？ •••••••••••••••••••••••••••••• （245）

291. 为什么肥胖型糖尿病患者不宜服用格列
本脲而首选二甲双胍？为什么服用苯乙
双胍时还要查酮体？ •••••••••••••••••••• （246）

292. 为什么糖尿病合并肺气肿、心肌梗死、心
力衰竭时禁用双胍类药物？ •••••••••••••• （247）

293. 二甲双胍、美迪康、迪化糖锭、二甲双胍肠
溶片、二甲双胍控释片（卜可）治疗糖尿病
有何特点？ •••••••••••••••••••••••••••• （247）

294. α-葡萄糖苷酶抑制药的种类及作用机制是
什么？ •••••••••••••••••••••••••••••••• （250）

295. α-葡萄糖苷酶抑制药的适应证与禁忌证
有哪些？ •••••••••••••••••••••••••••••• （250）

296. α-葡萄糖苷酶抑制药的不良反应有哪些？ ••• （251）

297. 使用 α-葡萄糖苷酶抑制药有哪些注意

事项？ ……………………………………………（252）

298. 阿卡波糖（拜糖平）、伏格列波糖（倍欣）
治疗糖尿病有何特点？ ………………………（253）

299. 噻唑烷二酮类药物种类及作用机制有
哪些？ ………………………………………（254）

300. 噻唑烷二酮类药物作用特点与用药剂量
如何？ ………………………………………（255）

301. 噻唑烷二酮类药物的适应证与禁忌证
是什么？ ……………………………………（256）

302. 噻唑烷二酮类药物不良反应及注意事项
是什么？ ……………………………………（256）

303. 罗格列酮（文迪雅）的作用特点与使用方法
是什么？ ……………………………………（257）

304. 吡格列酮的作用特点与使用方法是什么？ ……（258）

305. 胰高血糖素样肽-1（GLP-1）受体激动药的作用
机制是什么？ ………………………………（258）

306. 胰高血糖素样肽-1（GLP-1）受体激动药有
哪些？ ………………………………………（258）

307. 胰高血糖素样肽-1（GLP-1）受体激动药的作
用特点与用药剂量如何？ …………………（259）

308. 胰高血糖素样肽-1（GLP-1）受体激动药的
适应证与禁忌证是什么？ …………………（260）

309. 使用胰高血糖素样肽-1（GLP-1）受体激动
药有什么不良反应？注意事项有哪些？ ……（261）

310. 二肽基肽酶 4（DPP-4）抑制药作用特点
是什么？ ……………………………………（262）

311. 临床常用二肽基肽酶 4(DPP-4)抑制药
有哪些? 使用方法是什么? ……………… (262)

312. 二肽基肽酶 4(DDP-4)抑制药的适应证和
禁忌证是什么? ……………………… (265)

313. 二肽基肽酶 4(DDP-4)抑制药的不良反应
是什么? …………………………… (265)

314. 非磺脲类促胰岛素分泌药的作用机制
是什么 ……………………………… (265)

315. 非磺脲类促胰岛素分泌药的适应证、禁
忌证及不良反应是什么? ……………… (266)

316. 瑞格列奈(诺和龙)的作用特点与服用
方法如何? ………………………… (267)

317. 瑞格列奈(孚来迪)的作用特点与服用
方法如何? ………………………… (268)

318. 那格列奈(唐力)的作用特点与服用方法
是什么? …………………………… (269)

319. 钠-葡萄糖协同转运蛋白 2 抑制剂类
降糖药的作用机制是什么? …………… (270)

320. 钠-葡萄糖协同转运蛋白 2 抑制剂的
种类有哪些? ……………………… (270)

321. 钠-葡萄糖协同转运蛋白 2 抑制剂类
降糖药的作用特点是什么? …………… (270)

322. 达格列净的常用剂量和不良反应有哪些? …… (271)

323. 老年糖尿病患者如何选用口服降糖药? …… (272)

324. 2 型糖尿病联合用药的意义有哪些? ……… (273)

325. 2 型糖尿病联合用药的原则是什么? ……… (274)

326. 磺脲类药物联合二甲双胍有什么益处？ …… （274）

327. 胰岛素和二甲双胍联合应用有什么益处？ …… （275）

328. 非磺脲类促泌药联合二甲双胍有什么
好处？ …………………………………… （275）

329. 二甲双胍联合阿卡波糖的作用是什么？ …… （275）

330. DPP-4 抑制药什么时候与二甲双胍联合
使用？ …………………………………… （276）

331. SGLT 2 抑制药能和哪些降血糖药合用？ … （276）

332. 1 型糖尿病适合联合用药吗？ …………… （276）

333. 胰岛素有何生理作用？ …………………… （276）

334. 糖尿病患者用胰岛素治疗有何意义？ ……… （277）

335. 常用胰岛素有哪几类？其作用时间各
是多少？ ………………………………… （278）

336. 哪些糖尿病患者必须用胰岛素治疗？ ……… （278）

337. 胰岛素治疗易引起哪些不良反应？ ………… （280）

338. 胰岛素治疗的原则是什么？ ……………… （281）

339. 如何选用基础胰岛素或预混胰岛素起始
胰岛素治疗？ …………………………… （283）

340. 怎样合理使用多次皮下注射胰岛素？ ……… （284）

341. 什么是持续皮下胰岛素输注（CSII）？ …… （285）

342. 胰岛素泵适合哪些患者使用？ …………… （285）

343. 什么是胰岛素强化治疗？ ………………… （285）

344. 影响胰岛素治疗效果的因素有哪些？ ……… （286）

345. 胰岛素如何与口服降糖药联合应用？ ……… （287）

346. 为什么有些糖尿病患者使用胰岛素后尿量
不多而尿糖却增多？ …………………… （287）

347. 糖尿病患者妊娠时如何调整胰岛素剂量？ ······ （288）

348. 糖尿病妇女在妊娠期应注意什么？ ·········· （288）

349. 为什么肝肾功能不全时胰岛素用量要随
之调整？ ··· （289）

350. 什么是低血糖症？引起糖尿病性低血糖的
原因是什么？ ···································· （289）

351. 胰岛素引起的低血糖反应有哪些特点？
如何治疗？ ·· （291）

352. 老年糖尿病患者如何预防低血糖？ ·········· （292）

353. 怎样保存各种胰岛素注射剂？ ·············· （292）

354. 如何治疗糖尿病性腹泻？ ···················· （293）

355. 糖尿病性肾病患者选用降血糖药应注意
什么？ ··· （294）

356. 糖尿病性视网膜病变有什么治疗方法？ ······ （295）

357. 糖尿病合并高脂血症该如何治疗？ ·········· （296）

358. 糖尿病神经病变所致疼痛如何治疗？ ········ （297）

359. 糖尿病新型治疗有哪些？ ···················· （297）

360. 代谢手术适合什么样的患者？效果如何？ ··· （298）

361. 代谢手术禁忌证有哪些？ ···················· （298）

362. 代谢手术的方式有哪些？ ···················· （299）

363. 代谢手术有什么风险吗？ ···················· （300）

364. 胰腺移植如何治疗糖尿病？ ·················· （301）

365. 哪些患者适合胰腺移植？ ···················· （301）

366. 依赖胰岛素治疗的糖尿病患者进行胰腺
移植是最佳治疗方法吗？有什么风险？ ······ （302）

367. 胰岛移植如何治疗糖尿病？ ·················· （303）

368. 胰岛移植适合什么样的患者？ ……………（304）

369. 何谓胰岛移植？如何评价风险？ …………（304）

370. 干细胞移植如何治疗糖尿病？ ……………（305）

371. 干细胞移植适合什么样的患者？ …………（305）

372. 干细胞移植的疗效如何？有什么风险？ ……（306）

373. 降血糖的中成药有哪些？各有何特点？ ……（307）

374. 中医怎样辨证治疗糖尿病？ ………………（308）

375. 针灸治疗糖尿病应怎样选穴？要注意
什么？ ……………………………………（310）

376. 哪些食疗方有利于糖尿病患者？ …………（313）

377. 哪些古方适用于治疗糖尿病？ ……………（317）

378. 名老中医治疗糖尿病的验方有哪些？ ………（321）

379. 中西医结合治疗糖尿病有什么好处？ ………（329）

380. 常用降血糖的单味中药有哪些？现代
药理作用是什么？ ………………………（330）

第6章　糖尿病庚息培胰体系 ………………（337）

381. 中医防治糖尿病有什么新进展？ …………（337）

382. 什么是庚息培胰糖尿病防治体系？ ………（337）

383. "庚息培胰"这个名称有什么意义？ ………（337）

384. 庚息培胰体系的内涵是什么？ ……………（338）

385. 庚息培胰体系具有哪些特点？ ……………（338）

386. 庚息培胰糖尿病防治体系的优势是什么？

……………………………………………（338）

387. 什么是糖尿病的"五阶梯疗法"？ …………（339）

388. 庚息培胰体系的具体疗法有哪些？ ………（339）

389. 糖尿病患者为什么需要情志调摄？ ………（340）

390. 糖尿病患者只要按照医师制定的方案执行就
    行,为什么还要全面关爱? ……………………(340)

391. 如何实现全面关爱? …………………………(340)

392. 庚息培胰体系如何实现人人享有糖尿病
    健康管理? …………………………………(341)

393. 庚息培胰如何运用瞬感动态血糖仪、体脂
    秤、运动手表等先进的可穿戴设备? ………(341)

第1章 糖尿病基本知识

1. **什么是糖尿病?**

糖尿病是一种全身慢性进行性疾病。由于胰岛 B 细胞不能正常分泌胰岛素,使胰岛素相对或绝对不足,以及靶细胞对胰岛素敏感性的降低,而引起糖类、蛋白质、脂肪和水、电解质代谢紊乱,使肝糖原和肌糖原不能合成。临床表现为血糖升高,尿糖阳性及糖耐量减低,典型症状为"三多一少",即多饮,多尿,多食和体重减少;久之,相继出现并发症。

中医学称糖尿病为消渴病。中国经典医书《黄帝内经》依据不同的病机、主症分别谓之"消渴""消瘅""肺消""鬲消""消中"等。古医书《说文解字病疏下》解释:"消,欲饮之。"《古代疾病名候疏义》解释:"津液消渴,故欲得水也。""其人一日饮水一斗,小便亦一斗。"汉代张仲景《金匮》载有"渴欲饮水不止",渴欲饮水,口干舌燥。又说:"消谷饮食,大便必坚,小便必数。"李杲《兰室秘藏》说,消渴"口干舌燥,小便频数,大便闭涩,干燥硬结……能食而瘦"。这些记载与糖尿病的症状相似。故历代医家一直把糖尿病称为消渴病。

中医学将消渴病的"三多"谓"三消",即"多饮为上消,多食为中消,多尿为下消"。其病机与虚、燥、血有关,一般认为,阴虚燥热为主,阴虚为本,燥热为标。肺、胃、肾之损伤是消渴病的病位基础。随着现代科学技术的发展,中医学对糖尿病的认识也在不断提高,并不断有新的研究成果出现,如降糖舒片、金芪降糖片、甘露消渴胶囊等中成药,在糖尿病的早期治疗及辅助治疗方面均有明显效果。

糖尿病可发生于任何年龄,随着病程延长,容易并发神经、微血管、大血管病变,并可导致心、脑、肾、神经及眼等组织器官的慢性进行性病变,并发症日趋增多,程度加重,是严重危害患者健康和生命的内分泌代谢性疾病。

2. 正常人胰岛素是如何分泌的?

正常人胰岛素分泌有两个时相,一是基础状态,在未进食的情况下,也有少量胰岛素要不断地分泌,以保障基础血糖在一定范围内波动,基础状态胰岛素的分泌量不是恒定的,受升糖激素的影响,主要受生长激素及糖皮质激素的影响。生长激素只有在睡着的时候才分泌,醒来就不再分泌了,除非在低血糖时才分泌。糖皮质激素在夜间 0 时分泌最少,逐渐增加,早上 8 时是分泌高峰,然后逐渐减少。另一状态,是每次进餐后胰岛素分泌的高峰出现,进餐多,血糖就高,胰岛素分泌就多;相反,胰岛素分泌就少。

3. 胰岛内有哪些细胞类型? 其相互关系如何?

近年来,随着分子生物学的迅猛发展,对糖尿病的研究重点已从胰岛素分子本身转向对胰岛素作用机制的探讨。医学界对胰腺及胰岛与糖尿病的关系予以了足够的重视。

人的正常胰腺重 50～75 克。胰岛是散布在胰腺腺泡之间的细胞群,总数有 100 万～200 万个细胞群,体积占整个胰腺的 1%～2%,重量 1～2 克。胰岛自胰头到胰尾数量逐渐增多。自应用免疫组化及免疫荧光等技术以来,从功能上已对哺乳动物的胰岛组织区别出以下 4 种主要细胞类型。

(1)B 细胞:较 A 细胞为小,占胰岛细胞总数的 60%～75%,功能为分泌胰岛素。

(2)A 细胞:占胰岛细胞总数的 20%～25%,功能为分泌胰高血糖素。

(3)D 细胞:约占胰岛细胞总数的 5%,功能为分泌生长抑素和少量胃泌素。

(4)pp 细胞:主要功能为分泌胰多肽。

B、A、D 及 pp 细胞为胰岛独立功能的集合体,这 4 种主要细胞构成胰岛总量的 95%～98%。胎儿胰岛内尚有分泌胃泌素的 G 细胞。在胰岛各类细胞中,只有 B 和 D 细胞是均匀分布的,pp 细胞主要存在于胰头、胰体部,尾部较少,而 A 细胞主要在胰体部及胰尾部。胰尾部占胰腺总重量的 2/3,产生的胰岛素约占总量的 2/3。糖尿病患者如胰岛移植应首选胰尾。

胰岛作为一个功能单位,岛内几种细胞所分泌的激素相互制约、影响,以调节内环境代谢的恒定。一旦这种调节失灵或紊乱,都会导致或加重糖尿病的高血糖。

(5)4 种细胞的相互关系

①A 细胞分泌能促进 D 细胞或胰岛素分泌(B 细胞)。

②D 细胞分泌可抑制 A 细胞或胰岛素分泌(B 细胞)。

③B 细胞分泌抑制 A 细胞分泌,并能抑制在体内胰高血糖素增强 D 细胞分泌,而在体外,胰岛素对生长抑素的结果不一。

④在生理浓度下,pp 细胞的分泌,对 B、A、D 细胞无影响。

随着分子生物学及其相关医学科学的发展,胰岛内各种细胞之间的相互作用将会不断有新的发现,为我们研究糖尿病的发病机制提供有力的证据,同时为治疗糖尿病提供新的方向。

4. 胰岛 B 细胞是怎么回事？怎样理解胰岛素绝对不足和相对不足？

胰岛 B 细胞是胰腺中的重要组成部分,占胰岛细胞总数的 60%～75%,有其独特的生理功能——分泌胰岛素。

患糖尿病时,胰岛 B 细胞的颗粒减少,使 B 细胞分泌胰岛素的能力丧失或部分丧失,因此 B 细胞颗粒的多少与胰岛素量的分泌有直接关系。

胰岛素绝对不足和胰岛素相对不足,是指胰岛 B 细胞分泌的量在不足程度上的差别而言。当自身免疫功能紊乱或由于胰腺肿瘤而切除过多胰腺时,胰岛 B 细胞遭到严重破坏,其颗粒显著减少,分泌胰岛素的量明显下降,以致 B 细胞衰竭,几乎测定不出胰岛素,即体内胰岛素水平处于绝对不足状态,这种异常病理称为胰岛素依赖型糖尿病(1 型糖尿病);其病理切片显示为胰岛炎,早期有淋巴细胞等浸润,后期 B 细胞呈透明变性,纤维化,细胞数仅及原来的 10%。当胰岛 B 细胞损伤较轻,其颗粒破坏较少,未造成 B 细胞负荷过大,测得血浆胰岛素水平偏低或接近正常水平,即体内胰岛素水平处于相对不足状态,此种病理改变称非胰岛素依赖型糖尿病(2 型糖尿病)。

5. 什么是原发性糖尿病,什么是继发性糖尿病?

(1)原发性糖尿病:即为病因尚不明确的糖尿病。目前,多数学者认为原发性糖尿病是一种遗传性疾病。绝大多数糖尿病属于原发性。原发性糖尿病可分为1型糖尿病和2型糖尿病两种。前者发病快,多见于青少年,胰岛分泌功能低下或近于衰竭,常见酮症,体形消瘦,体内有胰岛抗体,应用饮食疗法和口服降血糖药物治疗均无效,只有使用胰岛素才能发挥良好作用。后者发病慢,多见于成年人,酮症偶见,胰岛素相对减少或正常,体形肥胖,很少需用胰岛素治疗,体内无胰岛抗体,通过饮食控制、增加运动量及口服降血糖药物治疗均有疗效,积极治疗可使胰岛功能得到改善。

例如:某女性,40岁。1985年5月,无明显诱因出现多饮、多食、多尿、体重下降,1年后来门诊求治。查空腹血糖9.46毫摩/升,尿糖定性(卌)。患者肥胖,神疲乏力,家族史中母亲和姐姐均为糖尿病患者,临床诊断为2型糖尿病,属非胰岛素依赖型糖尿病。在医师指导下,经控制饮食、运动疗法后,"三多"症状随之消失,血糖恢复正常,尿糖阴性。

(2)继发性糖尿病:可由某些疾病引起,能找到明确的诱发因素,占糖尿病的少数。从病因分析,有以下几类。

①胰源性糖尿病:慢性胰腺炎、胰腺结石、胰腺癌、胰腺全切术后等,可导致胰腺细胞部分破坏,而诱发糖尿病。

例如:某女性,62岁。因口干、口渴1月余来门诊求治。查空腹血糖12.9毫摩/升,尿糖定性(卌),门诊初步诊断为糖尿病,住院进一步检查治疗。住院期间服用格列齐特(达美康)、苯乙双胍(降糖灵)药物治疗,症状较前有所改善。3个月后,出现倦怠乏力,全身皮肤及巩膜黄染,上腹部压痛(胰腺位置)。B超提示:胰头占位性病变,随即手术治疗。术中所见,胰头肿瘤未见扩散,胰腺呈现萎缩。术后病理组织切片诊断证实了临床的判断,即胰头腺癌和继发性糖尿病。患者术后未服用降血糖药物,身体恢复良好,临床治愈出院。

②内分泌性糖尿病:对抗胰岛素的各种内分泌激素的增多,包括垂体性糖尿病,如肢端肥大症;类固醇性糖尿病,如皮质醇增多症;胰高血糖素过多性糖尿病,如胰岛 A 细胞瘤;妊娠糖尿病,由胎盘分泌生长激素过多所致。

例如:某女性,32 岁。口干口渴,多饮多食,小便频数,大便秘结 7 个月,门诊求治。查空腹血糖 17.98 毫摩/升,尿糖(卌),尿酮体阳性。以糖尿病收治。入院后测血压170/116 毫米汞柱,心率 108 次/分。经胰岛素治疗,症状较前好转。1 个月后,口干口渴,心悸头痛,易饥善食,多饮多尿,怕热多汗等症状随之出现,并较前加重,表现为高血糖、高血压、高代谢"三高"症候群。B超显示:左肾门实质性包块,考虑嗜铬细胞瘤的可能性大,随即接受手术治疗。术后诊断:左肾嗜铬细胞瘤,继发性糖尿病,继发性甲状腺功能亢进。门诊随访,未用任何药物,高血糖、高血压、高代谢症状消失,患者恢复良好。

③血液真性红细胞增多性糖尿病:真性红细胞增多症是由于血液中红细胞成分增多,血液黏稠度增高,影响胰岛素在血液中的循环,不能使胰岛素充分发挥作用,致使糖耐量减低,出现糖尿病症状。

④医源性糖尿病:因长期服用糖皮质激素所致,女性避孕药、雌激素及噻嗪类利尿药亦可引起糖代谢紊乱。

⑤感染:先天性风疹及巨细胞病毒感染等。

⑥非常见型免疫调节糖尿病:胰岛素自身免疫综合征(胰岛素抵抗),黑棘皮病Ⅱ(胰岛素受体抗体,曾称为 B 型胰岛素抵抗),僵人综合征(Stiff Man 综合征),体内通常有较高的胰岛细胞抗体(ICA),α 干扰素治疗后(多伴随有胰岛细胞抗体的出现)等。

⑦其他遗传病伴糖尿病:许多伴随有血糖升高的遗传病或综合征,包括 Down 综合征、Friedreich 共济失调、Huntington 舞蹈症、Klinefelter 综合征、Larence-Moon-Biedl 综合征、肌强直性萎缩、卟啉病、Prader-Willi 综合征、Turner 综合征、Wolfram 综合征等。

⑧妊娠糖尿病:只是在妊娠时显现,所以要求产后 6 周以后重新复查空腹血糖及餐后 2 小时血糖,必要时做糖耐量试验,或检查胰岛素、C 肽释放试验、胰岛素抗体、胰岛细胞抗体等项目,定期复查血糖,以早期发现糖尿病,早期治疗。

6. 国内外糖尿病的患病情况如何?

随着人们生活水平的不断提高,饮食结构的改变,劳动强度的降低,应激状态的增多,世界各地糖尿病患病率也逐年上升,发展中国家也呈明显上升趋势。糖尿病在我国发展迅猛,已成为糖尿病的重灾区,糖尿病患病人数仅次于印度,位居世界第二位。

从世界范围来看,糖尿病对人类健康的影响正日趋严重。目前,全世界有糖尿病患者 23 亿左右。由于调查人群的年龄、调查方法、诊断标准、种族、生活习惯、营养条件不同,各国糖尿病患病率有着显著差异。欧洲一些国家患病率只有 2%,非裔美国人 13%,中南美裔美国人 17%,土著美国人 50%。无论是发达国家或发展中国家,糖尿病的患病率都在逐年增加。1 型糖尿病(IDDM)的患病率在世界各国为 0.07‰～3.4‰。在日本、中国及古巴,1 型糖尿病的患病率低,分别为 0.07‰、0.09‰及 0.14‰。瑞典、芬兰患病率分别为 1.48‰、1.90‰,英国 1 型糖尿病的患病率最高,为 3.4‰。2 型糖尿病(NIDDM)在美国、瑞典、日本、智利、阿根廷等国,患病率为 5%～7%;西欧、东欧各国,加拿大、澳大利亚等国,患病率为 2%～5%;印度、菲律宾等国,患病率为 1%～4%。世界上糖尿病患病率最高的国家要数南太平洋的小国瑙鲁,几乎每两个人中就有一个人患糖尿病。在西欧的糖尿病患者中,女性多于男性。

我国糖尿病患病率也呈逐年上升趋势。在过去的 25 年中,糖尿病的患病人数已经急剧上升了近 8 倍。1993 年,我国对 20 万人糖尿病普查结果显示,其患病率为 2.5%。在京、沪、港、穗等大城市的成年人群中,糖尿病患病率已经接近 10%,我国已成为仅次于印度的第二位糖尿病大国。北京地区糖尿病患病率已达 9%,糖尿病患者超过 100 万人,患病率随着年龄的增长而升高,发病高峰年龄在 50—70 岁。西欧的糖尿病患者中,女性多于男性;而我国糖尿病的患病率,男女无显著差异。

我国糖尿病患病率以辽宁、北京、宁夏、甘肃、云南、福建较高;而山西、新疆、贵州较低。患病率最高的辽宁、云南与最低的新疆、贵州之间可相差 10 倍。城市患病率高于农村,前者为后者的 1～4 倍。以前产糖区和非产糖区的患病率差别明显,于广西调查发现,产糖区患病率为非产糖区的 2 倍,但现已无明显差异。广东省地处珠江三角洲,近 20 年来经济迅猛发展,人民生活水平提高。然而,在经济转型及社会人口老龄化的特定时期,广东的糖尿病患病人数亦已超过 300 万人。2001 年公布的糖尿病流行病学调查研究报告表明,广东糖尿病患病率已达 3.29%,糖耐量减低的患病率则达到 4.9%。

7. 为什么城市糖尿病的患病率比农村高？

城市糖尿病的患病率远高于农村,前者为后者的 1～4 倍。出现两者差异的原因可能与以下因素有关。

(1)城乡生活条件不同,城市居民收入较多,摄入脂肪及糖类的数量比农村要多,劳动强度没有农村大,肥胖者增多,各方面应激广泛,造成糖尿病患病的机会就相应增多。

(2)大量的农村人口转为城镇人口,意味着生活条件的改善与饮食结构的改变,体力劳动的减少,这些无疑会促进城镇人口糖尿病患病率的增加。

(3)城市糖尿病患者因环境、自我保健等因素较为优越,糖尿病患者的寿命在延长,携带某些隐性遗传病的机会也增多,故城市糖尿病的患病率比农村高。

(4)大多数的糖尿病存在于人群中而未被发现,尤其是农村更为突出,而且就诊率低。因此,显示出城市的患病率明显高于农村。

8. 我国糖尿病流行病学特点是什么？

(1)我国虽属于世界上糖尿病低患病率的国家,但糖尿病患者的人数在世界上却居第二位(仅次于印度)。

(2)患者人数众多,发展迅速,患病率呈持续上升趋势。据统计,约 60% 的患者未被及时发现,仅 40% 的患者被医师检出。并且人群中的糖尿病患者约 90% 属于非胰岛素依赖型糖尿病(NIDDM,2 型),仅有不超过 10% 属于胰岛素依赖型糖尿病(IDDM,1 型),还有个别患者无法归类。

(3)糖尿病患者的高危因素,包括居住于城市、高龄、脑力劳动者、有糖尿病家族史、体质肥胖、移居海外等。有症状与无症状的糖尿病患病率之比接近 1:1,且不同年龄组中的发病趋势与总人群一致。

(4)患病率在近 10 年内增长很快,目前男性患病率为 10.5%,女性为 8.3%。据统计,住院患者中糖尿病所占百分比,以及城市糖尿病的病死率增长明显。

(5)遗传对中国人糖尿病的发病具有明显的影响。我国糖尿病患者血管并发症的患病率与西方国家比较,具有微血管并发症高而大血管并发症低的特点。

(6)人群中糖耐量异常(IGT)患病率略低于糖尿病。IGT 可转为正常,亦可转为糖尿病。无症状的糖尿病可转为有症状的糖尿病,也可转为糖耐量异常。

(7)发病比例高,年轻化。中国的发病比例远高于西方国家,而且发病年龄年轻化,世界上发病年龄 65 岁左右,我国发病年龄 45 岁左右。从临床看,30 岁甚至十几岁的患者都不少见,约有 30% 的 2 型糖尿病在 40 岁之前发病。

(8)儿童 1 型糖尿病患病率 20 年来呈上升趋势,1980 年为 0.61/10 万,2000 年为 1.7/10 万。

(9)具有患病率高,就诊率低,并发症多,控制率低,致残率高,以及知识普及率低等特点。

9. 糖尿病会遗传吗？

多数学者认为,糖尿病是一种遗传性疾病。临床上发现,有糖尿病家族史比无家族史者患病率高得多,为后者的3～40倍,其父或母有糖尿病或皆为糖尿病患者,其后代均有很大遗传倾向。有人统计,双亲均为糖尿病患者,所生子女50％以上有糖尿病。如果父母只有一方患有糖尿病,则子女患糖尿病的概率大大下降。

一般认为,隐性遗传常隔代或隔数代。糖尿病患者遗传给下一代的不是疾病本身,而是遗传易发生糖尿病的体质,即突变基因遗传,临床称之为糖尿病易感性。资料统计,在我国糖尿病的遗传度为44.4％～73.8％,证明遗传对糖尿病的发生有较明显的作用。2型糖尿病的遗传度为51.2％～73.8％,一般高于60％;而1型糖尿病患者为44.4％～53.7％,低于60％。2型糖尿病比1型糖尿病具有更强的遗传倾向。

糖尿病通过什么基因,以什么方式进行遗传,仍是一个有待解决的问题。多数糖尿病专家认为,糖尿病是由于多基因变异,使个体产生糖尿病易感性。糖尿病易感者对胰岛素的适应能力很差,极易发生糖尿病。如果糖尿病患者的子女注意节食,控制体重和加强运动,则可避免发生糖尿病。

至于新分型中的"特殊类型糖尿病",情况就更复杂。有一部分病因已明确由线粒体突变引起者,是由母系遗传,即母亲患有此种糖尿病,将疾病遗传给下一代。还有"成年型青年糖尿病",已明确了几个特定的基因遗传缺陷和遗传有关。但因药物（如长期服用糖皮质激素、利尿药等）或内分泌疾病（如临床常见的皮质醇增多症、肢端肥大症、嗜铬细胞瘤和甲状腺功能亢进）引起，或者因胰腺疾病（如胰腺切除手术、慢性胰腺炎）引起糖尿病者，则与原发病或所服的药物有关，而不一定与遗传有关。

10. 糖尿病有哪些危害性？

糖尿病的危害性，在于长期控制不佳的高血糖会导致各种急性、慢性并发症，尤以糖尿病特有的神经、微血管、大血管慢性并发症多见。严重影响患者生活质量，甚至致残、致死。

由于糖尿病病程冗长，所以常危害人体各主要器官，可导致心、脑、肾、神经、眼等多脏器损害。世界卫生组织的糖尿病专家统计，因患糖尿病引起双目失明者占4%，其致盲率比一般人高10～23倍；糖尿病坏疽和截肢患者比一般人高20倍；并发冠心病及中风患者比一般人增加2～3倍；并发肾衰竭者比一般肾病高17倍；糖尿病遗传危险率为1.90%～8.33%。糖尿病引发的肠道病变常导致排便无规律，腹泻、便秘交替出现。糖尿病合并重症感染往往不易控制。糖尿病有明确的遗传性，对下一代的健康构成威胁。

我国糖尿病并发症以大、小血管的患病率最高，糖尿病急性并发症则退居次位，而慢性并发症已占据主要地位。在高年龄组的糖尿病患者中，以并发心血管病为主要致死原因，250例糖尿病尸检材料中证实，有46.4%死于心血管病。在幼年型糖尿病患者中，主要死因为肾衰竭。我国糖尿病患者死亡原因依次顺位为：血管病变（包括冠心病、脑血管病及肾病),感染性疾病,酮症酸中毒,高渗性非酮症昏迷,全身衰竭及尿毒症等。其中,第一位的心血管病变和第二位的感染性疾病的死亡者占总死亡的 60%,是糖尿病患者的主要死因。

目前,糖尿病致死率仅次于非糖尿病的心血管、脑血管病和肿瘤。实际上,糖尿病对患者所造成的危害远非这些方面,它严重威胁着患者的健康和生命。可见,糖尿病本身并不可怕,而可怕的是其并发症所造成的危害。

11. 糖尿病的发病形式有哪些?

糖尿病的发病形式有急性、慢性两种。

(1)发病急者

①多见于不稳定型糖尿病患者,主要症状为呕吐、腹痛、腹部隆起、脱水、血压下降、呼吸深而快、呼气中有烂苹果样臭味等,以酮症酸中毒为首发症状。

②无典型糖尿病史,发病快,常因突然昏迷或昏迷前症状首次被诊为糖尿病。极少数成年型糖尿病患者,特别是老年患者,也有因昏迷住院而首次确诊为糖尿病的,常伴有感染等诱发因素。

③可有严重的口渴口干,多饮多尿,脱水迅速,如治疗不及时,则很快出现酸中毒症状。

④低血糖为首发症状的急性患者,由于进食少,运动量大,或服用降糖药未及时进食,可能出现重症低血糖反应。

(2)发病慢者

①多见于成年型,患者在几个月或几年内,逐渐出现口干口渴,多饮多尿,消谷善饥,体重下降等症状。对病程的

长短诉说不清,多依赖患者的记忆及患者对疾病的耐受力。妇女因外阴瘙痒难以忍受,而去医院求治者,多可及早发现糖尿病;有糖尿病神经病变而求医者,其糖尿病的病程可能会短一些;因糖尿病视网膜炎或肾疾病变而初次求医者,则至少已患有糖尿病 2～3 年。轻型糖尿病患者往往患病多年而自己不知道。

②有急性、慢性并发症者,如视力减退、蛋白尿、牙周炎、男性龟头炎、阳痿、冠心病、脑血栓形成等。患者往往开始未发现糖尿病,经检查发现有高血糖及尿糖时才确诊。通过询问患者的病史,医师常可发现患者已有糖尿病症状多年,只是未被重视而已。

③有的患者无糖尿病病史及并发症,只是术前或体格检查时才被无意中发现。

12. 糖尿病如何分型？各有何特点？

(1)糖尿病标准分型方法:糖尿病的临床分型方法有很多种,目前比较合理的分型方法是美国卫生研究院提出,并为 1980 年世界卫生组织(WHO)糖尿病专家委员会所采纳的分型方案。1982 年,在北京召开的全国糖尿病研究协作组扩大会议,同意采用此项方案(表 1)。

(2)糖尿病临床分型方法:糖尿病的另一种分型方法是根据患者的发病年龄、病情轻重及胰岛功能来分型,这种方法临床经常采用。

①按发病年龄分型

•幼年型:又称不稳定型。常呈脆性糖尿病,多在 15 岁以前发病,有家族史,发病急,病情极不稳定。

表1　糖尿病临床分型表

类别		分类	以往命名
临床类型	糖尿病（DM）	(1)胰岛素依赖型(1型、ID-DM)	幼年型、幼年发病型酮症倾向型、脆性型
		(2)非胰岛素依赖型(2型、NIDDM) ①非肥胖 ②肥胖	成年型、成年发病型酮症抵抗型、稳定型
		(3)其他型	继发性糖尿病
	葡萄糖耐量减低（IGT）	(1)非肥胖型	无症状性糖尿病、化学性糖尿病
		(2)肥胖型	亚临床糖尿病、边缘性糖尿病
		(3)伴随某些情况和综合征的IGT	隐性糖尿病
	妊娠期糖尿病（GDM）		妊娠期糖尿病
统计学危险类型	过去葡萄糖耐量异常		隐性糖尿病、糖尿病前期
	潜在的葡萄糖耐量异常		糖尿病前期、潜伏糖尿

• 成年型：又称稳定型。多在40岁以后发病，起病缓慢，症状较轻，一般饮食控制或投用口服降糖药，病情可迅速好转。

②根据病情轻重分型

• 轻型：多为成年型。空腹血糖＜8.4毫摩/升，一般饮食控制即可。

• 中型：空腹血糖在11.1～16.6毫摩/升。应用口服降糖药或注射胰岛素治疗均可。

• 重型:以幼年型多见。空腹血糖>16.6毫摩/升,易出现酮症酸中毒及其他并发症,此型必须加用胰岛素治疗。

③按胰岛素分泌量分型

• 胰岛素分泌绝对不足属于胰岛素依赖型。可用饮食疗法与胰岛素终身替代治疗。

• 胰岛素分泌水平处于相对不足状态,属非胰岛素依赖型。用饮食和运动疗法或口服降糖药治疗,可控制病情。

(3)世界卫生组织1999年推荐的糖尿病分型方案

①1型糖尿病:胰岛B细胞破坏,通常导致胰岛素绝对缺乏。分为自身免疫性(包括急性发病及缓慢发病)和特发性(1型特发性糖尿病,占少数,病因不明,体内缺乏胰岛B细胞自身免疫的证据,具有强烈遗传倾向)。进一步肯定"成人隐匿性自身免疫性糖尿病(latent autoimmune diabetes in adults,LADA)"应属于1型糖尿病的亚型,其特点为:起病年龄大于15岁的任何年龄段,发病半年内不依赖胰岛素,无酮症发生。发病时多为非肥胖。体内胰岛B细胞抗体(ICA、GAD和胰岛素自身抗体等)常持续阳性。具有1型糖尿病的易感基因(如HLA-DR3、HLA-DR4、BW54及DQ-131-57-Non-Asp等)。常伴有甲状腺和胃壁细胞等器官特异性抗体阳性。LADA一经诊断应早期采用胰岛素治疗以保护残存的B细胞。

②2型糖尿病:胰岛素抵抗为主,伴有或不伴有胰岛素缺乏,或胰岛素分泌不足为主,伴有或不伴有胰岛素抵抗。约占所有糖尿病患者的90%以上,其病因不明,现认为由多基因遗传和环境因素(主要为运动不足和热能相对过剩)共同促发,种族、家族史、肥胖(尤其是腹型肥胖)、高脂

血症和糖耐量减低是其危险因素,对上述人群应加强血糖监测。

③其他特殊类型糖尿病

• 胰岛 B 细胞功能基因异常:主要包括年轻起病成人型糖尿病(MODY)和线粒体糖尿病。胰岛素抵抗亦不是其发病的主要病因。

• 胰岛素受体基因异常:胰岛素受体缺失或突变,其范围可以从高胰岛素血症和轻度高血糖到严重的糖尿病,可能有黑棘皮症,包括 A 型胰岛素抵抗、妖精症、Rabson-Mendenhall 综合征、脂肪萎缩性糖尿病等。

• 内分泌疾病:包括皮质醇增多症、肢端肥大症、嗜铬细胞瘤、胰高血糖素瘤、生长抑素瘤、醛固酮瘤、甲状腺功能亢进等。

• 胰腺疾病:任何一种引起弥漫性胰岛损伤的病变,均可引起高血糖。这些病变包括纤维钙化胰腺病、胰腺炎、外伤或胰腺切除、肿瘤或肿瘤浸润、囊性纤维化、血色病等。

• 药物或化学制剂所致:烟酸、糖皮质激素、甲状腺素、α肾上腺素能拮抗药、β肾上腺素能拮抗药、噻嗪类利尿药、钙离子通道阻滞药(主要如硝苯地平)、苯妥英钠、灭鼠剂 Vacor(N-3 吡啶甲基 N-P 硝基苯尿素)及 α 干扰素等。

• 感染:先天性风疹及巨细胞病毒感染等,但这些患者大部分拥有 1 型糖尿病特征性 HLA。

• 非常见型免疫调节糖尿病:胰岛素自身免疫综合征(胰岛素抵抗),黑棘皮病 Ⅱ(胰岛素受体抗体,曾称为 B 型胰岛素抵抗),"Stiff Man"综合征,体内通常有较高的胰岛细胞抗体(ICA)和谷氨酸脱羧酶(CAD)自身抗体的滴定度,

α干扰素治疗后(多伴随有胰岛细胞抗体的出现)等。

　　• 其他遗传病伴糖尿病:有许多伴有血糖升高的遗传综合征,包括 Down 综合征、Friedreich 共济失调、Huntington 舞蹈症、Klinefelter 综合征、Larence-Moon-Biedl 综合征、肌强直性萎缩、卟啉病、Prader-Willi 综合征、Turner 综合征、Wolfram 综合征等。

　　④妊娠糖尿病:妊娠期间发生或首次发现的糖尿病,多为妊娠前血糖正常或可能已有糖代谢异常但未能发现,建议其诊断标准与其他糖尿病相同,但尚未广泛采纳。鉴别怀孕前是否血糖异常,可做糖耐量试验,其方法简便易行,且数值稳定,受外界干扰少。筛查时间一般选择在妊娠 12 周内进行。对妊娠糖尿病(GDM)患者,应在产后 6 周或更长一段时间重新进行糖耐量试验,大部分患者产后血糖可能恢复正常,一小部分可能表现为葡萄糖耐量减低(IGT)或 IFG,或 1 型或 2 型糖尿病。妊娠糖尿病患者即使产后血糖恢复正常,但在若干时间后发生糖尿病的机会会明显增加,故应注意加强监测。

　　(4)糖尿病新分型法的特点

　　①取消"胰岛素依赖型糖尿病(IDDM)"和"非胰岛素依赖型糖尿病(NIDDM)"两个术语:因该分型基于临床治疗,常给临床糖尿病的诊断和理解带来混乱。继续保留Ⅰ型和Ⅱ型糖尿病的提法,但建议改写为 1 型和 2 型糖尿病,因罗马字母Ⅱ可能会与 11 混淆。

　　②保留葡萄糖耐量减低(IGT)的诊断:但它不作为一种分型标准,而是糖尿病发展过程中的一个阶段,同时增加空腹血糖受损(IFG)。空腹血糖受损和葡萄糖耐量减低有同

等重要的临床意义,目前认为临床 2 型糖尿病的发病几乎100％经过 IGT 阶段,上述患者常同时伴有高血压、高胰岛素血症和高脂血症等。根据世界卫生组织最新标准,糖尿病主要分为 1 型、2 型两大类,涵盖了 95％以上的糖尿病患者。其中 2 型糖尿病患者约占糖尿病患者的 90％。

③增加了"特异型"这个诊断名称:在特异型糖尿病中,根据病因和发病机制分为 8 个亚型,其中包括了 1985 年分型中的继发性糖尿病。同时,将病因和发病机制比较明了的新近发现的糖尿病归属其中,如年轻起病成人型糖尿病(MODY)和线粒体糖尿病等。

13. 何谓肥胖症? 与糖尿病有何关系?

肥胖症是由于机体生理和生化的改变,体内多余的物质转化为脂肪,导致体内脂肪积累过多,超过了正常的生理需要。一般以超过正常体重的 10％为超重,超过标准体重的 20％为肥胖,低于标准体重的 20％是消瘦。可以用下述公式计算。

$$超过或低于标准体重(\%)=\frac{实际体重-按身高计算的标准体重}{按身高计算的标准体重}\times100\%$$

正值超过 20％为肥胖症,负值低于 20％为消瘦,在±10％以内为正常。男性超过 25％,女性 30％～35％即为肥胖症。

专家发现,肥胖者的脂肪呈肥大型,肥大的脂肪细胞膜和肌肉细胞膜上胰岛素受体数目相对减少,对胰岛素的亲和力下降,对胰岛素相对不敏感,导致糖利用受阻。肥胖者虽有足够的胰岛素也不能发挥其作用,为了维持正常的血糖,胰岛会释放更多的胰岛素,引起高胰岛素血症,久之,胰岛功能便衰竭了。而且肥胖会使活动量减少,造成体重进一步增加,导致体内血糖水平升高,给机体带来了负担,不仅能诱发糖尿病,而且能诱发高血压、高脂血症、脑卒中、冠心病、内分泌紊乱等疾病。因此,肥胖不是健康的象征,而是某种疾病的先兆,故减轻体重、防止肥胖,对防治糖尿病及其他疾病的发生有显著的作用。

专家认为,肥胖有家族遗传的倾向,也与生活水平的提高,长期高热能饮食及体力活动减少有关。40岁以上发病的糖尿病患者中,60%以上的患者发病时体重是超重或肥胖的;50岁以上的肥胖者患糖尿病达80%。肥胖常为糖尿病的早期症状,常常是糖尿病的一个重要的诱发因素。肥胖者的血液中,胰岛素的含量虽然不低于正常人,有时还稍高于正常人,但是由于脂肪细胞的"大门"不易被胰岛素所开启,对胰岛素产生抵抗作用,而脂肪细胞又是体内消耗葡萄糖的主要场所。在肥胖的状态下,为了降血糖,就不得不加大胰岛素的分泌量,来抵消脂肪的对抗作用。长期胰岛素的过度负荷,胰岛的储备功能就会耗损,产生胰岛素的相对不足,故肥胖者容易患糖尿病。

近年来,大量国内外资料一致认为,肥胖是非胰岛素依赖型糖尿病发生与发展的一个重要环境因素。肥胖的程度与肥胖持续的时间,均能影响高血糖的出现。肥胖程度越重,持续的时间越长,则容易发生糖尿病。因人体肥胖,糖尿病亦随之加重;反之,肥胖型糖尿病患者体重减轻后,其糖尿病也随之减轻。

代谢综合征概念的提出,使肥胖的问题及肥胖和糖尿病的关系更加明确和突出。代谢综合征包括:高血糖,腹型肥胖,高三酰甘油血症,高密度脂蛋白降低,高血压。代谢综合征发病机制复杂,但超重、肥胖,体力活动过少和遗传因素是代谢综合征的根本原因。代谢综合征与胰岛素抵抗所致代谢紊乱密切相关,后者是组织对胰岛素的正常反应受到损坏。有些个体遗传因素容易引起对胰岛素抵抗,而后天因素,如体内脂肪过多和体力活动过少,可诱发胰岛素抵抗和代谢综合征。

肥胖和糖尿病已成为心脑血管疾病的危险因素,因此积极控制体重,减轻胰岛素抵抗,减少糖尿病的发生是至关重要的。

14. 如何判断糖尿病病情的轻重程度?

(1)轻型糖尿病:胰岛分泌功能没有完全丧失,有一定的内生胰岛素,即胰岛 B 细胞分泌胰岛素相对不足。多数患者只需用饮食疗法,有的需用口服降血糖药物;少数人需用胰岛素,这类患者在感染及创伤等应激情况下,为避免酮症酸中毒可选用胰岛素治疗,停用胰岛素后不会出现昏迷。轻型糖尿病多见于非胰岛素依赖型,即成年型糖尿病。大部分轻型糖尿病患者经过胰岛素替代治疗后,患者血糖很快得到控制,并可在相当长的一段时间内血糖平稳,可脱离降糖药治疗,即所谓的"蜜月期"。有关专家正致力于延长患者的"蜜月期",延缓糖尿病的发生。目前,临床上已经取得了明确疗效。

(2)重型糖尿病:此期胰岛功能趋于衰竭,胰岛 B 细胞分泌胰岛素绝对不足,必须用胰岛素替代治疗。这类患者对胰岛素很敏感,停药后病情会迅速恶化,在 24～48 小时即发生酮症酸中毒。重型糖尿病多见于胰岛素依赖型或脆性糖尿病,患者血糖很脆弱,饮食的微小变化就能引起血糖的很大波动,积极纠正容易造成低血糖反应。处于此期的患者更要严格执行定时、定量、定内容的饮食要求,否则会对身体造成很大伤害。

(3)病情不稳定的糖尿病:血糖波动大,低血糖现象频繁发生,对胰岛素及影响病情的各种因素十分敏感,常在严重低血糖后出现高血糖,即苏木杰反应,并且极易出现酮症酸中毒。对此类患者,要反复查凌晨血糖或早晨3时血糖,避免此类事件的发生。

此外,还可让患者自己进行管理及掌握判断糖尿病控制程度的方法。依照以下7项要求积分,若各项总分在7分以上,可定为控制良好,而4分以下则需高度注意。

(4)判断病情程度的评分方法

①空腹血糖:6.67毫摩/升以下,3分;6.73~7.78毫摩/升,2分;7.84~8.9毫摩/升,1分;8.95毫摩/升以上,0分。

②早餐前尿糖阴性:1分。

③保持标准体重:2分。

④注意饮食量及平衡:1分。

⑤采用运动疗法:1分。

⑥无严重并发症:1分。

⑦动静结合,生活调摄有规律:1分。

15. 何谓苏木杰反应？何谓黎明现象？

(1)苏木杰反应:是指低血糖后引起的高血糖反应,即低高反应。常见于用胰岛素治疗的患者,由于过度饥饿或降血糖药物使用不当等因素导致低血糖,并在低血糖后呈高血糖反应。严重低血糖导致反应性高血糖,可持续数日之久,这种现象称为苏木杰反应。苏木杰反应是因为肝将储存的肝糖原迅速分解并释放入血,并将其他物质转化为糖以补充体内糖分的不足,同时神经和内分泌系统也参与其中,使肾上腺素、胰高血糖素、生长激素分泌增多,刺激血糖升高,胰岛素分泌下降,糖原减少,再使血糖升高,脱离低血糖状态。但是,糖尿病患者调节血糖能力差,很容易矫枉过正,反而出现高血糖。这种反应正常人也会有的,正因为有了这种反应才能使体内血糖不致过低而发生低血糖危险,这是一种机体的代偿功能。不过,正常人的胰岛 B 细胞功能正常,当血糖上升时胰岛素分泌亦随之增多,使血糖仍维持在正常水平;而糖尿病患者的胰岛功能不全才出现血糖明显升高,即苏木杰反应。

苏木杰反应亦多见于临床胰岛素用量不当引起。例如,有一位 35 岁男性,属胰岛素依赖型糖尿病,患者由于体力劳动时间延长,劳累后饮食明显减少,但胰岛素用量未改变。在胰岛素注射后,血糖下降迅速,很快出现心悸、多汗、手抖、头晕、烦躁等低血糖症状,当医师发现时检测患者血糖为 30.58 毫摩/升。这种由于胰岛素过量引起的低血糖现象,并在低血糖后随之出现反应性高血糖,即苏木杰反应。

(2)黎明现象:是指糖尿病患者在黎明时(晨 5－8 时)出现高血糖现象。高血糖现象出现之前,午夜时并无低血糖,不存在低血糖后的高血糖反应。黎明现象发生的原因可能是午夜过后体内生长激素逐渐增多,血液中生长激素水平高便需要较多的胰岛素维持血糖在正常范围。正常人的胰岛 B 细胞可分泌较多的胰岛素,使血糖保持在正常浓度,而糖尿病患者的胰岛功能缺损则引起凌晨血糖显著升高,即黎明现象。

在临床上,苏木杰反应和黎明现象虽然使清晨空腹血糖升高,但其发生的原因各不相同。前者是胰岛素用量过大引起的低血糖后的高血糖反应;后者是胰岛素量不足引起的黎明高血糖现象,治疗则需要增加胰岛素的用量。两者需鉴别诊断,因处理原则完全不同。

16. 怎样观察糖尿病的病情变化?

其他急性疾病可以在短期得到治愈,但糖尿病是慢性进行性疾病,在治疗中,需要医师和患者的长期合作与密切配合,以科学严谨的态度观察病情变化,为临床治疗提供可靠依据,使行之有效的治疗方案得以贯彻实施。下面所列的糖尿病尿糖观察、病情观察、治疗观察表,可供医务人员、患者及其家属观察病情变化参考使用(表 2,表 3,表 4)。

表 2　糖尿病尿糖(血糖)观察表

日期	饮食	四段尿次	四次尿糖	药物	24 小时	空腹
	早中晚夜 餐餐餐餐	早中晚夜 上午上间	早中晚夜	早中晚夜	尿糖	血糖
观察 记录						

表3　糖尿病病情观察表

日　　期	症状	诱因
	口干口渴 多尿 多食 腰酸乏力 手足麻木 皮肤瘙痒 大便情况 其他	情绪 感染 劳累 失眠 其他
观察 记录		

表4　糖尿病治疗观察表

药物	运动时间			处理		其他
	30分钟以下　30～60分钟　60分钟以上			药物 增减	主食 增减	
观察 记录						

　　此外,患者平时如能注意以下重点内容,随时掌握自己的病情,有助于早期发现异常变化:①口渴、排尿次数及尿量、多饮多尿程度及体重变化,是衡量糖尿病控制程度的指标;②异常饥饿感、低血糖状态,是口服降糖药物者注意点及提示有低血糖症状;③倦怠及疲劳程度,是身体不良的表现;④视力障碍、神经痛、四肢末梢手套袜套感、皮肤瘙痒、发热、疼痛及水肿、勃起功能障碍(ED)、静息痛,是糖尿病并

发症引起的症状。

17. **糖尿病患者是否可以结婚？婚后能否怀孕？**

无论哪一类型的糖尿病，只要平时在饮食、药物、运动三方面配合得很好，糖尿病长期被控制在满意水平，没有发生严重并发症者，可以结婚。但在选择对象时，必须要找对方没有糖尿病，没有糖尿病家族史者，因为糖尿病具有遗传倾向。如果双方均为糖尿病患者，则子女患糖尿病的概率明显增加。

患者结婚以后应注意治疗糖尿病，尤其在结婚的前后几天，若过于劳累或情绪上过于激动，对糖尿病病情会产生不良影响。因此，要达到满意控制病情，生活上要规律，须掌握主动，灵活使用药物治疗。

糖尿病虽然有遗传倾向，但遗传的仅是对糖尿病的易感性。据文献报道，如果男女双方都是糖尿病患者，那么他们的后代中将有 5％ 的人可能会患糖尿病。父亲或母亲患糖尿病，孩子多数是胰岛素依赖型糖尿病。胰岛素依赖型糖尿病的遗传倾向，不如非胰岛素依赖型糖尿病显著，故孩子长大以后发生糖尿病的机会较小。值得提醒的是，要严格实行计划生育。

糖尿病患者结婚后，病情控制一直很理想，无心、脑、肾器官及其他严重并发症者，可以怀孕。但应选择在血糖控制最佳浓度时受孕，有利于胎儿的生长发育，尤其在妊娠的前 3 个月非常关键，特别要控制好血糖，因为只有在正常血糖水平的环境中，受精卵才能正常发育，才能早期预防胎儿畸形及降低流产、早产、胎死腹中及巨大胎儿的发生率。

若糖尿病患者确诊怀孕,必须注意有无高血压及心、脑、肾等器官病变的情况。如血压及心、脑、肾功能和眼底正常或病变较轻者,可在产科或由有经验的内科医师(最好是专科医师)给予密切观察,保证怀孕期间糖尿病病情控制稳定和及时治疗产科并发症,则可以顺利分娩。若怀孕期间糖尿病视网膜病变或糖尿病肾病迅速恶化,则应终止妊娠。

对于糖尿病患者妊娠的担心,主要是考虑到应用降糖药会对胎儿产生影响,妊娠期内由于生理原因造成的饮食失调,可导致营养不良或营养过剩。妊娠期间饮食调理很重要,有三点注意事项:一不主张减肥;二对血糖、尿糖要加强监测;三要兼顾胎儿生长发育的营养需要。要少量多餐,调整饮食结构,控制食物总热能在2000千卡左右,但要多吃蔬菜以补充维生素和纤维素。

适当的运动能增加机体对胰岛素的敏感性,减少胰岛素抵抗,有利于葡萄糖的利用,有助于降低血糖。孕妇宜选择有氧运动锻炼项目,如散步、体操和上肢运动,避免剧烈运动。

妊娠期糖尿病患者不可使用口服降糖药,以免对胎儿构成不利影响。推荐使用胰岛素治疗,选择中、短效胰岛素在餐前使用为宜。可每日1次,于清晨8时左右,单次、联合使用中、短效胰岛素;也可于早、午餐各用1次短效胰岛素,晚餐时用1次中效胰岛素,以控制餐后高血糖,因为妊娠糖尿病的特点是空腹血糖低,但餐后血糖增高。

孕妇认真做好饮食调整,适量运动,坚持胰岛素治疗,监测血糖,完善孕期检查,没有严重并发症及心、脑、肾等的病变,可以顺利完成妊娠。

18. 为什么要对糖尿病患者进行糖尿病防治知识的普及教育？

糖尿病是可防可治的一种慢性疾病,糖尿病本身并不有损寿命,但常常由于人们的无知延误糖尿病早期治疗,或没有序贯治疗和没有积极干预糖尿病并发症,最终导致残疾,甚至死亡,而遗憾终身。

糖尿病是一个并发症多、累及多脏器的内分泌代谢性疾病。为了有效地改善临床症状,使血糖、尿糖控制在较为理想的范围,以减轻、延缓,乃至制止并发症的发生,需要对糖尿病患者进行糖尿病防治知识的普及教育。

临床上发现,有些患者由于缺乏必要的糖尿病知识,没能坚持有效的饮食控制和治疗,使血糖长期处于高水平状态,促使并发症发生发展,甚至致残、死亡,给个人和家庭带来痛苦和不幸。部分患者经治疗后,血糖、尿糖下降,症状、体征缓解,但由于饮食调摄不合理,情绪经常波动,自己随意增减降糖药物,或反复发生口腔感染、感冒等,使血糖升高、病情反复。可见,糖尿病要获得理想的疗效,仅仅依靠医护人员的努力是不够的。

因此,必须对糖尿病患者及其家属,40 岁以上的肥胖者,有糖尿病家族史者,以及葡萄糖耐量减低者普及糖尿病知识,充分调动患者的主观积极性,让他们掌握糖尿病的防治方法。医患互相配合才能有利于消除影响糖尿病病情的各种因素,加强自我保健,降低病死率,减少病残率,提高糖尿病患者的生活质量。

糖尿病患者应了解的内容如下。

(1)糖尿病属于终身疾病,需长期控制饮食,要正确认识和对待各种烦琐的治疗与检查。

(2)了解体育运动和糖尿病的利害关系,当增加劳动强度或过度运动时,要及时减少胰岛素或及时加餐,预防低血糖的发生。

(3)糖尿病患者可因多种原因发生低血糖。应了解低血糖的表现,用药须知,及时处理低血糖的办法。

(4)了解自我检测尿糖、尿酮体方法,自我观察病情变化,主动配合医师控制病情。自己要防止各种急性、慢性并发症的发生,避免发生威胁生命或造成慢性残疾——失明、坏疽、截肢等。

(5)用胰岛素治疗的患者必须掌握的技能有:注射胰岛素的技术;注射装置的消毒及保管;胰岛素保存;根据血糖变化,自己调节胰岛素的使用量;能及早发现和处理低血糖反应。

对糖尿病患者的普及教育并非一次可以完成,需要长期多次进行。不仅患者要接受教育,患者的家属亦应了解对糖尿病患者的教育内容;不仅医务人员要做这项工作,全社会都应关心和支持。因为,对糖尿病患者的教育与管理是防止本病发生发展的根本措施。

19. 为什么不良情绪会影响糖尿病患者的康复?

当一个人患了糖尿病时,需长期饮食调理并进行各种烦琐的检查和治疗,这给工作、生活带来很多不便和苦恼,尤其当患者知道糖尿病将终身伴随自己时,心情很是沉重。糖尿病的不可根治性和各种严重的并发症所造成的不良后果,使患者产生恐惧情绪,随之而四处求医、八方投药。这种求医心切的心理,一则容易受江湖郎中的欺骗;二则会延误治疗,导致病情加重;三则会因期望落空而陷入迷茫之中,极易情绪消极。这样的患者常不能主动配合医师,给临床治疗带来一定困难。

在临床工作中,发现患者的不良情绪常影响其康复,特别是 40-50 岁的女性患者和 60-70 岁的男性患者的情绪变化较大。这可能由于更年期精神紧张或情绪波动导致交感神经兴奋,促使血糖水平升高,病情反复。此外,有的患者对自己的病情满不在乎,无所顾忌,我行我素;有的患者则表现为精神萎靡,情绪低落,甚至拒绝治疗;大多数患者的情绪受血糖、尿糖指标所左右,当指标正常或接近正常时,认为完全治愈了,便放松了饮食治疗,甚至自己停服降糖药;而尿糖指标急剧上升,症状加重时又紧张恐惧。这种类型的患者情绪波动较大,不利于病情的控制。

在糖尿病的发生发展中,情绪因素起着重要的作用,如紧张、激动、压抑、恐惧等不良情绪,会引起某些应激激素的大量分泌。这些激素是:垂体分泌的生长激素,神经末梢分泌的去甲肾上腺素,胰岛 A 细胞分泌的胰高血糖素,以及肾上腺分泌的肾上腺素和肾上腺皮质激素。这些激素都是升高血糖的激素,也是与胰岛素对抗的激素,因而能引起病情反复,影响糖尿病患者的康复。举例如下。

例 1 某女性患者,50 岁。经临床治疗后糖尿病症状已消失,血糖、尿糖化验指标正常。但因一件小事和他人争吵,生气哭闹,于第二天感觉胸闷憋气,头晕乏力,查空腹血糖高达 19.3 毫摩/升,尿糖(卌)。

例 2 某男性患者,70 岁。他认为糖尿病好不了也死不了,所以持满不在乎的态度,吃喝无度。由于血糖长期处于高水平,并发肾病(累及了肾小管),出现了蛋白尿、下肢水肿。患者这才开始着急了,经耐心做思想工作,他明白糖尿病是一种慢性进行性疾病,于是自觉控制饮食,在治疗中能很好地配合,经过一段时间的治疗后,血糖逐渐下降,症状亦明显改善。

可见,稳定思想情绪,消除不利于糖尿病治疗的因素,帮助患者树立起战胜疾病的信心,对治疗效果至关重要。

当人体处于紧张、焦虑状态时,交感神经的兴奋就会直接作用于胰岛细胞的 B 受体,抑制胰岛素的分泌,故老年人更应积极控制不良情绪,以稳定病情。

20. 为什么要对糖尿病患者进行心理护理？

大多数糖尿病患者表现为精神抑郁,心情不畅。一方面,精神紧张可造成病情波动;另一方面,血糖波动又会引起精神紧张,结果陷入恶性循环的怪圈。情绪变化会使交感神经兴奋性增强,体内的肾上腺素和肾上腺皮质激素等浓度急剧升高,血糖水平上升,血脂分解加速,甚至会造成酮症。而血糖升高、酮体阳性又会更加重患者的心理负担。心情不好自然会削弱机体的免疫功能,使抵抗力下降,不利于糖尿病的控制,严重影响治疗效果。因此,在糖尿病的治疗中,心理治疗和护理是十分重要的,尤其是糖尿病患者住院时间都比较长,做好心理护理就更为重要了。

中医学认为,人有七情,即喜、怒、忧、思、悲、恐、惊,其太过则为病。在某些患者中,不正常的心理状态形成病理心理和病理生理之间的恶性循环,从而加大了情致为病的因素,因此减轻患者心理压力,减少"情致为病"的因素,则成为治疗糖尿病的关键之一。

初患糖尿病或新入院的患者,常由于对糖尿病缺乏认识,一般都存在不同程度的消极、恐惧、悲观等情绪,并希望医师、护士给予同情帮助,把自己的康复寄托在医师身上,常反复询问自己的病情和治疗方案,十分注意医师的一举一动。基于患者的上述心理特征,医护人员态度要热情,服务要周到,主动向患者诚恳地解释有关问题,要恰当说明病情,介绍糖尿病知识,增加患者自我调节的能力。鼓励患者到户外活动,呼吸新鲜空气。适当的运动能使患者心情舒畅,并有利于葡萄糖的利用,降低血糖。糖尿病患者的饮食护理至关重要。有的患者不愿意接受饮食的限制,不懂合理控制饮食也是一种治疗措施。对此类患者一定要做好饮食治疗的心理护理,使他们了解饮食治疗的必要性,掌握自己的饮食规律,持久有效地控制血糖。

要有针对性地做好心理护理。例如,有些糖尿病患者,特别是老年糖尿病患者,常因为病程日久、缠绵难愈而背上思想包袱,抱有"难治好,死不了"的想法,在日常生活中随意进食,起居无规律,从而使病情加重,即使治疗方法正确、及时,也收不到好的效果。因此,医护人员及家属要关心爱护患者,使其正确认识和处理这些问题,积极排除干扰,安心配合医师治疗。

长期住院的糖尿病患者心理活动常有较大的变化,尤其病情较重的患者易产生悲观情绪,甚至有轻生念头和行为;有的患者由于住院生活单调,情绪烦躁;有些患者是工作上的佼佼者,但离职时间一长,就易失去心理平衡。因此,调整和疏导患者的情绪,是心理护理的主要内容之一。

医师必须从患者的角度出发,了解患者的思想和顾虑,在完善治疗并取得良好疗效的基础上,让患者建立战胜疾病的信心。

21. 糖尿病能根治吗?

糖尿病是一种全身慢性进行性疾病,除极少数的继发性糖尿病外,原发性糖尿病属于终身性疾病。尤其是1型糖尿病患者,需终身使用胰岛素替代治疗。2型糖尿病患者经适当的治疗后,病情可迅速得到控制。只要认真对待,精心治疗,患者皆可维持正常生活,并与一般人一样参加劳动,同享天年。

值得注意的是,影响糖尿病的可变因素较多,如劳累、失眠、感染、饮食不节、情志失调等,都可引起病情的复发和变化。因此,如不坚持治疗,症状可重现,反复性大。从这个意义上说,在目前医疗条件下,糖尿病不易根治和彻底痊愈。然而,患者切不要因为无法根治而忧心忡忡,悲观失望,应正确认识糖尿病本身并不可怕,也不是不治之症,重视预防严重威胁生命的并发症。因此,患者要坚持长期治疗,树立战胜疾病的信心和决心,克服不利于治愈糖尿病的精神因素,在医师的正确指导与自己的配合下,控制住糖尿病的发展并防止并发症的发生。

目前,单纯药物治疗糖尿病尚无根治的办法,医学界正在进行相关基因的研究,如果方法可行,将来患者只需接受一次注射,就可以治愈疾病。

也有极少数患者已发展到糖尿病肾病,需要长期透析治疗维持生命。我国早在 20 世纪 80 年代就已经成功进行胰、肾同时移植手术,患者可以摆脱糖尿病和肾功能不全的困扰,长期维持优质生活。但是,此种治疗方法需要严格的供体配型,并有手术风险和术后排异反应。胰腺移植治疗的供体少,耗资巨大等原因,使很多患者没有条件接受这种治疗,故此种治疗尚无法推广。

第2章 糖尿病病因、病理及临床表现

22. 西医如何认识糖尿病病因？

糖尿病的病因众说纷纭，就1型糖尿病与2型糖尿病而言，病因亦不尽相同，现试将有关4种学说的观点分述如下。

(1)自身免疫学说：糖尿病患者常伴有自身免疫性疾病，如恶性贫血、甲状腺功能亢进、桥本甲状腺炎及重症肌无力等。以此为主要依据，病理组织学观察发现，淋巴细胞浸润胰岛，B细胞受到损害，经荧光法血中检测，发现胰岛细胞中有抗体(IgG)与一定的补体结合而固定在细胞内。

(2)遗传易感性学说：据调查，三代直系亲属中有遗传者占6%，主要系基因变异所致。研究证明，有糖尿病易感性的人，胰岛不能很好地适应各种刺激，胰岛素不能被充分利用而发生糖尿病。

(3)病毒感染学说：感染了脑炎、心肌炎及柯萨奇 B_4 病毒以后，胰腺外分泌部分炎症较轻，而胰岛感染却较重。在初发病的糖尿病患者的血清中，柯萨奇 B_4 病毒的中和抗体滴定效价最高。

(4)双激素学说：单独缺乏胰岛素，而没有足够的胰高血糖素并存时，不发生内源性高血糖症；当有足量的内源性或外源性胰高血糖素存在时，不论胰岛素水平如何，均可出现高血糖症。

从上述 4 种学说来看,糖尿病的病因是复杂的。目前,糖尿病的病因尚未完全阐明,考虑为多重致病因素综合作用的结果。

23. 中医如何认识糖尿病病因?

根据历代医书记载,消渴病(糖尿病)的发生、发展及复发与许多因素有关。主要因素为:情致失畅,体质与年龄,生活环境与肥胖,饮食酒色,久服燥药,外感六邪,脏危等。其中脏危(五脏亏虚)为其本,其余因素为标,有时数种因素综合体现。

(1)情致失畅:古代就有关于情致因素和消渴病关系的记载。我国最早的古典医书《灵枢·五变篇》记载,"长冲直肠……心刚……多怒"的人易发生消渴病。金代刘完素的《三消论》(消渴病专著)指出:"夫消渴者,或因饮食服饵失宣……或因耗乱精神,过违其度。"唐朝王焘的《外台秘要》中记载,消渴患者"悲哀憔悴,伤也"。后世的医书也反复强调:"消渴病人……不节喜怒,病虽愈而可以复发。"我国历代医书对此类记载屡见不鲜。

(2)生活环境和肥胖:这些年来,大量国内外资料认为,生活富裕、饮食不合理、体力劳动减少,糖尿病亦随之增多。肥胖与糖尿病的关系远在中国最早之古典医书《黄帝内经·奇病论》就阐述过,消渴病"何以得之?""此肥美之所发也,此人必数食甘美而多肥也,肥者令人内热,甘者令人中满,故其气上溢,转为消渴"。《素问·通评虚实论》中亦明确记载:"消瘅……偏枯……肥贵人膏粱之疾也";消渴病

"皆富贵人病之而贫贱者少有也。"

(3)饮食酒色:古代医书特别指出,饮食过于甘美,酒色无度是导致消渴的病因。《景岳全书》指出:"消渴病,其为病之肇端,皆膏粱肥甘之变,酒色劳伤之过。"《千金方》认为:"凡积久饮酒,未有不成消渴者,然则大寒凝海而酒不冻,明其酒性酷热,物无以加,脯炙盐咸,此味酒客多嗜不离其口,三觞之后,制不由己,饮啖无度,咀嚼蚱酱,不择酸咸,积年长夜,酣兴不解,遂使三焦猛炙,五脏干燥,木石犹且焦枯,在人何能不渴?"《卫生宝鉴》记载:"夫消渴者,饮水百盏尚恐不足,若饮酒则愈渴。"说明饮酒可使消渴病的症状加重。此外,宋朝苏东坡还记述多食水果亦可诱发消渴病,称之为"果木消"。

历代医书所载与现代医学的研究表明,肥胖和饮食失控可诱发糖尿病。

(4)久服燥药:古书曾经记载不少有关久服燥药而诱发消渴病的例子,特别是自隋唐以后,常有人为了养生和延寿,经常服用矿石或植物药制成的丸散,久之中毒而发为消渴病。

现代医学认为,有一系列药物能导致糖尿病。如苯妥英钠、避孕药、噻嗪类利尿药、β肾上腺素及糖皮质激素等,均可诱发糖尿病。

(5)体质年龄、外感六邪、脏危:随着年龄的增长,体力活动逐渐减少时,肥胖者增多,体质虚弱者亦多见,诱发糖尿病的机会亦就增多。明朝孙东宿曾描述:"年过五十酒色无惮,忽患下消症,日夜小便二十余度,味且甜。"《灵枢·五变篇》说:"余闻百病之始期也,必生于风雨寒,外循毫毛而入腠理……或为消瘅。"指出外感六淫可使体内阴阳失去平衡,导致燥伤阴而生消渴。又说:"五脏皆柔弱者,善病消瘅。"论述了先天不足,五脏亏虚而易生消瘅病,尤其肺胃(脾)、肾之阴损伤,是消渴病的病变基础。

24. 糖尿病诱发因素有哪些?

(1)感染:1 型糖尿病与病毒感染有密切关系。感染本身不会诱发糖尿病,仅可以使隐性糖尿病得以外显。

(2)肥胖:专家们认为,肥胖有家族遗传倾向,也与生活富裕、饮食不合理、体力劳动减少有关。40 岁以后发病的糖尿病患者中,有 60%以上发病时体重超重或肥胖,50 岁以后的肥胖者患糖尿病可超过 80%。肥胖常为糖尿病的早期症状,常常是糖尿病的一个重要诱发因素。肥胖者的胰岛素分泌相对不足,胰岛素受体减少,对胰岛素的敏感性减弱。

(3)饮食:多食膏粱肥甘之品易致肥胖。研究证明,长期饮酒能引起铬和锌的缺乏,导致肥胖增加,从而成为诱发糖尿病及其并发症的危险因素。

(4)体力活动:体力活动与糖尿病之间的关系难以肯定,但体力活动减少必然容易肥胖。若能通过体力活动防止肥胖,则对减少糖尿病的发生与减轻病情是有益处的。

(5)妊娠:有人发现,妊娠次数与糖尿病的发生有关,多次妊娠易使遗传因素较弱者或具有易感体质者诱发糖尿病。

(6)有糖尿病家族史与糖耐量减低:这些是诱发糖尿病的危险因素。

(7)1 型糖尿病是一种自身免疫性疾病:在患者体内有大量自身免疫性抗体。其机制主要在于,病毒等抗原物质进入机体后,使机体免疫系统功能紊乱,产生了一系列针对胰岛 B 细胞的抗体物质。这些抗体物质,可以直接造成胰岛 B 细胞损害,导致胰岛素分泌缺乏,引发糖尿病。

(8)其他:随着社会的发展,人们承受应激的机会增多,易使人的情绪紧张、波动,造成心理的压力,以及突然发生的创伤和意外,皆可成为诱因而发病。不合理用药,如某些矿物药、植物药或避孕药、噻嗪类利尿药等,久服也可引发本病。随着年龄增长,糖耐量多有降低倾向,加之活动减少,人体肥胖,糖尿病则随之发生,故年龄是不可忽视的因素。

虽然基因遗传是糖尿病的决定性因素,但肥胖、饮食不节、饮酒无度、多次妊娠、应激状态等,均可诱发 2 型糖尿病;病毒感染、环境刺激诱发 1 型糖尿病,也是不可忽视的因素。上述因素不但能诱发糖尿病,尚可加重糖尿病病情,并促进糖尿病发展,以致发生多种急性、慢性并发症。

25. 糖尿病病理生理基础是什么?

胰岛素的缺乏,引起体内代谢紊乱,尤以糖、脂肪和蛋白质合成降低,分解增加,是糖尿病病理生理的基础(表5)。

(1)由于胰岛素分泌不足,胰岛素不能充分被利用,肝糖原合成被抑制,糖原合成减少,血中游离葡萄糖增多,血糖升高。

(2)胰岛素作用不足时,促使胰高血糖素及肾上腺素作用加强,激活更多的磷酸化酶,促进肝糖原分解,使血糖升高。

表5　糖尿病主要病理生理变化

	糖代谢	脂肪代谢	蛋白质代谢
肝	葡萄糖利用↓ 进入细胞↓ 氧化磷酸代谢困难 糖原合成↓ 糖酵解↓ 戊糖支路↓ 三羧酸循环↓ 生成↑ 糖原分解↑ 糖原异生↑ 肝糖原生成↑	合成↓ 三酰甘油↓ 胆固醇↓ 低密度脂蛋白、极低密度脂蛋白↓ 葡萄糖合成↓ 成年型早期轻症则合成↑ 动员分解↑ α甘油磷酸↑ 游离脂肪酸↑ 酮体↑	合成↓ 蛋白质进入细胞↓ 氨基酸进入细胞↓ 蛋白质合成↓ 分解↑ 糖原异生↑ 糖氨基酸转化为糖（糖原异生↑） 糖氨基酸转化为酮体↑（酮体生成↑） 尿素生成↑ 负氮平衡
肌肉	同上 丙酮酸、乳酸生成↑，加强糖原异生		合成↓ 余同上
脂肪	同上	合成↓ α甘油磷酸、游离脂肪酸、三酰甘油↓ 胆固醇↓ 低密度脂蛋白、极低密度脂蛋白↓ 葡萄糖合成↓ 但成年型早期轻症则合成↑ 动员分解↑ α甘油磷酸↑ 游离脂肪酸↑ 酮体↑	

（3）当胰岛素供应不足时，肾上腺皮质激素及胰高血糖素能使细胞中的环化腺苷磷酸的含量增多，促进糖原异生，血糖升高。

（4）肌肉及脂肪中糖利用减少。

26. 1型、2型糖尿病的发病原理是什么？

不论1型糖尿病或2型糖尿病，均有遗传因素存在。但遗传仅属于糖尿病的易感性而非疾病的本身。除遗传因素外，必须有环境因素相互作用方能发病。

（1）1型糖尿病的发病原理：与病毒感染，以及自身免疫的发病机制密切相关。1型糖尿病多在寒冷季节病毒感染流行时发生，发病有季节性。在病毒感染后，胰岛B细胞受损害，B细胞颗粒明显减少，中和抗体升高，胰岛分泌功能障碍，以致遭受严重破坏，故糖尿病患病率增高。1型糖尿病患者常伴有自身免疫性疾病，并在各脏器有免疫抗体，由于淋巴细胞浸润胰岛，B细胞受到损害而发病。有专家认为，当90%以上的胰岛B细胞损害时，才发生临床糖尿病（图1）。

（2）2型糖尿病的发病原理：主要在于胰岛素的分泌不足，而这种分泌不足在糖尿病前期即已存在。约有80%的2型糖尿病患者在发病前均有过食及肥胖病史，肥胖是产生胰岛素抵抗性的主要原因。2型糖尿病的发病与下列原因关系密切。

①胰岛素受体及受体后缺陷，发生胰岛素拮抗而使糖摄取和利用减少，以致血糖过高。

始动因素(病毒感染等)

↓

抗原扰乱

↓

作用于有遗传倾向的 B 淋巴细胞

↓

自身免疫反应调控失常(HLA,DW$_3$\\DR$_3$,DW$_4$\\DR$_4$ 等)

↓

T 淋巴细胞亚群失平衡:
抑制性 T 淋巴细胞下降(Ts↓)
辅助性 T 淋巴细胞增多(Th↑)

↓

淋巴细胞细胞毒效应增强
B 淋巴细胞抗体产生(ICA,ICSA,CF\\ICA 等)
K 细胞活性增强

↓

胰岛 B 细胞受抑制或被破坏,胰岛素分泌减少

↓

1 型糖尿病发生

图 1 1 型糖尿病发病原理

②在胰岛素相对不足与拮抗激素增多条件下,肝糖原合成减少,分解及糖原异生增多,以致血糖浓度升高。

③胰岛 B 细胞缺陷,分泌胰岛素迟钝,第一高峰消失或其分泌胰岛素异常,以致胰岛素分泌不足而引起高血糖。

持续或长期高血糖刺激 B 细胞分泌增多,但由于受体或受体后异常而呈胰岛素抵抗性及过度的负荷,胰岛的储

备功能耗损,以致胰岛素分泌相对不足,最终 B 细胞功能衰竭而发病(图 2)。

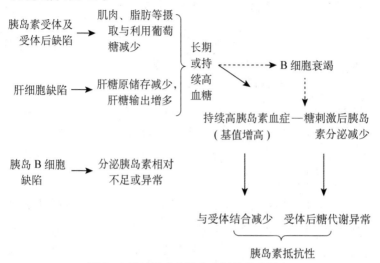

图 2　2 型糖尿病中胰岛素抵抗发病原理

总之,2 型糖尿病中的高血糖是多种因素的综合性结果,其中以胰岛素受体或受体后缺陷与胰岛素抵抗为主要环节,内分泌对肝糖原的调节失常,以 B 细胞本身的缺陷为基础,在某些遗传倾向性的条件下发病。

(3)2 型糖尿病发病原理的新观点

①周围组织,尤其是胰岛素依赖的组织,如脂肪、肌肉和肝有胰岛素抵抗。

②胰岛素反应性分泌障碍,使餐后血糖升高。

③肝糖异生增加。

④非免疫性胰岛素拮抗药的存在,使血循环中胰岛素作用障碍。

⑤胰岛素分子化学性改变,使胰岛素作用降低,即胰岛

素分子异构所致的生物活性降低。

27. 中医如何认识糖尿病血瘀证？

糖尿病发展到一定程度，尤其并发慢性血管、神经病变或长期使用胰岛素注射治疗者，常常伴有血瘀证。

中医学认为，糖尿病的血瘀证主要由气虚、阴虚所致。气阴两伤、血瘀滞留，贯穿于疾病的始终。"气为血帅，血为气母"，气虚推动无力，血行不畅，缓慢涩滞，而成瘀血，即所谓"气虚浊留"。阴虚火旺，煎熬津液，津亏液少，则血液黏稠不畅，故形成瘀血，即所谓"阴虚血滞"。

人体气血相依，气行血行，气血互根。气阴两虚所致的血瘀证可阻滞气机，津液失于分布，加重糖尿病瘀血、痰浊、气血相互为用，日久，多有血脉运行不畅出现。瘀血证在糖尿病并发症中的地位尤其重要，西医的心血管病变、神经病变、眼底病变等并发症都与血瘀证有关，活血化瘀治疗效果明显。络脉瘀阻（大、小血管，神经病变）是糖尿病后期的主要病机，若瘀阻于心脉可致胸痹心痛；瘀阻于脑络则成中风偏枯；瘀阻于肢体末端则麻木刺痛，甚至脱疽；瘀阻于目络，可致视瞻昏渺，甚至失明；瘀阻于肾络则水肿、尿闭等。

糖尿病血瘀证相当于现代医学的糖尿病性血栓症，即血液流变学异常，全血黏度增高，血小板和红细胞聚集性增高，以致血栓形成。糖尿病的血瘀证已被认为是糖尿病的特征之一。

糖尿病血瘀证的治疗原则为"血行"，即"活血化瘀"是本证的治疗大法。当然活血化瘀必须辨证，气血相关，不可分离。气虚血瘀则益气活血；气滞血瘀则养血活血，随证变通则取效满意。

总而言之,在治疗糖尿病兼血瘀时,宜益气养阴治其本;活血化瘀、祛瘀生新治其标。二者相辅相成,标本兼顾,探索治疗不同并发症的系列规范处方,以提高疗效。

28. 青春期对 1 型糖尿病有何影响?

青春期是从性未成熟到具有潜在性生育力的过渡时期。在此期间,第二性征开始发育,激素及代谢变化亦随之发生。由 1 型糖尿病引起的明显代谢紊乱,可干扰青春期激素与代谢改变的正常进程,而发生于青春期的急剧代谢变化,也同样可使 1 型糖尿病患者的血糖难以得到稳定控制,并影响着某些糖尿病并发症的发生。

(1)青春期对糖尿病治疗的影响:糖尿病患者一个特定存在的常见现象就是在青春期血糖水平较青春期前高且波动较大。与青春期患者相比,青春期前的患者平均糖化血红蛋白水平较低,然后逐渐升高直到青春期,在青春期后糖化血红蛋白水平又逐渐下降。专家们认为,青春期血糖难以控制是由于青春期性激素的增多,其与胰岛素作用拮抗,血糖水平波动很大,使用胰岛素的剂量增加,病情极不稳定,再加上 1 型糖尿病患者所经受的心理、社会压力的增加。此时若医师对青春期糖尿病患者不增加胰岛素的剂量,则可能导致治疗不力,使血糖水平持续增高。必须注意到,在相同的青春期发育阶段,1 型糖尿病女性患者常较男性需要更多的胰岛素。

青春期 1 型糖尿病患者黎明现象在临床上表现更为明显,故青春期的治疗目标应该是增加胰岛素的利用度。为达到这一目的,需改变青春期1型糖尿病患者胰岛素用量的方案,以缓解黎明现象。

(2)青春期对糖尿病并发症的影响:目前认为,高血糖症是糖尿病微血管并发症发生的一个主要促进因素。然而,青春期前高血糖症所引起的微血管损害,并不如青春期或青春期后相同程度的高血糖症所引起的微血管损害那样严重。事实上,青春期前的糖尿病患者视网膜病变极为罕见。除视网膜病变外,有研究证明,青春期对糖尿病肾病的发生有影响,由此证实了在青春期开始后的糖尿病微血管病变的发生,与血糖控制之间有一定的关系。

处于青春期的糖尿病患者运动量很大,且无规律,对血糖影响很大,因此合理安排运动是十分必要的。此时,其心理也正经历一个重要的转折时期,具有独立性与依赖性、自觉性与幼稚性并存的特点,很容易出现逆反心理,依从性差。因此,需要在孩子与父母之间构筑一种相互尊重、相互信任、相互帮助的和谐气氛,使糖尿病患者平稳度过青春期,不仅对患儿的个性、人格的塑造极其重要,对糖尿病的代谢控制也会起到事半功倍的作用。

29. 引起糖尿病患者血糖升高的原因有哪些？高血糖有何危害性？

(1)引起糖尿病患者血糖升高的原因

①情绪因素,喜、怒、忧、思、悲、恐、惊七情失调,刺激肾上腺素分泌增加,血糖升高。

②饮食不调,饮食过量,油脂过多,使血液中游离葡萄糖增多,以致血糖升高;饮食不足(饥饿)时,空腹大量饮酒

时,促进糖的异生,引起血糖增高。

③剧烈运动、疼痛、全身麻醉、外伤、寒冷、疲劳等各种应激时,体内对抗胰岛素的各种激素,如生长激素、肾上腺激素、糖皮质激素及胰高血糖素分泌增多,加速糖原分解,血糖升高。

④药物因素,口服降糖药(尤其磺脲类药)或胰岛素过量,引起低血糖后的高血糖反应,即苏木杰反应,重症糖尿病患者停用胰岛素后,或药物剂量不足,由于高血糖引起高渗性利尿及脱水,血容量减少,刺激肾上腺素分泌,而产生反应性高血糖。

⑤出现黎明现象时,血糖升高。

⑥产生胰岛素抵抗时,血糖升高。

⑦并发各种感染时可引起血糖升高,如感冒、泌尿系感染等。

⑧辅助药物,如利福平、阿司匹林及某些降压药等,亦可使血糖升高。

(2)高血糖对人体的主要危害

①高血糖时产生渗透性利尿,尿糖、尿量显著增多,严重者可引起机体脱水,甚至发生高渗性非酮症糖尿病性昏迷。

②大量体液的排出,体内的电解质也随之排出,引起水、电解质紊乱,极易并发各种急性并发症。

③血糖增高,不断刺激胰岛 B 细胞分泌胰岛素,而且长期的刺激会使胰岛 B 细胞功能衰竭,加重糖尿病病情。

④长期的高血糖易使糖尿病并发各种感染,使病情难以控制。

⑤长期的高血糖使全身各脏器及组织发生病理变化，如血液中的葡萄糖浓度很高，但由于缺乏胰岛素，葡萄糖不能被细胞利用，使组织细胞中缺乏葡萄糖，促使脂肪及蛋白质分解加速。全身广泛的毛细血管管壁增厚，管腔变细，红细胞不易通过，组织细胞缺氧。肾脏出现肾小球硬化，肾乳头坏死等。眼底视网膜毛细血管出现微血管瘤，眼底出血、渗出等。神经细胞变性，神经细胞发生节段性脱髓鞘病变。心、脑、下肢等多处动脉硬化，因高血糖常伴有高脂血症，冠状动脉、脑血管及下肢动脉硬化比一般人发生得早，而且严重。

30. 气候变化能引起糖尿病患者的病情反复吗？

糖尿病患者在气温发生变化时，抵抗力下降，容易发生感冒或其他疾病，这些继发疾病和糖尿病互相影响，使糖尿病难以控制，继发疾病也不易治愈。糖尿病患者往往在冬季加重，尤其气候突然变冷，易使糖尿病反复或恶化，这是因为寒冷刺激可促进肾上腺素分泌增多，肝糖原输出增加，肌肉对血中葡萄糖摄取减少。同时，糖尿病患者由于胰岛素缺乏，失去与肾上腺素对抗的作用，血糖必然升高。此外，由于天气寒冷，减少体育锻炼，导致血糖波动。所以，糖尿病患者在冬季应更加注意病情的监测和控制，并注意保暖。夏季炎热多汗，对糖尿病病情控制也有不利影响。主要是因为夏季天气炎热，可能影响患者的饮食和睡眠，从而影响血糖的控制。另外，夏天各种饮食和水果上市较多，有的患者经不起这些美味食品的诱惑，食用含糖冷饮，或者进食含糖量较高的水果,这都能引起血糖的波动。还有一部分患者夏天饮食量明显减少,造成低血糖发作,值得注意。总之,糖尿病患者的病情在不同的季节有不同的危险因素,以冬季和夏季比较明显,患者应当予以重视。

31. **糖尿病患者的主要死因是什么?**

糖尿病本身并不直接导致患者死亡。很多国外的专业杂志报道,1型糖尿病患者应用胰岛素治疗,生存期与非糖尿病患者无差异。糖尿病的死因多由于严重的并发症造成的,而血糖控制不良是发生并发症的基础。

随着年龄的增长,糖尿病患者的病死率急剧上升。以上海市为例,由糖尿病并发症所致的病死率近10年在市区递增4.42%,郊县递增10.39%。糖尿病在中老年尤其高年龄组的患者中,易并发心血管疾病,其中冠心病为主要死亡原因。250例糖尿病患者尸检材料中发现,有46.4%死于心血管疾病。在幼年型糖尿病患者中,主要致死原因为肾衰竭。应用胰岛素及抗生素前,糖尿病性酸中毒及感染是糖尿病患者的主要致死原因。有关资料表明,糖尿病在癌症、脑血管病、支气管炎、心血管疾病、呼吸系统疾病、消化系统疾病及精神病等之后,成为第八位顺位致死原因。

死亡原因统计表明,糖尿病患者死亡原因依次顺位为:血管病变(心、脑、肾)、感染性疾病、酮症酸中毒、高渗性非酮症昏迷、全身衰竭及尿毒症等。其中,血管病变加上感染性疾病所致死亡,占总死亡人数的60%,是糖尿病患者的主要死因。

值得提出的是,高渗性非酮症糖尿病昏迷的患病率并不很高,仅为 2.45%,相当于冠心病、脑血管病、肾病及酮症酸中毒发生率的 1/4～1/9。但其所致死亡人数占病死率的 1/2 以上。因此,高渗性非酮症昏迷对糖尿病患者的生命具有更大的威胁。

32. 什么是糖类？糖尿病对糖代谢有何影响？

糖类系指碳水化合物,可分为单糖类、双糖类及多糖类。

(1)单糖类:葡萄糖、核糖、细胞内脱氧核糖、果糖、半乳糖。

(2)双糖类:蔗糖(红糖、白糖)、麦芽糖、乳糖等。

(3)多糖类:淀粉、糖原、纤维素等。

糖类是人类从膳食中取得热能的最经济和最主要的来源,是人体的主要供能成分,它还参与细胞的多种代谢活动,并且是构成机体的重要物质。葡萄糖是水溶性极性分子,难以通过脂质细胞膜。体内游离葡萄糖含量很少,主要分布于细胞外液和肝细胞中,肾、红细胞和脑中仅有少量。

正常情况下,无论摄取何种糖类,在被消化后都被分解成游离葡萄糖进入血液,一方面释放热能供人体各组织器官需要,另一方面使多余的葡萄糖合成糖原,储存到肝和肌肉中,肝含糖原约 70%。此外,血中葡萄糖除供组织细胞需要外,还可以转化成氨基酸随血液分布到身体各处,成为细胞的组成成分,此时的血糖约 30%,多余的葡萄糖则转化成脂肪,储存于皮下、肠系膜和大网膜等处,糖类在体内以葡萄糖及糖原的形式存在。

人体所摄取和自身合成的葡萄糖,在机体需要热能和组织供氧时才能彻底氧化分解,其最终代谢产物是二氧化碳和水。二氧化碳从肺中呼出，水从肾排出。患糖尿病时，由于胰岛功能衰弱或耗竭。不能有效地调节人体内的血糖水平，血糖的动态平衡与细胞内的糖代谢受到破坏，使糖代谢紊乱，糖的分解、利用、合成受到障碍，大量的葡萄糖便游离在血液中，形成高血糖，从肾排出便出现糖尿。

33. 什么是脂肪？糖尿病对脂肪代谢有何影响？

（1）脂肪：是由甘油及脂肪酸（硬脂酸、软脂酸）组成的（又称三酰甘油）。它是体内热能储存的最好形式。饮食中的脂肪包括两种：含不饱和脂肪酸较多的食物有植物油、鱼油和各种禽类的脂肪等。含饱和脂肪酸较多的食物有猪油、牛油、羊油、奶油、可可油等。

（2）脂肪的来源

①外源性：由食物中的脂肪经消化道分解成游离脂肪酸进入血液，在脂肪组织内重新合成三酰甘油储存在脂肪组织中，以备必要时动用。

②内源性：肝将血液中的游离脂肪酸合成三酰甘油，亦可将过剩的糖类转化成三酰甘油储存在脂肪组织中，以备必要时分解利用。

（3）脂肪组织是机体的热能仓库：它有双重任务，即脂肪被消化吸收后，将多余的"燃料"以三酰甘油的形式储存起来，饥饿时再分解，以满足机体各组织热能的需要。全身组织，除脑和血液中的红细胞外，约有一半的热能是由脂肪转化的，充分利用脂肪，可减少蛋白质的消耗。

（4）糖尿病患者体内的脂肪合成减少，分解加速：糖尿病时，脂质代谢紊乱，引起血脂增高，甚至导致大、小动脉血管硬化，临床出现高脂血症、脂肪肝、高血压等并发症。此外，过度增加脂肪分解就会产生酮体，如超过机体的利用限度，就会产生酮血症及酮尿症。酮体是酸性物质，大量酮体在体内堆积则会引起酮症酸中毒。临床发现 1 型糖尿病胰岛素不足，2 型糖尿病因呕吐、腹泻脱水时，代谢紊乱加速、脂肪分解加重、酮体迅速堆积、超过组织的利用速度时，酮体由肾排出，形成酮尿症。若酮体生成速度超过机体利用和肾排泄速度时，则产生酮血症，其临床表现为酮症。

34. 什么是蛋白质？糖尿病对蛋白质代谢有何影响？

蛋白质是一种含氮的高分子化合物，基本组成单位是氨基酸。参加蛋白质合成的氨基酸总共有 20 多种，其中 8 种氨基酸人体不能自身合成，必须由食物供给。8 种必需氨基酸是赖氨酸、色氨酸、苯丙氨酸、亮氨酸、异亮氨酸、苏氨酸、蛋氨酸和缬氨酸。

蛋白质是生命活动最重要的物质基础，它是构成人体细胞的重要组成成分，约占人体总重量的 18％。它大部分存在于肌肉组织中，少量存在于血液、软组织、骨骼和牙齿中。

作为组织主要构成成分的蛋白质，经常处于自我更新之中。人体没有储存蛋白质的特殊场所，肌肉便成为蛋白质的临时调节仓库。食物中，如瘦肉、鱼、鸡蛋、各种豆类及豆制品等含蛋白质较多，这些食物被消化吸收后，以氨基酸的形式参与蛋白质的合成,以补偿生理性的消耗。正常情况下,每人每天进食50克蛋白质即可。患糖尿病时,蛋白质代谢紊乱,表现为合成受阻,分解加强,导致高血糖症。蛋白质消耗增多,患者形体日渐消瘦和衰弱,抗病能力下降,故极易并发各种感染性疾病。

35. 为什么糖类摄入量不足时体内蛋白质、脂肪就会加速分解?

有些患者认为,糖类摄入越少越好,甚至不敢进主食,造成糖类摄入量不足,这是错误的做法。糖类的主要功能是供给热能,如供应充足,则可节约蛋白质,使蛋白质发挥更重要的作用,而不致被分解来提供热能。此外,脂肪的代谢需要糖类的协助,否则脂肪氧化不完全就会产生酮体。

为保证人体正常的生理活动和必要的劳动,必须提供一定的热能,在一般情况下,成人每日需要热能 8360 千焦(2000 千卡)左右。当饥饿或其他情况引起人体内热能不足时,糖原异生及糖原分解加快,以维持血液中葡萄糖浓度的相对稳定,从而保证体内必须由葡萄糖供能的大脑、红细胞及其他组织细胞的需要。糖类摄入量不足时,机体便动用脂肪、蛋白质异生成糖原,最后转变成葡萄糖,以补偿热能的不足,这样便加速了蛋白质和脂肪的分解。

每克糖产热 17.15 千焦(41 千卡),每克蛋白质产热 17.15 千焦(41 千卡),每克脂肪产热 38.07 千焦(91 千卡)。蛋白质分解后变成氨基酸,在肝加工成葡萄糖,随血液供生命所需。脂肪分解成甘油、脂肪酸,在肝内转变成葡萄糖,供各组织细胞利用。

36. 为什么糖尿病患者摄取脂肪太多时会出现酮尿?

在正常情况下,酮体能被机体所利用。由于糖尿病患者体内脂肪代谢紊乱,其合成受阻,分解加速,游离脂肪酸增多,大量脂肪在肝内不能被完全氧化分解,而产生大量酮体(酮体由乙酰乙酸、β-羟丁酸和丙酮组成)。血中酮体堆积,超过体内组织需要,便出现酮血症。酮体经肾代谢排出体外形成酮尿,尿中酮体呈阳性。糖尿病患者摄入脂肪太多时,脂肪代谢的负担加重,而产生酮尿,因此糖尿病患者在膳食中应注意这个问题,以免发生不良后果。

37. 什么叫血糖? 血糖浓度是怎样维持的?

(1)血糖:血液中所含的葡萄糖称为血糖。目前常用的测定方法为葡萄糖氧化酶法,正常值为 3.9~6.1 毫摩/升;邻甲苯胺法,正常值为 3.9~6.4 毫摩/升。血糖的来源有 3 条途径。

①外源性:从饮食中摄取的糖类,通过胃肠道消化吸收进入血液。

②内源性:从储存的肝糖原、肌糖原中分解补充。

③糖原异生:蛋白质、脂肪通过糖的异生分解作用,转变成游离葡萄糖释放到血液中。

(2)血糖的浓度:其受内分泌激素的不断调节而改变。丘脑分泌促肾上腺皮质激素释放激素(CRF),调节垂体分泌促肾上腺皮质激素(ACTH),再调节肾上腺分泌糖皮质激素(GC),糖皮质激素与胰岛素、胰高血糖素一起参与血糖的平衡调节。它的主要作用是调节糖类、蛋白质和脂肪的代谢，促进蛋白质的分解和抑制蛋白质的合成，并促使蛋白质、脂肪在肝内转变为糖原和葡萄糖，血糖浓度会升高。

另外，丘脑也通过神经调节血糖水平。脑内有个地方叫下丘脑，是人体摄食中枢和饱感中枢所在地，掌管着人体的饿感和饱感，调节人的摄食或拒食要求，进而影响血糖的水平。大脑负责思维、情感等更加复杂的神经活动，所以大脑的功能状态也能影响血糖的水平。另外，自主神经包括功能相互对立的一对神经，分别被称为交感神经和迷走神经，前者能分泌对抗胰岛素的激素而升高血糖，而后者则能直接刺激胰岛素的分泌而降低血糖，两者相辅相成，共同调节着血糖的变化。

生长抑素是由胰岛 B 细胞分泌的，与胰岛素和胰高血糖素相互协调，共同调节血糖的平衡。它与胰岛素和胰高血糖素的关系是：抑制胰岛素和胰高血糖素的分泌，同胰岛素的反应相反，有些营养物质，如葡萄糖、亮氨酸等都可以引起生长抑素的分泌。生长抑素很可能在维持葡萄糖稳态中具有作用。由于生长抑素对血糖浓度升高发生反应，因此可作为一个制动器，以维持胰岛素分泌的速度与血糖浓度相适应。

糖皮质激素由肾上腺皮质分泌，与胰岛素、胰高血糖素一起参与血糖平衡的调节。它的主要作用是调节糖类、蛋白质和脂肪的代谢，促进蛋白质的分解和抑制蛋白质的合成，并促使蛋白质、脂肪在肝内转变为糖原和葡萄糖。胰岛素能使血糖浓度下降，肾上腺素、糖皮质激素、胰高血糖素等则能使其上升，前者不足或后者过多，都为血糖增高的主要原因。

　　肝对稳定血糖水平起调节作用。进食时,血糖逐渐增高,在胰岛素的作用下,将多余的葡萄糖合成糖原储存在肝,当机体需要时,肝糖原又转变成葡萄糖释放入血液中,以满足各组织器官所需的热能。

38. 什么叫肝糖原? 肝糖原从哪里来?

　　肝糖原是由许多葡萄糖分子聚合而成的物质。

　　(1)葡萄糖聚合物以糖原的形式储存于肝,其次在肌肉。当机体需要时,便可分解成游离葡萄糖进入血液,除组织利用外,葡萄糖进入肝,有 60%～70% 合成为糖原储存起来。

　　(2)空腹时糖原异生增加。蛋白质分解成氨基酸,在肝转化为糖原;脂肪分解成甘油,在肝转化成糖原;肌肉收缩生成的乳酸,通过肝的代谢,亦可转化为肌糖原。

　　(3)正常饮食能使肝糖原不断得到补充,以减少糖原异生作用,同时体内蛋白质亦可得到较好的保存。

39. 什么叫糖异生作用? 有何意义?

　　(1)糖异生:由非糖物质转变为葡萄糖和糖原的过程,称为糖异生作用。

　　非糖物质主要有生糖氨基酸(甘氨酸、丙氨酸、苏氨酸、丝氨酸、天冬氨酸、谷氨酸、半胱氨酸、脯氨酸、精氨酸、组氨酸等),有机酸(乳酸、丙酮酸及三羧酸循环中各种羧酸等)和甘油等。不同物质转变为糖的速度各不相同。

　　糖异生的途径基本上是糖酵解或糖有氧氧化的逆过

程。糖酵解通路中,大多数的酶促反应是可逆的;但是糖酵解途径中,己糖激酶、磷酸果糖激酶和丙酮酸激酶三个限速酶催化的三个反应过程,都有相当大的能量变化。因为己糖激酶(包括葡萄糖激酶)和磷酸果糖激酶的催化反应都要消耗 ATP 而释放热能,丙酮酸激酶的催化反应使磷酸烯醇式丙酮酸转移其热能及磷酸基生成 ATP,这些反应的逆过程就需要吸收相等量的热能,因而构成"能障"。为越过障碍实现糖异生,可以由另外不同的酶来催化逆行过程而绕过各自的能障,这种由不同的酶催化的单向反应,造成两个作用物互变的循环,称为作用物循环或底物循环。

在正常情况下,糖异生作用主要在肝进行。在糖异生的过程中,受胰高血糖素、肾上腺素和糖皮质激素的促进,并受胰岛素抵抗。当胰岛素缺乏,而胰高血糖素、肾上腺素和糖皮质激素增多时,糖异生作用加强,肝糖原输出增多。

由此可见,肝能生糖,且是糖原异生的主要场所。当正常人持续饥饿 2～3 天或进行剧烈活动时(使糖原很快耗尽),糖的异生作用便加强,以不断补充血液中葡萄糖的不足,来维持体内血糖的日常所需。一般每天生成 100～150 克葡萄糖,其中 90% 在肝生成,约 10% 由肾生成。空腹时,75% 的血糖由肝糖原分解,25% 来自糖的异生作用。总之,糖异生的临床意义主要在于能使血糖相对稳定,并不断补充机体所需热能,预防低血糖发生。

(2)糖异生的意义

①保证在饥饿情况下血糖浓度的相对恒定:血糖的正常浓度为 3.90～11.1 毫摩/升,即使禁食数周,血糖浓度仍可保持在 3.40 毫摩/升左右,这对保证某些主要依赖葡萄糖

供能组织的功能具有重要意义,贮糖量最多的肌糖原仅供本身氧化供能,若只用肝糖原的贮存量来维持血糖浓度最多不超过 12 小时,由此可见糖异生的重要性。

②糖异生作用与乳酸的作用关系密切:在激烈运动时,肌肉糖酵解生成大量乳酸,经血液运到肝合成肝糖原和葡萄糖,使肌糖原间接变成血糖,并且有利于回收乳酸分子中的能量,更新肌糖原,防止乳酸酸中毒的发生。

③协助氨基酸代谢:试验证实,进食蛋白质后,肝中糖原含量增加;禁食晚期、糖尿病或皮质醇过多时,由于组织蛋白质分解,血浆氨基酸增多,糖异生作用增强,达到协助氨基酸代谢的目的。

④促进肾小管泌氨作用:长期禁食后肾的糖异生明显增加,原因可能是饥饿造成的代谢性酸中毒,体液 pH 降低可以促进肾小管中磷酸烯醇式丙酮酸羧激酶的合成,使成糖作用增加。当肾中 α 酮戊二酸经草酰乙酸而加速成糖后,可因 α 酮戊二酸的减少而促进谷氨酰胺脱氨成谷氨酸,以及谷氨酸的脱氨,肾小管细胞将氨分泌入管腔中,与原尿中氢结合,降低原尿氢的浓度,有利于排氢保钠作用的进行,对于防止酸中毒有重要作用。

40. 糖尿病主要症状是什么?

(1)多尿:糖尿病患者尿量增多,每昼夜尿量达 3000～4000 毫升,最高达 10 000 毫升以上。排尿次数也增多,有的患者日尿次数可达 20 余次。因血糖过高,体内不能被充分作用,特别是肾小球滤出时不能完全被肾小管重吸收,以致形成渗透性利尿。血糖越高,尿量越多,排糖亦越多,如此恶性循环。

（2）多饮：由于多尿，水分丢失过多，发生细胞内脱水，刺激口渴中枢，以饮水来做补充。因此，排尿越多，饮水自然增多，形成正比关系。

（3）多食：由于尿中丢糖过多，如每日失糖500克以上，机体处于半饥饿状态，热能缺乏引起食欲亢进，食量增加，血糖升高，尿糖增多，如此反复。

（4）消瘦：由于机体不能充分利用葡萄糖，使脂肪和蛋白质分解加速，消耗过多，体重下降，出现形体消瘦。

（5）乏力：由于代谢紊乱，不能正常释放热能，组织细胞失水，电解质异常，故患者身感乏力，精神萎靡。

糖尿病的典型症状为"三多一少"，但是并非所有患者都是如此。有的患者以多饮、多尿为主，有的以消瘦、乏力为主，有的以急性或慢性并发症为首发症状，如脑血管意外、冠心病、女患者的外阴瘙痒等；甚至有的患者直至发生酮症、酸中毒、高渗性昏迷时才被确诊。

41. 糖尿病有哪些迹象？

（1）口腔症状：可作为发现糖尿病的线索。许多患者出现口干口渴，口腔黏膜瘀点、瘀斑、水肿，口内炽热感。有的患者在舌体上可见黄斑瘤样的小结节，与糖尿病患者皮肤上的黄斑瘤一样，凡出现这些症状时，要考虑糖尿病的可能性。

临床经验提示：口腔症状常是糖尿病的先兆，比口外症状可靠。一般葡萄糖耐量减低的患者，常有口干多饮、炽热感、牙龈肿痛、牙齿叩痛。有的患者还可有口唇干燥，牙龈出血,牙周袋形成及牙齿松动。X线检查可见牙槽骨吸收现象,多数糖尿病患者或糖尿病前期患者均有这种现象。

(2)其他:除了口腔症状以外,下列迹象亦有助于糖尿病的早期诊断。

①不明原因的体重减轻者,尤其是原来很胖而近来体重下降者。

②40岁以上且有糖尿病家族史者。

③有分娩巨大儿(体重＞4000克)史者;或有妊娠并发症、妊娠高血压综合征、羊水过多、胎死宫内。

④有反复发作反应性低血糖者。

⑤尿道、胆管、肺部、皮肤等反复感染者。

⑥外阴瘙痒、肢体溃疡持续不愈者。

⑦对抗结核药物反应不佳的结核病患者。

⑧四肢末端疼痛及麻木者。

⑨"三多"症状中仅有"一多"症状者。

⑩有急性发作的视力下降,反复发作的眼底出血,血管瘤形成,低年龄的白内障等情况。

42. 为什么有些糖尿病患者没有自觉症状?

糖尿病的典型症状为"三多一少",即多饮、多尿、多食及消瘦。多尿占58％～78％,烦渴多饮58％～67％,乏力消瘦占50％左右。但是,由于经济的发展,饮食结构的调整,人们由以前的单一面食为主,转变成由鱼、肉、蛋、奶组成的饮食体系。由于脂肪及蛋白质消化吸收明显缓慢,并且脂肪、蛋白质可很快补充消耗的部分,故患者常有多食易饥但消瘦不明显。患者面食减少,脂肪、蛋白质增加,血糖上升缓慢,严重的糖尿病高渗发生减少,多饮及多尿症状可不明显。所以相当一部分患者病情轻、症状不明显。隐性糖尿病又称为亚临床糖尿病缓解期,不表现糖代谢异常,故没有自觉症状,只有在应激的情况下,才发生糖耐量不正常或临床糖尿病。

有的糖尿病患者空腹血糖正常,但饭后有高血糖及糖尿,糖代谢紊乱不严重,故没有糖尿病的临床症状。有些糖尿病患者虽无糖尿病的临床症状,但可出现糖尿病并发症,如慢性末梢神经病变或大血管病变的症状和体征。有些老年糖尿病患者,由于葡萄糖肾阈值高,虽然有空腹高血糖或明显的糖尿病性微血管病变,但无多饮多尿等糖尿病的典型症状,称为无症状的临床糖尿病。

此外,有的患者虽有症状也往往被自己忽略,错误地认为多饮、多尿是自己的习惯而不是病,多食被认为是好现象,体重下降常被解释为工作太忙等原因,所以常于患病多年后才被发现。有的 2 型糖尿病患者,特别是老年患者无症状,只在体检或其他疾病检查时才被发现。

因此,对糖尿病症状不典型或易被忽略的患者,要提高警惕。

43. 为什么有些糖尿病患者出现消瘦?

胰岛素主要作用在肝、肌肉及脂肪组织,控制着三大营养物质,即糖、蛋白质和脂肪的代谢和贮存。当糖尿病患者体内胰岛素分泌相对或绝对不足时,大量葡萄糖不能被人体充分利用,而从尿中丢失。为了补充生命所需热能,机体只能动员脂肪、蛋白质进行糖的异生,产生热能以满足各组织器官所需的营养。由于不断地消耗脂肪、蛋白质,再加上多尿,体内大量水分及其他营养丢失,患者体重逐渐下降,而出现消瘦。大量的糖从尿中丢失,造成血糖低,加上胰岛素分泌减少,没有多余的血糖转化成脂肪储存在皮下,使皮下脂肪减少,消瘦明显。

44. 为什么有些糖尿病患者出现肥胖？

肥胖常为糖尿病的早期症状,常常是糖尿病的主要诱因。肥胖多见于 2 型糖尿病患者,该型患者血液中胰岛素含量不低于正常人,有的甚至还稍高于正常人。这些患者往往多食,血糖迅速升高,刺激胰岛素分泌增多,将葡萄糖转化为脂肪储存于皮下,天长日久,胰岛素分泌保持在较高水平,而体型则表现为持续性肥胖。

45. 为什么糖尿病患者三天不吃饭空腹血糖仍高？

当糖尿病患者三天不吃饭时,糖原分解及糖的异生作用增强,不断补充血液中葡萄糖不足,以维持体内血糖的日常所需。

肝是糖原储存及糖异生的主要场所,每天生成 100～150 克葡萄糖,其中 90% 在肝,约 10% 由肾生成。空腹时75% 的血糖由肝糖原分解,25% 来自糖的异生。当饥饿时间延长,体内儿茶酚胺、胰高血糖素等升血糖激素分泌增多,则容易出现反应性高血糖。

医师不希望糖尿病患者有此不规律的饮食习惯,因为饮食无规律,对病情的危害是:不能合理使用降血糖药,容易出现低血糖;基本营养素减少,人体消瘦、抗病能力下降,容易并发感染;蛋白质、脂肪异生,易导致高脂血症、饥饿性酮症;饥饿性高血糖,易出现各种中毒症状,往往给治疗带来困难。

46. 为什么肥胖型糖尿病患者多呈高胰岛素血症?

肥胖型糖尿病患者多呈高胰岛素血症,其升高程度与肥胖度成正相关,可以随体重减轻而得以改善。引起高胰岛素血症有两个原因。

(1)分泌亢进:尸检揭示,肥胖型糖尿病患者的胰岛 B 细胞肥大,推测其胰岛素分泌亢进。近年来,有专家用二室模型静脉注射外源性 C 肽研究其体内过程,显示肥胖型糖尿病患者 24 小时胰岛素分泌总量及糖负荷时胰岛素分泌水平亢进。由此认为,肥胖型糖尿病患者,尤其是腹型肥胖的患者内脏脂肪堆积,与胰岛素抵抗关系密切。导致高胰岛素血症的主要原因是胰岛素分泌亢进。

(2)廓清减少:肥胖型糖尿病患者呈高胰岛素血症的另一个原因是肝内胰岛素清除率减少。

47. 何谓胰岛素抵抗? 为什么肥胖型糖尿病患者易产生胰岛素抵抗?

(1)胰岛素抵抗:是指需要用超常量的胰岛素,才能引出正常用量的反应。

胰岛素执行其正常的生物作用的效应不足,表现为外周组织,尤其是肌肉、脂肪组织对葡萄糖的利用障碍,早期胰岛 B 细胞尚能代偿地增加胰岛素的分泌,以弥补效应的不足,久之胰岛 B 细胞衰竭,产生糖尿病和糖耐量减低。

手术切除胰腺的患者,每日胰岛素的用量在 40～50 单位,正常人每日胰岛素分泌 24～48 单位。有人主张,每日需要量在 100 单位以上,可称为胰岛素抵抗。据文献报道,有的患者每日胰岛素需要量高达 1000 单位,3800～100 000 单位时才能发挥正常量的反应,这种现象称为胰岛素抵抗。

(2)引起胰岛素抵抗的原因

①外周组织可能有受体或受体后的缺陷,对胰岛素不敏感。肌肉细胞和肝脏细胞对胰岛素不敏感,使糖的异生增快。

②胰高血糖素分泌增多,且其清除率减慢呈现对胰高血糖素变态反应。

③肾衰竭患者甲状旁腺激素(PTH)分泌增多,促进糖异生的速度增快。

④当血 pH＜7.3(酸中毒)时,糖耐量减低加重,在肾衰竭患者体内丙氨酸转化为葡萄糖的速度增快。值得注意的是,当血丙氨酸水平降低时,若热能摄入减少或饥饿时,容易发生低血糖。

资料表明,肥胖型糖尿病患者多存在有空腹时的高胰岛素血症,或摄食(或做糖耐量)后高胰岛素释放反应。另一方面,尽管肥胖者有高胰岛素血症,但不易或极少发生低血糖,且在应用外源性胰岛素时,其血糖下降幅度比正常者为小,这些均提示存在胰岛素抵抗。肥胖者的肝与肌肉等组织对胰岛素的作用有一定的抵抗性。这些组织在正常胰岛素浓度作用下,血糖的利用率降低,表现为高血糖症,但在高浓度胰岛素作用下仍可恢复正常作用,而对脂肪及氨基酸代谢则不表现为抵抗。

(3)肥胖型糖尿病患者易产生胰岛素抵抗的原因

①胰岛素受体数目减少:研究表明,肥胖型糖尿病患者的胰岛素受体异常,主要为数目减少,而亲和性与正常者几乎无差别。胰岛素受体数目减少而引起高胰岛素血症。活体及实验表明,肥胖者胰岛素的剂量——效应曲线右移,在较大量胰岛素浓度时呈低反应,而在高浓度胰岛素时,才能维持其正常的反应。高度肥胖者即使予以高浓度胰岛素刺激,其最大反应亦明显下降,此时应考虑受体后损害。

②胰岛素受体酪氨酸激酶活性异常:酪氨酸激酶异常显然可引起胰岛素抵抗。

③葡萄糖输送体异常:肥胖者在胰岛素刺激前,虽然脂肪细胞膜表面的葡萄糖输送体数目并未减少,但细胞内的数目则减少,故可解释肥胖者输送葡萄糖能力降低。

④第二信使异常:即受体酪氨酸激酶活化后的细胞内信号转达异常。

48. 血糖测定方法有哪些？

（1）葡萄糖氧化酶法：特异性强，价廉、方法简单，是目前国内首选的测定血糖的方法。其正常值：空腹全血为3.6～5.3毫摩/升，血浆3.9～6.1毫摩/升。

（2）邻甲苯胺法：结果可靠，由于血中绝大部分非糖物质及抗凝剂中的氧化物同时被沉淀下来，因而不会出现假性过高或过低。其正常值：空腹全血为3.3～5.6毫摩/升，血浆为3.9～6.4毫摩/升。目前国内不少医院采用此方法测定血糖。

（3）福林-吴氏法：此法测得之血糖含量并非全部为葡萄糖，有不少是非糖的还原物质，因而测得的数值比实际高，本法已趋向淘汰。空腹血糖正常值为4.4～6.7毫摩/升。

49. 血糖监测一般都测什么？

血糖监测是糖尿病管理中的重要组成部分，其结果有助于评估糖尿病患者糖代谢紊乱程度、制定合理的降糖方案，依据糖尿病治疗效果，调整治疗方案。

（1）毛细血管血糖（SMBG）监测：最便捷最常用的检测方法，即末梢血糖检测，如用快速血糖仪对指尖或耳垂的血糖测量。

（2）糖化血红蛋白（HbA1c）监测：能反映机体2～3个

月的糖代谢状况。正常人血红蛋白中的糖化血红蛋白约在7％以下。

（3）糖化白蛋白（GA）：GA 能反映糖尿病患者检测前2～3 周的平均血糖水平，其正常参考值为 11％～17％。

（4）持续血糖检测（CGM）：CGM 是指通过葡萄糖传感器监测皮下组织间液的葡萄糖浓度变化的技术，可以提供更全面的血糖信息，了解血糖波动的特点，为糖尿病个体化治疗提供依据。

50. 毛细血管血糖（SMBG）监测什么时间做合理？有什么注意事项？

（1）毛细血管血糖（SMBG）监测

①因血糖控制非常差或病情危重而住院治疗者每天监测 4～7 次血糖，或根据治疗需要监测血糖。

②院外治疗期间，每周监测 2～4 次空腹或餐后 2 小时血糖。

③使用胰岛素治疗者，依照使用方法监测。

·使用基础胰岛素的患者应监测空腹血糖，根据空腹血糖调整睡前胰岛素剂量。

·使用预混胰岛素者，应监测空腹和晚餐前血糖。根据空腹血糖调节晚餐前胰岛素剂量；根据晚餐前血糖调整早餐前胰岛素剂量。空腹血糖达标后，注意监测餐后血糖以优化治疗方案。

（2）注意事项：餐后 2 小时血糖应从就餐开始计时，至120 分钟（正负 5 分钟）测量血糖。指血采集时要消毒剂（乙醇）挥发后针刺，进针深度足以使指血自然流出，切勿用力挤压。

51. 什么是糖化血红蛋白(HbA1c)? 有何临床意义?

(1)糖化血红蛋白:血中葡萄糖与红细胞的血红蛋白相结合的产物,即红细胞的血红蛋白中糖基化部分,称为糖化血红蛋白。正常人血红蛋白中的糖化血红蛋白约在 7% 以下,糖化血红蛋白亲和色谱测定手段已获公认,正常参考值为 5.89%±0.9%(4.99%~6.79%)作为长期血糖控制状况的金标准,也是临床决定是否需要调整治疗方案的重要依据。糖尿病治疗之初,建议每 3 个月检测一次,一旦达到治疗目标,可每 6 个月检查一次。

(2)临床意义:糖化血红蛋白的多少与血中葡萄糖的含量高低成正比关系,间接反映血糖浓度的改变,同时也反映了机体糖代谢的状态。糖化血红蛋白的临床意义主要体现在以下几点。

①长期以来,评价糖尿病长期控制水平一直是一个困难问题,对病情波动较大及注射胰岛素患者尤其如此。一次血糖、尿糖的测定,只能反映抽血当时的血糖水平,并且血糖随进食和糖代谢的变化而有所改变,不能说明前一段较长时间病情的全貌。而糖化血红蛋白随血糖变化而变化,可以反映出患者在抽血化验前 4~8 周的血糖平均水平。

②糖化血红蛋白不仅可作为糖尿病的病情监测指标,亦可作为轻症、2 型、隐性糖尿病的早期诊断指标。但不是诊断糖尿病的敏感指标,不能取代现行的糖耐量试验,可列为糖尿病的普查和健康检查的项目。

③正常人的糖化血红蛋白＜6.79％。如果＞11.5％时,说明患者存在着持续性高血糖,可以出现糖尿病肾病、动脉硬化、白内障等并发症。因此,临床经常以糖化血红蛋白作为监测指标来了解患者近阶段的血糖情况,以及评估糖尿病慢性并发症的发生与发展情况。

④对预防糖尿病孕妇的巨大胎儿、畸形胎、死胎,以及急性、慢性并发症发生、发展的监督具有重要意义。

⑤对于病因尚未明确的昏迷者或正在输注葡萄糖(测血糖当然增高)抢救者,急查糖化血红蛋白具有鉴别诊断的价值。

⑥对于糖化血红蛋白明显增高的糖尿病患者,应警惕酮症酸中毒等急性并发症的发生。

总之,糖化血红蛋白是一项说服力较强、数据较客观、稳定性较好的生化检查,能反映糖尿病患者2个月以内的糖代谢状况,同时与糖尿病微血管病变关系密切,在糖尿病学上很有临床参考价值。

52. 什么是糖化白蛋白(GA)?

糖化白蛋白是血清里面的葡萄糖和血清里面的白蛋白结合的一个产物,白蛋白的代谢周期大概是2~4周,所以葡萄糖和白蛋白结合以后,一般糖化的蛋白结合是比较紧密的,一旦结合上以后它就不会再解离开。糖化白蛋白的变化只是白蛋白被代谢掉了,它才能够改变,所以它是反映了近2~4周的血糖水平。

GA对短期内血糖变化比HbA1c敏感,是评价患者短期糖代谢控制情况的良好指标,尤其是对于糖尿病患者治疗方案调整后的疗效评价。此外,GA 可用于糖尿病筛查,并辅助鉴别急性应激(如外伤、感染等)所导致的应激性高血糖。对于患有肾病综合征、肝硬化等影响白蛋白更新速度的疾病的患者,GA 的检测结果是不可靠的。

53. **持续血糖检测(CGM)系统适合哪些患者?**

(1)1 型糖尿病。

(2)需要胰岛素强化治疗的 2 型糖尿病患者。

(3)在 SMBG 指导下使用降糖治疗的 2 型糖尿病患者,仍出现下列情况之一:无法解释的严重低血糖或反复低血糖,无症状性低血糖、夜间低血糖;无法解释的高血糖,特别是空腹高血糖;血糖波动大;出于对低血糖的恐惧,刻意保持高血糖状态的患者。

(4)GDM 或糖尿病合并妊娠。

(5)患者教育。在合适的情况下,回顾性 CGM 还可用于评估临床研究结果。实时 CGM 系统的适应证为:HbA1c<7%的儿童和青少年 1 型糖尿病患者;HbA1c≥7%的儿童和青少年 1 型糖尿病患者中,有能力每日使用和操作仪器者;有能力接近每日使用的成人 1 型糖尿病患者;非重症监护室使用胰岛素治疗的住院 2 型糖尿病患者;围术期 2 型糖尿病患者等。

54. **为什么血糖值会有差别?**

(1)血标本不同:红细胞中的水分约 72%,血浆中的水分为 94%,红细胞和血浆的水分内含葡萄糖浓度相同,因此全血测定的血糖值比血浆低 10%。

（2）采集标本的途径不同：与空腹时静脉血糖值相比，毛细血管血糖值高 0.22 毫摩/升，动脉血糖值高 0.56 毫摩/升。临床多以采静脉血为主，儿童有时可采耳垂、手指等毛细血管血，两者有误差的问题：静脉抽的血送到化验室后，先要去除血液中的细胞等只用其中的血浆或血清做化验；而快速血糖仪用的是全血，也就是不去除血液中的任何成分，所以，二者的血糖值本身就有差别。一般血浆的血糖值比全血的血糖值高 10％～15％。一般进餐后毛细血管血的血糖比同一时间的静脉血的血糖高 1～3 毫摩/升。

（3）标本采集后的处置不同：红细胞具有对糖的分解作用，全血在 37℃放置 1 小时，可使血糖降低 1.12 毫摩/升，25℃时减低 0.44 毫摩/升，4℃时减低 0.17 毫摩/升。加入抗凝剂后，血糖减低的程度约为上述值的 50％。因此，宜采血后 30 分钟内测定。

总之，血糖测定具有可靠易行、操作方便、易于标准化等优点，为糖尿病患者常用的主要检查项目。

55. 空腹、餐后全血血糖与血浆血糖正常值各为多少？有何临床意义？

一般空腹全血血糖为 3.9～6.1 毫摩/升，血浆血糖为 3.9～6.9 毫摩/升。饭后 1 小时，血糖可上升到 10 毫摩/升，于餐后 2 小时恢复至 7.8～8.9 毫摩/升。所以，人们每天三顿饭后，各有 2 小时血糖升高（共 6 小时），其余 18 小时都在空腹血糖水平。其临床意义如下。

（1）空腹全血血糖≥6.1 毫摩/升、血浆血糖≥7.0 毫摩/升，二次重复测定可诊断为糖尿病。

（2）当空腹全血血糖超过 11.1 毫摩/升时，表示胰岛素分泌极少或缺如。因此，空腹血糖显著增高时，不必进行其他检查，即可诊断为糖尿病。

（3）当空腹全血血糖在 5.6 毫摩/升以上，血浆血糖在 6.4 毫摩/升以上，应做糖耐量试验。倘若有明显的糖尿病症状，应先做餐后 2 小时血糖测定。

（4）正常人在餐后 2 小时的全血血糖不超过 5.6 毫摩/升。血浆血糖不超过 6.1 毫摩/升。若餐后 2 小时的全血血糖≥7.8 毫摩/升，血浆血糖≥8.9 毫摩/升时，可诊断为糖耐量减低。

56. 什么是糖耐量试验？

（1）葡萄糖耐量试验：葡萄糖耐量即为人体对葡萄糖的耐受能力。正常人每餐的饭量多少不一，而饭后最高血糖总是稳定在 10.0 毫摩/升以下，2 小时后则恢复到 7.8 毫摩/升以下。人体全天血糖含量随进食、活动等情况而波动，一般空腹时血糖水平较为恒定。体内胰岛素的分泌与血糖多少有密切关系，血糖增高，胰岛素分泌增多；血糖下降，胰岛素分泌减少。胰岛素分泌随着机体的生理需要而进行自动调节，使体内葡萄糖水平维持在正常范围。可见，人体对葡萄糖有着很强的耐受能力，称为人体正常耐量。临床采用口服或静脉注射的方法，给予一定量的葡萄糖，以检查患者的糖耐量情况，称其为葡萄糖耐量试验。

（2）葡萄糖耐量试验操作步骤

①试验前 3 日进高糖饮食，每日进食相当于 300 克葡萄糖的糖类食物。

②试验前日晚餐后开始禁食,时间不得少于 8~10 小时,允许饮水。

③因血糖受许多生理条件的影响而日夜波动,故试验时间最好在 7:00—9:00 时进行,试验前休息 30 分钟。

④抽空腹血 1.5 毫升,放入抗凝试管内,测定血糖值。

⑤将 75 克葡萄糖(难以诊断者,可改用 100 克)溶于 200~300 毫升温开水中,在 5 分钟内饮完(儿童每千克体重按 1.75 克计算)。

⑥服糖后,在 30、60、120、180 分钟,分别采静脉血测定血糖和尿糖定性。

57. 哪些患者应做口服葡萄糖耐量试验？

正常人一次服大量的葡萄糖,血糖浓度不超过 8.9 毫摩/升,2 小时内可恢复至正常水平。

为了早期诊断糖尿病,凡具有下列情况者,应做口服葡萄糖耐量试验,但对糖尿病患者禁止做此项试验。

(1)尿糖阳性,临床怀疑糖尿病而空腹血糖≥6.1 毫摩/升或随机血糖 6.1~7.8 毫摩/升可疑升高者。

(2)对原有糖耐量减低(IGT)者的随访。

(3)对疑有妊娠糖尿病患者的确诊。

(4)其他原因引起的糖尿的鉴别,如肾性糖尿、滋养性糖尿、应激后糖尿等。特别是空腹血糖正常或可疑升高者。

(5)有糖尿病家族史,空腹血糖正常但有症状、体征者,伴或不伴并发症,尤其是 50 岁前的患者。

(6)妊娠有自发性流产史、早产史、死胎史和巨大儿,或非妊娠成人提示低血糖的症状者。

58. 口服葡萄糖耐量试验的正常值是多少？

口服 75 克葡萄糖耐量检查一般包括五次血糖检查,空腹水平是 6.9 毫摩/升,当服用葡萄糖之后 30 分钟,正常值为 10.5 毫摩/升,60 分钟是 10.0 毫摩/升,120 分钟为 7.8 毫摩/升,180 分钟为 6.9 毫摩/升。

59. 何谓糖耐量减低？糖耐量减低是糖尿病吗？

糖耐量减低又称为糖尿病前期,是介于糖尿病和正常血糖之间的一种状态,被认为是糖尿病的必经阶段,是糖尿病的预警信号。包括空腹血糖受损(IFG)和葡萄糖耐量减退(IGT)。即餐后血糖在 7.8～11.1 毫摩/升(即糖耐量低减),或空腹血糖在 6.1～7.0 毫摩/升(即空腹血糖受损)的状态。见下表 6。

表6 糖代谢状态分类(WHO1999)

糖代谢分类	静脉血浆葡萄糖(毫摩/升)	
	空腹血糖	糖负荷后2小时血
正常血糖	<6.1	<7.8
空腹血糖受损(IFG)	≥6.1,<7.0	<7.8
糖耐量异常(IGT)	<7.0	≥7.8,<11.1
糖尿病	≥7.0	≥11.1

注:IFG 和 IGT 统称为糖调节受损,也称糖尿病前期。

60. 影响口服葡萄糖耐量试验的因素有哪些？

(1)试验前过分限制糖类可使糖耐量减低,而呈现假阴性。

（2）试验前剧烈活动可加速葡萄糖的利用，引起交感神经兴奋，使儿茶酚胺等释放，致血糖升高，故试验前患者至少休息 30 分钟。

（3）试验的前一天禁止饮用咖啡、茶、酒，禁止吸烟，否则影响本试验结果。

（4）在试验期间应避免精神刺激，否则情绪激动可使交感神经过度兴奋，血中儿茶酚胺分泌量增多，影响测定结果。

（5）急性心肌梗死、脑血管意外、外科手术、烧伤等各种应激状态，均可使血糖暂时升高、葡萄糖耐量减低。因此，需病愈后恢复正常活动时再做此项试验。

（6）甲状腺功能亢进、肢端肥大症等内分泌疾病，可分泌某些胰岛素拮抗激素，致使葡萄糖耐量异常。过度肥胖也可引起糖耐量减低，对葡萄糖耐量试验（OGTT）结果分析时应注意此因素。

（7）试验前应停用有关药物，如烟酸、噻嗪类利尿药、水杨酸钠等（停药 3～4 天），口服避孕药停用 1 周，单胺氧化酶抑制药应停用 1 个月以上，以免造成假阳性。

61. 哪些患者应做静脉葡萄糖耐量试验？

静脉葡萄糖耐量试验（IGTT）主要用于胃肠疾病，如胃手术后胃肠吻合而吸收过快或有慢性腹泻影响吸收，或有恶心、呕吐者不宜口服葡萄糖时，可采用 IGTT 试验。

静脉葡萄糖耐量试验操作步骤如下：本法与口服葡萄糖耐量试验（OGTT）的区别在于除外消化道因素影响。先测定空腹血糖，然后用 25％或 50％葡萄糖注射液，按每千克体重 0.5 克获葡萄糖标准,于 5 分钟内注入静脉。注射后,分别在 15、30、60、120、180 分钟抽血检测血糖,同时按以上时间测尿糖定性。

须注意,对已确诊为糖尿病患者,禁做此项试验。

62. 什么是胰岛素释放试验?有何临床意义?

(1)胰岛素释放试验:是让患者口服葡萄糖或用馒头餐使血糖升高而刺激胰岛 B 细胞分泌胰岛素,通过测定空腹及餐后 1 小时、2 小时、3 小时的血浆胰岛素水平,了解胰岛 B 细胞的储备功能,从而有助于糖尿病的早期诊断、分型和指导治疗。

(2)糖尿病胰岛素释放试验曲线的临床意义

①胰岛素分泌不足型:其试验曲线呈低水平状态,表示胰岛功能衰竭或遭到严重破坏,说明胰岛素分泌绝对不足,见于胰岛素素依赖型糖尿病,需终身胰岛素治疗。

②胰岛素分泌增多型:患者空腹胰岛素水平正常或高于正常,刺激后曲线上升迟缓,高峰在 2 小时或 3 小时,多数在 2 小时达到高峰,其峰值明显高于正常值,提示胰岛素分泌相对不足,多见于非胰岛依赖型肥胖者。该型患者经严格控制饮食、增加运动、减轻体重或服用降血糖药物,常可获得良好控制。

③胰岛素释放障碍型:空腹胰岛素水平略低于正常或稍高,刺激后曲线呈迟缓反应,峰值低于正常。多见于成年起病,体型消瘦或正常的糖尿病患者。该型患者应用磺脲类药物治疗有效。

63. 什么是C肽？C肽测定有何临床价值？

(1)C肽:是胰岛 B 细胞分泌产物,其与胰岛素有一个共同的前体,即胰岛素原。1 个分子的胰岛素原,在酶的作用下,裂解为一个分子的胰岛素和同样一个分子的 C 肽。

C 肽没有胰岛素的生理作用,而胰岛 B 细胞分泌胰岛素和 C 肽呈等分子关系。换言之,分泌几个胰岛素分子的同时必然分泌几个 C 肽分子。所以通过测定人血中的 C 肽量的多少,可以反映胰岛细胞的功能。

(2)C 肽的临床价值

①C 肽不受胰岛抗体干扰,能接受胰岛素治疗的患者,可直接测定 C 肽,以判断病情。

②可鉴别各种低血糖原因,如 C 肽超过正常,可认为是胰岛素分泌过多所致;如 C 肽低于正常,则为其他原因所致。检测 C 肽指标,对诊断胰岛细胞瘤很有临床价值。

③定期测定 C 肽浓度,对了解患者胰岛功能,病情轻重及临床治疗效果,都有其重要意义。

④测定 C 肽浓度,可有助于鉴别糖尿病的临床类型。

⑤可判断胰岛瘤手术效果。若术后血中 C 肽水平仍很高,说明有残留的瘤组织。若在随访中,C 肽水平不断上升,提示肿瘤复发或转移的可能性很大。

64. 糖尿病诊断包括哪些内容？

患者有无糖尿病,属哪一种类型的糖尿病,乃是医师首先要确定的问题。过去仅依靠症状、尿糖及空腹血糖确诊,现已不够充分,因为有的患者起病缓慢并无症状,尿糖出现也可能由于多种原因所致,尤其在老年患者中常因肾糖阈升高,当血糖高时尿糖定性可能仍为阴性。由于血糖持续增高是各种并发症的基础,因此目前国内外都采用静脉血浆血糖及与血糖有关的一些检查,以诊断糖尿病并预测其并发症。糖尿病的诊断内容主要包括以下几点。

(1)询问现病史:发病以来的详细情况。

(2)调查既往史及家族史:包括糖尿病史、糖耐量异常病史,异常妊娠,感染史,肥胖史,长期用药史,免疫相关疾病,有无胰腺炎及胰腺肿物切除术后等。

(3)临床症状:口干口渴,多饮多尿,多食消瘦,疲乏无力,肥胖或体重明显减轻,视力下降,四肢末端麻木、蚁行感,伤口长期不愈合。

(4)糖尿病的重要并发症:有微小血管病变,大动脉硬化,神经系统病变,重度感染,视力减退等。

(5)实验室检查:尿糖定性、定量检查,测定空腹、餐后2小时血糖,可疑者做葡萄糖耐量试验,胰岛素释放试验,C肽测定,甲状腺功能,胰腺肿瘤排查。

65. 世界卫生组织和我国诊断糖尿病的标准各是什么?

(1)世界卫生组织诊断糖尿病标准:糖尿病的诊断依据是血糖和临床症状。以下诊断标准是1999年世界卫生组织(WHO)、IDF公布,同年得到中华医学会糖尿病学会等认同,并建议在中国执行。

①糖尿病的血糖标准:空腹静脉(全血)≥6.1毫摩/升,毛细血管≥6.1毫摩/升,静脉(血浆)≥7.0毫摩/升;服糖后

2 小时静脉（全血）≥10.0 毫摩/升,毛细血管≥11.1 毫摩/升,静脉（血浆）≥11.1 毫摩/升。

②糖耐量损害的血糖标准:空腹静脉（全血）＜6.1 毫摩/升,毛细血管＜6.1 毫摩/升,静脉（血浆）＜7.0 毫摩/升。服糖后 2 小时:静脉（全血）≥6.7 毫摩/升,但＜10 毫摩/升;毛细血管≥7.8 毫摩/升,但＜11 毫摩/升;静脉（血浆）≥7.8 毫摩/升,但＜11 毫摩/升。

③确诊为糖尿病

• 具有典型症状:空腹血糖 7.0 毫摩/升或餐后血糖≥11.1 毫摩/升。

• 没有典型症状:仅空腹血糖 7.0 毫摩/升或餐后血糖 11.1 毫摩/升,应再重复一次,仍达以上值者,可以确诊为糖尿病。

• 没有典型症状:仅空腹血糖 7.0 毫摩/升或餐后血糖 11.1 毫摩/升,糖耐量试验 2 小时血糖 11.1 毫摩/升者可以确诊为糖尿病。

④可排除糖尿病

• 如糖耐量 2 小时血糖 7.8～11.1 毫摩/升,为糖耐量减低;如空腹血糖 6.1～7.0 毫摩/升为空腹血糖受损,均不诊断为糖尿病。

• 若餐后血糖＜7.8 毫摩/升及空腹血糖＜5.6 毫摩/升可以排除糖尿病。

⑤注释

• 严重症状和明显高血糖者,血糖值超过以上指标即可确诊。

• 在急性感染、外伤、手术或其他应激情况下,虽测出明显高血糖,亦不能立即诊断为糖尿病。

• 无症状者不能依一次血糖值诊断,必须再一次也超过诊断标准。

• 儿童糖尿病多数症状严重,血糖高,尿糖、尿酮体阳性,无须做糖耐量试验;少数症状不严重者,则须测空腹血糖或糖耐量试验。对怀疑有妊娠糖尿病者,采用 100 克葡萄糖耐量试验进行诊断。100 克葡萄糖耐量试验的结果按美国国家糖尿病资料组审定的 O'Sulivan 标准做出诊断,诊断标准见表 7。

表 7　O'Sulivan 诊断标准(静脉血浆)

服糖 100 克				
时间	空腹	1 小时	2 小时	3 小时
血糖(毫摩/升)	5.9	10.6	9.2	8.1

两个或两个以上血糖值达到或超过上列数值,诊断成立。妊娠糖尿病采取世界卫生组织 1985 年制订的糖尿病诊断。

(2)我国 2003 年修订的糖尿病诊断标准:见表 8,表 9。

(3)补充内容

①具有典型糖尿病症状或糖尿病酮症酸中毒等并发症者,空腹血糖≥7.0 毫摩/升,或餐后 2 小时≥11.1 毫摩/升,不必做葡萄糖耐量试验,即可诊断为糖尿病。

②我国修订葡萄糖耐量试验诊断标准(表 10)。

表8　糖尿病及 IGT/IFG 的血糖诊断标准

项目	血糖浓度(毫摩/升)	全血(毫摩/升)	血浆(毫摩/升)
	静脉	毛细血管	静脉
糖尿病空腹	≥6.1	≥6.1	≥7.0
或负荷后 2 小时或	≥10.0	≥11.1	≥11.1
两者			
糖耐量受损(IGT)	<6.1	<6.1	<7.0
空腹	≥6.7	≥7.8	≥7.8
及负荷后 2 小时	<10.0	<11.1	<11.1
空腹血糖受损(IFG)	≥5.6	≥5.6	≥6.1
空腹	<6.1	<6.1	<7.0
及负荷后 2 小时	<6.7	<7.8	<7.8
正常空腹	<5.6	<5.6	
负荷后 2 小时	<6.7	<7.8	

表9　糖尿病的诊断标准

诊断标准	静脉血浆葡萄糖(毫摩/升)
①典型糖尿病症状(烦渴多饮、多尿、多食、不明原因的体重下降)加上随机血糖或加上	≥11.1
②空腹血糖或加上	≥7.0
③葡萄糖负荷后 2 小时血糖无典型糖尿病症状者,需改日复查确认	≥11.0

注:空腹状态指至少 8 小时没有进食热能;随机血糖指不考虑上次用餐时间,一天中任意时间的血糖,不能用来诊断空腹血糖异常或糖耐量异常。

表10　糖尿病葡萄糖耐量试验诊断标准(单位:毫摩/升)

时间(小时)	空腹	0.5	1	2	3
静脉血糖	7.0	11.1	10.6	8.3	6.9

自 0～2 小时,每次血糖值为 1 个点,4 个点中 3 个点大于或等于以上表内各时的标准者,即可诊断为糖尿病。

③在葡萄糖耐量试验中,血糖值超过正常平均值上限,而未达到标准,或 4 个点中只有 2 个点达到以上标准者,为葡萄糖耐量异常(IGT)。年逾 50 岁者,每增加 10 岁,空腹血糖加 0.05 毫摩/升,1 小时加 0.65 毫摩/升,2 小时及 3 小时各加 0.28 毫摩/升。凡符合国际或国内标准者,均可诊断为糖尿病。

66. 我国与美国卫生试验院在糖耐量减低标准上有什么区别?

我国与美国卫生试验院在糖耐量减低标准上的比较,见表 11。

表 11　糖耐量减低诊断标准区别(单位:毫摩/升)

国名	空腹血糖	服糖 1 小时血糖	服糖 2 小时血糖
中国	6.9	≥10.6	6.9～10.6
美国	7.8	11.1	7.8～11.1

这是 1980 年我国修订的糖耐量减低的标准,同美国卫生试验院的诊断标准明显不同。目前,我国实行的糖耐量减低的标准同美国卫生试验院的诊断标准相同。

67. 美国卫生试验院与世界卫生组织在糖尿病诊断标准上有什么不同?

1979 年,美国卫生试验院提出的糖尿病诊断标准与世界卫生组织的标准基本相同,不同点如下。

(1)美国卫生试验院强调,不论是糖尿病还是 IGT,都必须除了服糖后 2 小时血糖值超过诊断标准以外,在空腹服糖后 2 小时之间即 1/2 小时、1 小时的血糖数值中,有 1 个≥11.1 毫摩/升,方能诊断。

(2)美国卫生试验院诊断妊娠糖尿病的标准为,空腹血糖≥5.8 毫摩/升,服糖后 1 小时≥10.5 毫摩/升,2 小时≥8.9 毫摩/升及 3 小时≥8 毫摩/升。具有以上 2 项或 2 项以上即可诊断。

美国卫生试验院要求服糖 2 小时≥10 毫摩/升,而世界卫生组织没有这个要求。总之,美国卫生试验院的诊断标准偏高,只有 52%发生糖尿病,容易引起漏诊。

随着全世界范围内的关于糖尿病的发展及诊疗水平的提高。标准规范化,因此应使用统一标准。

68. 兰州会议制定的糖耐量诊断标准与北京糖协修订后的标准有何区别?

1979 年,在兰州举行的全国糖尿病研究专题会议上提出的糖耐量诊断标准,与 1980 年在北京举行的全国糖尿病协作组组长会诊所修订的标准,二者的区别见表 12。

表 12　兰州会议与北京糖协修订后糖耐量诊断标准的区别(单位:毫摩/升)

时间	空腹	0.5 小时	1 小时	2 小时	3 小时
兰州(1979 年)	6.9	10.6	10	7.8	6.7
北京(1980 年)	6.9	11.1	10.6	8.3	6.9

1979 年、1980 年会议规定,于 1 小时峰值,每增加 10 岁,血糖标准增加 0.56 毫摩/升,2 小时及 3 小时各加 0.28 毫摩/升。

目前新的标准已经得到推广,以上标准已经不符合目前诊疗的要求,但是基层医师可能仍沿用此项标准,对此应有基本的了解。

69. 糖尿病应与哪些疾病鉴别?

可有多种非糖尿病因素及疾病引起葡萄糖耐量减低或空腹高血糖,须与原发性糖尿病相鉴别。

(1)内分泌疾病:诊断糖尿病(原发性)时,应除外下述内分泌疾病。

①肢端肥大症:因生长激素分泌过多,拮抗胰岛素作用引起糖代谢紊乱,出现垂体性糖尿病症状,故临床上患者常表现为糖耐量减低,或并发糖尿病。应与原发性糖尿病鉴别,典型肢端肥大症症状常有助于诊断。因为肢端肥大症的治疗效果不很理想,所以糖代谢恢复正常的机会亦较少。

②甲状腺功能亢进:甲状腺激素过多使肝糖原分解增加,加速新陈代谢。此外,甲状腺素能提高人体对儿茶酚胺的敏感性,抑制胰岛素的分泌,使机体代谢亢进,葡萄糖的利用和氧化增加,肠道对糖类的吸收加速,加重了胰岛的负担而诱发糖尿病。有 50%～80% 的甲状腺功能亢进患者有葡萄糖耐量减低,有 50% 左右的甲状腺功能亢进可使原有的糖尿病加重,或使症状不明显的糖尿病得以显露而确诊。但应与原发性糖尿病相鉴别。

③胰岛 A 细胞瘤:由于胰岛 A 细胞分泌过多的胰高血

糖素,促进糖原异生和肝糖原的分解,而使血糖升高。血中胰高血糖素水平增高,可与原发性糖尿病鉴别。

④库欣综合征(皮质醇增多症):由于肾上腺皮质增生或肿瘤及药物(糖皮质激素)引起肾上腺皮质激素增多,拮抗胰岛素,促进糖原异生,抑制己糖磷酸激酶,可致糖耐量异常,以致诱发糖尿病,但病情一般较轻。典型库欣综合症候群有助于鉴别。

⑤嗜铬细胞瘤:能引起儿茶酚胺分泌过多(即肾上腺素及去甲肾上腺素大量分泌),促进肝糖原分解和糖的异生,使糖耐量减低而发生糖尿病。本病可通过 X 线、B 超、CT 检查等鉴别。

⑥尿崩症:其多饮、多尿、消瘦等症状与糖尿病相似,但尿崩症的血糖、尿糖、糖耐量均正常,临床上不难鉴别。

(2)肝疾病:肝病患者糖代谢异常较多见,空腹血糖降低或正常,但葡萄糖耐量减低。这是因为肝储备糖原能力减弱,糖异生及胰岛功能降低。肝炎病毒累及胰岛 B 细胞而诱发的糖尿病,大都是可逆的。本病有肝炎病史,同时做血糖检查,可以鉴别肝病或糖尿病所致的糖耐量减低。

(3)慢性肾疾病:慢性肾疾病后期及尿毒症与一般消耗性疾病相似,可有轻度糖耐量减低。可能与本病引起电解质紊乱,细胞内缺钾,影响胰岛素释放,而致糖耐量异常。也可因肾小管对糖的重吸收功能障碍,而致肾性糖尿。

(4)肥胖症:肥胖者因体内肥大的脂肪细胞,使单位面积脂肪细胞膜上的胰岛素受体数目相对减少,对胰岛素的亲和力降低和不敏感,故对胰岛素的需要量增加。久之,导致胰岛 B 细胞功能下降,而致糖耐量减低。

（5）急性应激状态：当患者感染、外伤、手术、急性心肌梗死、脑血管疾病等应激情况下，易引起体内糖皮质激素分泌增多，可引起一时性高血糖或糖耐量减低，待应激因素消除后，血糖可以恢复正常。若高血糖或糖耐量异常持续时间较久者，则应考虑为糖尿病。

（6）药物：某些药物可以影响糖耐量，但停药后可逐步恢复（表13）。

表13　影响葡萄糖耐量的药物

类别	药名
升高血糖药物	促肾上腺皮质激素、醛固酮、生长激素、咖啡因、儿茶酚胺、氯噻酮、可乐定、可的松、二氯甲嗪、呋塞米、依尼他酸、胰高血糖素、吲哚美辛、异烟肼、尼古丁、女性口服避孕药、酚妥拉明、苯妥英钠、噻嗪类利尿药、氟烷、乙醚、吗啡、肾上腺素、环孢素、左旋多巴、烟酸、喷他米、氯普噻吨、多塞平、吩噻嗪等
降低血糖药物	乙醇、单胺氧化酶抑制药、地巴唑、保泰松、对氨基水杨酸、丙磺舒、普萘洛尔、水杨酸钠、磺胺类药

70. 多饮、多尿能诊断为糖尿病吗？

多饮、多尿是糖尿病的典型症状之一，但不是糖尿病独有的临床表现，其他疾病也可有类似症状。

（1）精神性烦渴：患者有烦渴、多饮、多尿，但症状可随情绪波动。尿糖、血糖均正常。

（2）甲状腺功能亢进：因甲状腺功能呈亢进状态，故常表现为多饮、多尿、多食和消瘦，可引起暂时性的高血糖。

（3）尿崩症：烦渴、多饮、多尿、消瘦与糖尿病症状相似。

主要是由于缺少抗利尿素的缘故,血糖、尿糖正常。

71. 如何诊断老年性糖尿病?

(1)老年性糖尿病有"三多"症状者,饭后 2 小时血糖≥ 11.1 毫摩/升,即可确诊为糖尿病。

(2)老年患者存在糖耐量增龄变化,与年轻患者或一般的诊断指标不同(表 14)。

表 14　老年糖尿病糖耐量诊断标准(单位毫摩/升)

口服 100 克 葡萄糖耐量试验	空腹	0.5 小时	1 小时	2 小时	3 小时
50 岁	6.9	11.1	10.6	8.1	7.2
60 岁	7.0	11.6	11.1	8.3	7.4
70 岁	7.1	12.1	11.6	8.5	7.8

在糖耐量曲线上,以 0.5 小时 1 点作为参考,其余 4 点中有 3 点超过或等于上述值可以确诊,以上指标为目前所采用。

(3)有不少老年患者没有糖尿病症状,故常规体检时空腹高血糖及餐后 2～3 小时血糖高水平,有诊断意义。

(4)有糖尿病家族史或肥胖者应做有关检查,必要时做糖耐量试验。

(5)有间歇跛行或空腹血糖＞6.9 毫摩/升者,须做糖耐量试验。

72. 诊断老年性糖尿病时应注意什么?

(1)大多数老年性糖尿病属于 2 型糖尿病,往往无症状或仅有轻微症状,病情轻,起病隐匿,"三多一少"症状随年龄的增长而减轻,故易漏诊。

(2)老年性糖尿病有时仅有各种慢性并发症或伴随的临床表现,如冠心病、动脉硬化、高脂血症、高血压、肥胖症、糖尿病性神经病变、肾病变及眼底病变等表现,有时先发生脑血管意外,或因并发心肌梗死、心律失常、心力衰竭时偶然发现。诸如此类,临床上往往对糖尿病容易忽视,因而易误诊并影响治疗。

(3)老年性糖尿病较多并发心血管系统疾病,并发心肌梗死多为无痛性;并发神经病变时,多失去痛觉,病情反应不敏感。此类糖尿病并发症可见于不少无明确糖尿病病史者,故临床上必须注意,避免漏诊、误诊。

(4)由于老年患者多有不同程度的动脉硬化,尤其有肾小动脉硬化,使肾小球滤过率减少,肾糖阈升高,尿糖阳性率降低,则尿糖试验不易确诊,必须检查血糖方可诊断。

总之,老年性糖尿病大都病情轻、无症状、无体征,且多隐匿,必须高度警惕才可能较早发现。

73. 只吃无糖食品血糖会下降吗?

很多糖尿病患者都会有这样的想法,"既然我血糖高了,那我就不吃含糖的食物,这样血糖不就下来了吗",但是血糖真的会如愿下降吗?

举个例子:患者杨某,糖尿病 2 年多。杨某自从患上糖尿病后几乎是谈"糖"色变,他以前是一位嗜甜如命的人,那些面包啊,甜品啊,饼干啊,小甜点啊,饮料啊怎么看怎么可爱,都喜欢吃。到其他医院就诊时医师建议他不要吃这些有糖的食品,那饿的时候怎么办？吃什么啊？他很困惑,后来在超市中发现竟然有无糖系列食品,他就有种得救的感觉,每次去逛超市,采购篮里都是无糖饼干,无糖面包,咸面包,咸饼干。每次都是尽情地吃,毫无顾忌,用他常说的话就是"反正是无糖的"。还有不让吃糖,总可以多喝些蜂蜜来代替甜味吧？所以蜂蜜也是他去超市每次必买之物。他觉得自己找到了控制血糖的方法,认为血糖肯定不会高,可是过了一个月,自检测仪发现血糖也并没有下降,反而高了。他不明白为什么我吃无糖的食物怎么还高啊？很多患者跟杨某一样错误地认为,无糖面包、无糖饼干及市场上大量糖尿病专用甜味剂食品不含糖,饥饿时可以用它们充饥,对它们不需要控制,可以随便吃。其实所谓的无糖食品,一般指的是不含蔗糖或用其他的甜味剂（如木糖醇）替代葡萄糖,这些甜味剂有些是低热卡糖或不产热卡糖,但无糖饼干、无糖面包、咸面包、咸饼干中仍然都是粮食做的,与米饭、馒头一样,吃下去也会在体内转化成葡萄糖而导致血糖升高,其中可能含有其他的糖类,如果糖、乳糖等。因此,这类食品仍然应计算入总热能范围内,无节制食用无糖食品血糖也会升高,应该适当搭配。另外,蜂蜜中含有较高浓度的单糖,吃多了会使血糖上升而影响糖尿病的控制；蜂王浆中也含有少部分的单糖,吃的时候也应该注意血糖的变化,血糖高时及时停用。

74. 如何诊断妊娠糖尿病？

对孕期糖尿病的诊断和非孕期一样,主要是检测血糖值,以血浆值较为准确。1979 年世界卫生组织糖尿病专家委员会认可的,由美国提出的糖尿病诊断标准,已为多数国家接受。在这一标准中,与产科相关的有 2 项重要规定:①明确妊娠糖尿病为糖尿病中一独立的特殊型。②明确糖耐量孕期与非孕期不同。

妊娠糖尿病,仅限于妊娠期间发生或发现的糖尿病及糖耐量减低。凡孕妇不止一次空腹血浆血糖≥7.8毫摩/升,或口服 100 克葡萄糖后,糖耐量试验不止一次有 2 个数值达异常标准者,均为糖尿病(表 15)。凡服糖后第二小时值在 6.7~9.1 毫摩/升,为孕期糖耐量减低。

表 15　孕期糖耐量试验诊断糖尿病标准(单位:毫摩/升)

时间	空腹	1 小时	2 小时	3 小时
血糖值	5.9	10.6	9.2	8.1

注:服葡萄糖 100 克。

在口服葡萄糖 100 克后 1、2、3 小时分别取血,有 2 个数值达到上述标准者为妊娠糖尿病;如第二小时血浆血糖在 6.7~7.8毫摩/升,为妊娠期糖耐量减低。

75. 诊断妊娠糖尿病时应注意什么?

诊断妊娠糖尿病应提高警惕,绝大多数糖尿病孕妇有典型症候群时不难做出诊断,关键是在出现下列症状之前做出诊断才不至于漏诊和贻误治疗,才能减少母婴患病率及病死率。

(1)有糖尿病家族史,尤以孕妇母系家族史重要。

(2)有异常分娩史,如原因不明的多次流产史,死胎、死产、早产、畸胎或巨大儿等。

（3）孕妇肥胖，体重超重为20％或＞90千克。

（4）此次妊娠羊水多、巨大儿、胎儿畸形、死产、无明显原因的新生儿死亡等。

（5）顽固性外阴瘙痒，或反复出现外阴、阴道真菌感染。

（6）空腹＜5.1mmol/L，服糖后1小时＜10.0毫摩/升，服糖后2小时＜8.5毫摩/升，其中任何一项血糖值异常者应诊断为妊娠糖尿病。

以上各项中以75克无水葡萄糖作筛选最为可靠。

76. 糖尿病为什么容易漏诊？

糖尿病临床漏诊率很高，这直接影响了临床的治疗效果，医师对此应予以重视。

糖尿病属内分泌代谢性疾病，病变可涉及全身各个系统和器官，是一种呈慢性发展的全身性疾病，临床表现多种多样，仅常见的并发症就有10余种。人们所熟悉的"三多一少"症状只是糖尿病典型症状之一，并非是糖尿病临床表现的全部。实际上患者多无明显"三多一少"症状，尤其是降糖药物已能使患者血糖得到有效控制，因血糖浓度过高引起的"三多一少"症状和各种糖尿病昏迷在临床显著减少，而慢性并发症的表现则日益突出，如卒中、肾病、心肌梗死、末梢神经炎、失明等，现已成为患者要求住院治疗的主要病痛。临床医师如果没有对糖尿病足够的警惕性，漏诊是极易发生的。据有关资料分析，因单纯糖尿病住院的占总数不足1/3，因并发症住院者占2/3以上。在住院患者中大多身患数种慢性病，在不同专业病区治疗的重点也有所不同，因此出院诊断也比较复杂,有的仅写一个本专业病名,其他病即使存在也不写;有的在本专业病名之外再罗列几个其他病名。受医师专业面的限制,专业分科越细,医师们对本专业以外疾病的复杂性越认识不足,是造成临床漏诊最常见的原因。

在中医院的住院病历书写,要求有中西医双重诊断,但在诊断的规范化上尚无完善的模式。一般来说,中医病名和西医病名多有大致对应的关系,但并非是一对一的绝对相等关系。中医病名诊断原则基本上是以临床主要症状命名的,有此症状才能诊为此病。根据《中医内科学》(全国第五版教材)中关于消渴病的定义,就是没有典型的"三多一少"症状,就不能诊为消渴病。然而,当今消渴病与西医糖尿病的同义关系,又被社会上大多数人所公认。临床上遇到没有"三多一少"的症状,而只有并发症表现的糖尿病患者,按中医应如何诊断使临床医师甚感为难,只好各行其是,这也是造成糖尿病临床漏诊的常见原因之一。

为了尽可能降低糖尿病临床漏诊率,医师要重视对每位患者进行常规的血糖及尿糖化验,并酌情进行系统检查,尽早发现糖尿病,这对控制和稳定病情十分重要。另外,专科医师要自觉扩大知识面,注重其他专业病的诊断,这是提高临床准确率、减少漏诊行之有效的方法。

77. 如何理解糖耐量减低的增龄变化?

北京医院资料显示,对年龄 23—90 岁、空腹血糖正常的 266 例口服葡萄糖耐量试验(OGTT)结果进行分析,其中糖耐量正常(NGT)、糖耐量减低(IGT)和糖尿病,分别占

61.7％、27.4％和10.9％。40岁以上者,均为糖耐量正常和糖尿病增多。40－59岁,24％为糖耐量减低,17.6％为糖尿病;60岁以上,34％～41％为糖耐量减低,11％～20％为糖尿病。对其中108例,年龄为25－70岁的77例NGT和31例IGT进行随访10～38年后,NGT、IGT和糖尿病分别为41例、30例和37例,显示随着年龄增长糖耐量正常者减少而糖耐量减低者和糖尿病患者增多。

从资料中分析糖耐量试验结果,均说明糖代谢因衰老而减退。这提示有不少老年人虽空腹血糖正常,但不能排除糖尿病的存在,建议定期做糖耐量试验以早期发现糖尿病,并及早予以饮食调理和必要的处理。

78. 为什么糖耐量减低者易患心血管疾病?

糖耐量减低见于糖尿病及其他疾病。糖代谢紊乱与脂肪代谢异常关系密切,由于胰岛素相对不足,糖耐量减低的患者对血中葡萄糖处理不如正常人迅速,储存与利用降低,对动脉硬化的发生及发展都有很大影响。不仅是临床糖尿病患者,即使只有轻度的糖代谢异常,还不能诊断为糖尿病时,就已开始对形成动脉粥样硬化起了促进作用。

因为糖代谢紊乱可促发脂肪代谢异常,使血中三酰甘油移除减弱,所以三酰甘油在血液中的浓度常增高。此时若三羧酸循环减弱,糖异生加强,则合成胆固醇旺盛,可形成高胆固醇血症;若同时伴有高三酰甘油血症和高游离脂肪酸血症,可形成高脂血症;若高血脂与蛋白质和载脂蛋白结合,则形成高脂蛋白血症。因此,血中脂质被认为是形成动脉硬化的重要物质,亦是并发心血管疾病的相关原因。

另外,由于糖耐量减低,体内代谢紊乱,易使血管和血液成分改变,从而增加了心血管病发生的危险性。

79. 妊娠期糖耐量减低者应注意什么?

妊娠期糖耐量减低者在分娩后,有 50%～70% 表现为 2 型糖尿病,一部分患者则恢复正常糖耐量,仅个别患者转变为 1 型糖尿病。为了使妊娠期糖耐量减低的孕妇顺利分娩,促使糖耐量恢复正常,降低糖尿病患病率,应注意以下事项。

(1)妊娠初期:适当控制饮食,糖类、脂肪、蛋白质三大营养物质分配要科学合理,限制食盐的摄入,这些对稳定病情、预防巨大儿及妊娠高血压综合征的发生最为重要。在此期应注意做好糖耐量筛查和糖化血红蛋白检查,除外糖尿病者妊娠及糖耐量减低患者妊娠。积极预防低血糖的发生。

(2)妊娠中期:只需用饮食疗法及少量的胰岛素治疗来观察孕妇,注意预防高血糖及酮症酸中毒。妊娠中期胎儿生长迅速,营养需求明显增加,孕妇饮食量增加较大,随着摄食的增加血糖波动明显,对胎儿的发育影响较大,此期平稳控制血糖显得尤其重要。

(3)妊娠后期:必要时住院观察,在有经验医师的治疗下,安全使用降血糖药。饮食采用低热能食谱,无须再增加体重,预防各种并发症的发生,最好是自然顺产。

(4)妊娠 32 周以后:特别是注意糖耐量的变化,避免高血糖发生,否则胎儿容易死亡或并发酮症酸中毒的危险。

(5)仅限于妊娠期糖耐量异常而未发病的孕妇:应控制饮食和限制盐的摄入,控制尿糖,以使孕妇的尿糖消失。

在妊娠的全过程,注意饮食控制(定时、定量、定内容)

和有氧运动,及时血糖监测,必要时给予适当药物干预,保证孕妇及胎儿健康。

80. 什么叫糖尿?何谓肾糖阈?

正常人每天从尿中排出的葡萄糖为 32～93 毫克,一般葡萄糖常规定性试验不起反应,当尿中每天排出的葡萄糖超过 150 毫克时,尿糖呈阳性反应,称为糖尿。

正常人血浆糖超过 8.9～10 毫摩/升时即可查出尿糖,这一血糖水平称为肾糖阈值,但有个体差异。尿糖和血糖的关系也和肾排糖阈值有关系,当血糖超过 8.9 毫摩/升(160 毫克/分升)这一限度,尿中就会出现糖尿,由此出现糖尿的最低血糖值,谓之肾糖阈。

当空腹血糖为 8.1 毫摩/升(145 毫克/分升)未超出肾糖阈值,故不会出现糖尿。但是糖尿病肾病患者及老年人,血糖超过 10 毫摩/升,甚至超过 13.9～16.7 毫摩/升,可以没有糖尿,这是肾糖阈升高所致。相反,妊娠期妇女及肾性糖尿病患者,由于肾糖阈值降低,血糖正常时亦可出现糖尿。

很多人对糖尿很恐惧,认为自己患了糖尿病或是糖尿病肾病,如果遇到这种情况,应到正规医院去做糖耐量筛查,如果除外糖尿病,就应当考虑是肾糖阈下降所致。

81. 肾性糖尿是怎么回事?

(1)肾性糖尿:是指肾小管再吸收能力减低或肾小球滤过率下降致使肾糖阈低下,虽然血糖、糖耐量均正常,但尿中出现糖尿。

肾性糖尿病患者无论空腹或饭后,任何一次尿标本均含有糖,空腹血糖、餐后 2 小时血糖及糖耐量试验均正常,尿糖定量、定性的多少与血糖高低无关,尿糖不受饮食和胰岛素的影响,无脂肪、蛋白质代谢异常。

(2)肾性糖尿病因

①各种先天或获得性原因(如家族性肾性糖尿及各种肾小管性酸中毒)引起的肾近曲小管损害,致使肾小管重吸收葡萄糖的能力减低。

②因肾糖阈降低,而呈现糖尿,常伴有氨基酸、碳酸盐及尿酸等重吸收障碍。

③肾病型慢性肾炎有时可因肾小管对葡萄糖重吸收功能障碍而出现糖尿。例如,有一位 50 岁的女患者,患慢性肾炎 15 年,查空腹血糖、餐后血糖均正常,葡萄糖耐量试验和胰岛功能检查也未见异常,而尿糖阳性,这种糖尿性质则考虑为肾性。

肾性糖尿可以是无害的,此类患者思想上不必紧张。但其中有些可能是由于某种致病因素而发生糖尿病,故需定期检查。

82. 出现糖尿就是糖尿病吗?

我们经常遇到有些患者拿着糖尿阳性的化验单,情绪紧张地到处求医,认为自己患了糖尿病。虽然糖尿病可以出现糖尿,但糖尿阳性不能作为诊断糖尿病的唯一依据,要进行具体分析。引起糖尿的原因有以下几个。

(1)肾性糖尿:见 81 问。

(2)妊娠期糖尿:妊娠早期因肾糖阈降低可出现糖尿,后期因尿中排出乳糖亦可呈现糖尿,分娩后糖尿消失。

(3)滋养性糖尿:少数正常人在短期内摄入过量的糖类后,可引起暂时的血糖升高,一旦超过肾糖阈范围,则出现暂时性的糖尿。

(4)假性糖尿:通常测定尿糖的硫酸铜试验系列利用糖的还原性来显色。硫酸铜还原为一氧化铜时,有黄、橘黄或砖红色沉淀。但尿中不少物质具有还原性,如尿酸、维生素C等,或一些随尿排泄的药物,如异烟肼、青霉素、强心苷、噻嗪类利尿药等,都可使尿糖定性试验出现假阳性反应。

83. 在什么情况下尿糖阳性而血糖正常?

(1)肾性糖尿:不受食物量而受肾小球滤过率的影响,血糖、糖耐量均正常。

(2)妊娠期糖尿:有 15%～25% 的正常孕妇,尤其在妊娠后几个月出现糖尿,分娩后糖尿消失,血糖一直正常。这是肾糖阈降低所致。

(3)暂时性糖尿:少数正常人在摄入大量糖类,如葡萄糖、蔗糖、淀粉后,可出现暂时性糖尿,或进食大量的果糖、半乳糖引起尿糖阳性,但血糖均正常。

(4)假性糖尿:详见 82 问。

(5)病程较久的糖尿病患者:由于动脉硬化,当血糖值正常时,常见尿糖阳性反应。

84. 为什么有的糖尿病患者血糖增高而尿糖阴性?

患者出现糖尿,不能单从"肾糖阈"角度解释。目前认为,血糖升高而尿糖为阴性与肾小球滤过率、动脉血浆葡萄糖浓度、肾小管重吸收葡萄糖的能力有关。

如果肾小球滤过率和动脉血浆葡萄糖浓度大于肾小管重吸收时,便会出现尿糖。如果只有动脉血浆葡萄糖浓度增高,而肾小球滤过率和血浆葡萄糖浓度没有超过肾小管重吸收时,则不会出现尿糖。例如,正常老年人因为肾小球滤过率低,葡萄糖肾糖阈可增高,所以有些老年轻型糖尿病患者,当血糖超过 14 毫摩/升时,尿糖却一直是阴性。

85. 什么是酮体?如何自查尿酮体?

(1)酮体:是脂肪代谢的产物,包括乙酰乙酸、β 羟丁酸及丙酮,其中乙酰乙酸及 β 羟丁酸均为强酸。

患糖尿病时,因为糖代谢紊乱加重,细胞不能充分地利用葡萄糖来补充热能,只好动用脂肪,脂肪分解加速产生大量脂肪酸,超出了机体利用的能力而转化为酮体,当超过肾排酮阈时,酮体从尿中排出,所以尿中出现酮体。酮体阳性见于糖尿病酮症、酮症酸中毒、饥饿、高脂饮食、严重呕吐、腹泻、消化吸收不良等。

为了预防因感染、创伤等各种因素诱发酮症酸中毒,要求患者必须掌握检测尿酮体的方法。

(2)使用酮体试纸查尿酮体:当糖尿病患者并发感染或创伤时,常可诱发酮症酸中毒,因此检查尿酮体是必不可少的。

①具体操作:将尿酮体试纸浸入尿液中,约 1 秒钟后取出,2 分钟后观察试纸颜色变化,并与标准色板对照,即可得出测定结果。

②结果判断:呈淡黄色,表示尿中无酮体;呈深黄色,酮

体一个加号(＋)，尿中含酮体 0～15 毫克/100 毫升；呈淡紫色，为二个加号(卌)，内含酮体量 15～40 毫克/100 毫升；呈紫色，为三个加号(卌)，内含酮体量 40～80 毫克/100 毫升；呈深紫色，为四个加号(卌)，内含酮量 80～100 毫克/100 毫升或以上。

使用试纸时，请一次性拿出所需试纸，迅速盖紧瓶盖，保存在阴凉干燥处。

(3)使用酮体粉检测尿酮体：酮体粉由亚硝基铁氰化钠 1 克，无水碳酸钠 20 克，硫酸铵 40 克三种成分组成，是粉状混合物。

①具体操作：取酮体粉 1 小匙，放入带凹磁板中，加新鲜尿液 3～4 滴，以浸湿粉末为适度，1～2 分钟后观察颜色变化。

②结果判断：根据反应后颜色变化与否，做出判断。颜色不变为阴性；呈淡紫色为弱阳性；如果迅速变成深紫色，为强阳性。

86. 糖尿病患者在哪些情况下要注意检查尿酮体？

(1)当患者合并肺部感染、化脓性皮肤感染、上呼吸道感染、急性胃肠道感染、急性胰腺炎、肾盂肾炎等疾病时，不要忽视查尿酮体。

(2)在临床治疗中，苯乙双胍一般不引起细胞缺氧，但对于有高乳酸血症倾向的患者及合并肺气肿、心力衰竭、糖尿病肾病者，由于体内已形成长期慢性缺氧状态，服药后药物在肝中部分代谢不完全，容易出现酮症。因此，不要忘记查尿酮体。

（3）糖尿病患者妊娠及分娩极易诱发酮体，因此应随时检查尿酮体。

（4）重症糖尿病患者病情未控制，或胰岛素治疗中断，或胰岛素抵抗，易发生酮症。

（5）当糖尿病患者出现外伤、手术、麻醉、精神创伤等各种应激时，要注意检查尿酮体。

（6）糖尿病患者饮食失控，尤其脂肪摄入过多时，尿中易呈现酮体。

87. 糖尿病患者血糖、尿糖的控制标准是什么？

（1）糖尿病患者血糖尿糖控制标准，见表16。

表16 血糖、尿糖化验指标与控制标准

化验指标		理想控制标准	好转控制标准	一般控制标准	差
血糖	空腹	6.2毫摩/升	7.3毫摩/升	8.4毫摩/升	均达不到前述标准
	餐后1小时	8.4毫摩/升	10毫摩/升	11.1毫摩/升	
	餐后2小时	7.3毫摩/升	8.4毫摩/升	10毫摩/升	
	餐后3小时	6.2毫摩/升	7.3毫摩/升	8.4毫摩/升	
尿糖	24小时尿排糖	<5克	<10克	<15克	同上

（2）尿糖控制情况下，轻型的糖尿病24小时尿糖减到微量，以至于测不出糖量；尿糖控制满意者，24小时尿糖定量在5克以下；尿糖控制不满意者，24小时尿糖定量为10～20克，不超过25克，这样的疗效虽然不理想，但不会导致严重并发症或危及生命。

88. 酮尿症与酮血症的关系如何？

当酮体堆积多时,尿酮体排出量则增加,而此时血酮体仍然正常。当酮体超出肾最大排出量时(即排酮阈),才出现酮血症。所以,经治疗酮血症消失时,尿酮体仍见阳性。因此,临床通过测定尿酮体来追查轻度酮症,一般尿酮体为血酮体的5～10倍。

当肾功能障碍时,酮体的排酮阈增高。因此,当血酮体阳性而尿酮体阴性或反应较弱时,提示患者存在肾衰竭。当合并肝功能严重损害时,尿酮体呈强阳性。

89. 尿蛋白测定有何临床意义？

尿蛋白测定,包括尿蛋白定性和尿蛋白定量。

(1)尿蛋白定性的临床意义:尿蛋白阳性有生理性的,也有病理性的,其阳性程度与肾损害程度不一定成正比。糖尿病患者尿中持续出现尿蛋白阳性,需排除泌尿系感染、原发性肾病外,应考虑糖尿病肾病的诊断。有专家认为,糖尿病肾病早期蛋白尿呈间歇性,只在劳动后为阳性反应。因此,运动后尿蛋白检验对诊断糖尿病早期有一定的意义。

(2)尿蛋白定量的临床意义:24小时尿蛋白定量的正常参考值为10～150毫克。若在150～500毫克,为微量蛋白尿,>500毫克为临床蛋白尿。微量蛋白尿提示糖尿病肾病早期,须长期控制血糖,对逆转或延缓肾病和视网膜病变的发生发展有一定意义。

尿蛋白排泄率(uAE)正常参考值<15微克/分。糖尿病早期,肾小球基底膜受损较轻,故只有微量蛋白漏出。早

期糖尿病肾病的尿蛋白排泄率为 15～200 微克/分,临床糖尿病肾病的尿蛋白排泄率＞200 微克/分。有专家报道,糖尿病肾病有明显蛋白尿者,几乎 100％有糖尿病视网膜病变。当糖尿病患者尿蛋白排泄率 30 微克/分时,可能是糖尿病微血管并发症防治的关键时刻。严格控制血糖后,早期糖尿病肾病的尿蛋白是可以逆转或部分逆转的。目前,测定微量尿蛋白方法是放射免疫法。

90. 为什么糖尿病患者要查血脂?

当糖尿病患者体内缺乏胰岛素时,脂肪组织中的低密度脂蛋白的活性显著降低,使三酰甘油的脂蛋白代谢变慢,清除发生障碍,血清三酰甘油增高,导致糖尿病性高三酰甘油血症。

临床发现,糖尿病人群中的冠心病患病率增高,除了与高血糖及其伴发高血压、肥胖等因素有关外,还与血浆胆固醇和低密度脂蛋白浓度上升有关。若降低浓度可明显减少冠心病发生的危险性,则说明糖尿病所致的脂代谢异常是导致动脉粥样硬化、冠心病、脑血管病发生的主要危害因素之一。

据有关资料统计,糖尿病患者约 50％合并脂肪肝。肝内的脂质代谢紊乱、脂蛋白合成障碍,以及糖尿病胰岛素分泌不足为主要发病原因。

脂代谢紊乱,在糖尿病及其并发症的病理过程中,有着极为重要的作用。调整脂代谢紊乱是治疗糖尿病的目的和评定疗效的内容之一。因此,糖尿病患者要检查血脂。

91. 血流动力学检查包括哪些内容？有何临床意义？

(1)血流动力学：系指血流变形和流动的科学。血流动力学是以血液在血管的流动和变形为研究对象，探讨血液和血浆的黏稠度及对血流速度和血管管径的影响。

糖尿病并发大血管病变和微血管病变与血液流动性异常关系极为密切。因此，血流动力学检查对糖尿病并发症，尤其是血管并发症的防治有重要意义。

血流动力学检查，包括血液比黏度（血比黏度、血浆比黏度、全血比黏度）、红细胞电泳、红细胞沉降率、纤溶系统功能（纤维蛋白原、纤维蛋白降解产物）、血小板功能（血小板黏附功能、血小板聚集性测定、血小板凝集与 ATP 释放）。

(2)临床意义

①血液比黏度：增高见于糖尿病、冠心病、高血压、视网膜病变、肾病、动脉粥样硬化。

②红细胞电泳：红细胞电泳率较低者，见于糖尿病并发缺血性卒中、冠心病、心肌梗死等。

③纤溶系统功能：纤维蛋白原增高或纤维蛋白溶解亢进，见于糖尿病多种血管并发症，如心、脑血管病变、肾病、视网膜病变等。

④血小板功能：血小板黏附率过高有血栓形成倾向，如糖尿病心血管病变、脑血管病变、下肢血管病变、高脂血症等，可见黏附率升高。血小板聚集作用是血小板的一种重要生理功能。血小板聚集作用增强，在糖尿病血管并发症

的发生和发展中起重要作用。血小板的聚集与 ATP 的最大释放量成正比,血小板聚集功能增高见于糖尿病、高脂血症、脑梗死、肾病及妊娠等。

⑤红细胞沉降率:由于体内糖代谢障碍,红细胞聚集增快,促进血沉加快。多见于糖尿病型冠心病、心肌梗死等血管并发症。

第4章 糖尿病并发症

92. 为什么说糖尿病不可怕,可怕的是发生并发症?

糖尿病是一种全身慢性进行性内分泌代谢性疾病。由于体内胰岛素分泌相对不足或绝对不足而形成的高血糖特征,这种持续的高血糖可以导致一些组织器官的代谢异常,继而引起功能障碍及组织形态上的变化,最容易受到危害的是大、小血管及神经系统等。尤以并发冠心病、高血压、脑血管病较多,视网膜病变、肾病等糖尿病微血管病变发病也不少。因此,糖尿病本身并不可怕,可怕的是其并发症。

实际上,糖尿病对机体组织上的损伤远非以上所述。据有关资料提示,糖尿病患者引起失明者比其他疾病多10～23倍,发生坏疽和截肢者比其他疾病多20倍,并发冠心病及卒中者比其他疾病增加2～3倍,导致肾衰竭者比一般肾病多17倍。糖尿病遗传率为1.9%～8.3%。目前,糖尿病并发症所导致的病死率仅次于心血管病、脑血管病和肿瘤,中老年糖尿病患者常死于冠心病、心肌梗死、脑卒中;青少年患者常因并发肾衰竭而死亡。此外,糖尿病并发重症感染、酸中毒、高渗性昏迷等也是主要致死原因。

93. 糖尿病常并发哪些疾病?

(1)急性并发症:有各种急性感染、低血糖症、糖尿病酮症酸中毒、糖尿病乳酸性酸中毒、糖尿病高渗性非酮症昏迷等。

（2）慢性并发症：主要表现在大、小血管病变及神经病变基础上，其并发的慢性疾病有冠心病、高血压、脑血管病、肾疾病、眼部并发症（视网膜病变、白内障、屈光异常、糖尿病眼肌神经病变等）、神经病变（周围神经病变、自主神经病变及中枢神经病变）、糖尿病足、糖尿病高脂血症、糖尿病皮肤病变、糖尿病阳痿等。

上述并发症给患者带来很大痛苦，严重的可危及生命。因此，对糖尿病并发症要以预防为主，其重要意义在于减少糖尿病病死率和致残率。

94. 糖尿病并发症的危险因素有哪些？

随着医学诊疗技术水平的不断提高和人类平均寿命的延长，糖尿病患病率不断上升。由于糖尿病病程长，其特有的慢性并发症日趋增多、程度加重，严重威胁着人们的健康和生命。

糖尿病慢性并发症（主要是血管并发症）已成为糖尿病患者致死、致残的主要危险因素。国内外专家对糖尿病并发症，尤其对慢性并发症的发生发展极为关注，进行了大量的研究。目前已知，血糖控制不佳与糖尿病病程缠绵是引起慢性并发症的两个主要因素，其对疾病的发生发展有相当的危险性（表17）。

表 17　糖尿病血管病变的危险因素

危险因素	大血管病变	微血管病变
高血糖	++	+++
糖化血红蛋白	+	+++
多元醇代谢	+	+++
血浆糖蛋白升高	+	+++
血小板凝集增高	+	++
血清胰岛素高值	++	+
血清胰岛素低值	++	++
血清胆固醇升高	+++	+
血清低密度脂蛋白胆固醇	+++	+
高血压	+++	+
肥胖	++	+
饮食中脂质过多	++	+
吸烟	++	+
糖尿病患病时间长	+++	+++
年龄增长	+++	

95. 什么叫低血糖症？引起糖尿病低血糖的原因有哪些？

（1）低血糖症：正常人空腹血糖水平为 3.9～6.1 毫摩/升。当各种原因引起血糖浓度低于 2.8 毫摩/升时，则可出现心悸、多汗、手抖、烦躁、抽搐，以致昏迷等一系列的临床症候群，谓之低血糖症。

低血糖症是一种病理现象，不是一种单一的疾病。生理条件下，约占机体 60% 的热能来源于葡萄糖的分解，而其中约 60% 是供中枢神经系统利用的。正常血糖来源于食物的消化吸收，体内葡萄糖的异生，肝糖原的分解。

低血糖症的发生,既源于机体对葡萄糖的利用过多,亦可由于内源性葡萄糖生成不足,但通常由于各种原因导致血糖下降。

(2)引起糖尿病低血糖的原因

①胰岛素用量过大,或病情好转后未及时减少胰岛素剂量;使用混合胰岛素时,长效、短效胰岛素剂量的比例不当,长效比例过大,易出现夜间低血糖。注射胰岛素的部位对胰岛素的吸收量不一致,时多时少以致低血糖的发生。注射胰岛素后,没有按时进餐,或没有吃够规定的饮食量。临时性体力活动量增加,没有预先减少胰岛素剂量或临时加餐。注射时不小心,把胰岛素注射到皮下小静脉血管中。

②口服磺脲类降糖药用量过大,是低血糖发生的主要原因。磺脲类降糖药(格列本脲、格列吡嗪、格列齐特)与保泰松、阿司匹林、普萘洛尔(心得安)、吗啡、异烟肼、磺胺等药物同时服用,均可加强降糖作用而引起低血糖。

③脆性糖尿病在病情不稳定期间,易出现低血糖。

④糖尿病性肾病及慢性肾功能不全者,由于体内降糖药潴留时间延长,而增加了低血糖发生的机会。

⑤糖尿病患者妊娠早期或刚分娩后数小时内,易发生低血糖。

⑥进餐后胰岛素分泌延迟,使血糖升高,但食后3~5小时期间胰岛素分泌达高峰,于是突然出现低血糖反应。

⑦自觉或不自觉的低血糖反应及低血糖昏迷,均会引起反应性高血糖,可持续数小时到数天之久。此时胰岛素用量过大,更易发生低血糖,使血糖不稳定程度加重。

96. 低血糖症对糖尿病患者易造成哪些危害？

（1）发生低血糖时，体内的肾上腺素、糖皮质激素、胰升糖素等分泌增多，而引起反应性高血糖，即苏木杰反应，往往出现血糖过高、尿糖增多，对糖尿病的代谢控制产生不利影响。

（2）血糖是脑细胞热能的主要来源，在低血糖时，利用脂肪酸作为热能来源，但脑组织只能利用葡萄糖，而不能利用脂肪酸。因此，脑组织对低血糖很敏感，多次反复的低血糖可使糖尿病患者的脑细胞受到影响。长期持续低血糖就会使脑组织缺氧，损害神经系统，严重时迅速出现脑功能失调，甚至脑功能障碍，最终导致脑组织出现不可逆性损害，如反应迟钝，甚至痴呆，留下终身后遗症。

（3）当糖尿病患者血糖快速下降时，首当其冲的是大脑皮质受抑制，出现意识蒙眬，定向力与识别能力丧失，精神失常。当皮质下受抑制时，出现躁动不安、心动过速、瞳孔散大；当中脑被累及时，出现阵发性惊厥，很快进入低血糖昏迷，最后死亡。

（4）反复发生低血糖反应后，病情易加重，影响患者智商，甚至发生低血糖偏瘫、精神病样发作。低血糖时间越久，后果越严重。

（5）低血糖使糖尿病患者，尤其是老年患者的心脏供能、供氧受到阻碍而产生心律失常，常见的有心房纤颤、室性期前收缩，甚至急性心肌梗死。

97. **什么是酮症酸中毒？**

由于各种原因引起糖尿病患者体内的糖代谢紊乱,脂肪分解加速,酮体进一步积聚,蛋白质分解,酸性代谢产物增多,引起血 pH 下降、血二氧化碳结合力明显降低,同时伴有电解质紊乱。此时血酮继续升高,可超过 5 毫摩/升,导致机体形成代谢性酸中毒,临床称为糖尿病酮症酸中毒。

98. **酮症酸中毒诱因是什么？**

(1)感染:最常见的感染有上呼吸道感染、肺部感染、化脓性皮肤感染、口腔感染、胃肠道急性感染、急性泌尿系感染等。

(2)各种应激:手术、外伤、灼伤、骨折、急性心肌梗死、脑血管意外等。

(3)精神状态:严重的精神刺激、高度紧张、极度兴奋、情绪激动等。

(4)饮食不合理:吃高糖或高脂肪的食物过量;或过于限制主食(每日主食不少于 100 克),或饥饿、禁食等。

(5)胰岛素严重不足:任何能引起体内胰岛素严重缺乏的因素,均可诱发酮症酸中毒的发生,尤其在 1 型糖尿病患者胰岛素用量不足或中断治疗,2 型糖尿病患者病情较重或未控制或对胰岛素产生抵抗时。

(6)妊娠和分娩:女性糖尿病患者在妊娠和分娩时,可诱发酮症酸中毒,尤其在分娩时易发。

(7)服用双胍类降糖药时:尤其是大剂量服药时可阻断三羧酸循环,导致丙酮酸在细胞内堆积,丙酮酸又部分转化为乳酸,可造成乳酸性酸中毒。由于糖利用不足,机体动用了脂肪,故出现酮尿,肝、肾功能障碍者更易发生。

（8）其他:继发性糖尿病伴应激状态,或采用糖皮质激素治疗加速脂肪分解时。

99. 糖尿病酮症酸中毒能引起哪些并发症?

（1）糖尿病酮症酸中毒患者在补液过多过快时,可导致心力衰竭;失钾或高钾时,易出现心律失常,以致心搏骤停;降低血糖的速度太快或血糖太低时,可导致心肌梗死,甚至休克或猝死;血液浓缩、凝血因子加强时,可引起脑血栓、肺栓塞等并发症。

（2）脑水肿为严重并发症之一。

（3）糖尿病患者在酮症酸中毒时,存在严重失水、休克,使肾循环严重不足,易并发急性肾衰竭。

（4）易并发严重感染。

（5）由于败血症等严重感染、休克、酸中毒等,易导致急性血管内弥散性凝血。

（6）糖尿病酮症酸中毒,常可伴发乳酸性酸中毒和高渗性昏迷。

（7）并发急性胰腺炎、急性胃扩张。

100. 糖尿病酮症酸中毒影响其预后的因素有哪些?

（1）老年糖尿病患者病死率高,病死率＞50％。

（2）昏迷时间越长、越深,则病死率越高。

（3）血糖、尿素氮、血浆渗透压高,而 pH 低于 7.0、二氧化碳结合力低于 4.49 毫摩/升者,病死率上升。

(4)有严重低血糖者病死率高。

(5)伴有严重感染、心肌梗死、脑栓塞等因素,均可影响其预后。

101. 何谓糖尿病高渗性昏迷?

糖尿病高渗性昏迷又称高渗性非酮症性糖尿病昏迷,或称为高血糖脱水综合征,是糖尿病的严重急性并发症之一。

糖尿病高渗性昏迷的临床特点:高血糖、昏迷、血浆高渗透压、脱水、无明显的酮症,以神经系统损害为主要特点。大多数患者不知道自己患有糖尿病。这些患者常因昏迷、抽搐或出现严重脱水到医院求治。急诊医师常误认为是神经科患者。经化验血糖、尿糖时,才发现血糖超过 33.6 毫摩/升,甚至高达 112~168 毫摩/升,尿糖强阳性,但酮体阴性而诊断为糖尿病高渗性昏迷。

糖尿病高渗性昏迷的患病率比糖尿病酮症酸中毒要低,但病死率高达 40%~60%。如不及时救治,该病患者多在 24~48 小时死亡,故早期诊断、正确救治,可降低病死率。

102. 糖尿病高渗性昏迷诱因是什么?

(1)感染:肺炎、急性胰腺炎、急性化脓性感染、败血症等严重感染。

(2)药物:因使用利尿药、大量糖皮质激素、降压药、甘露醇、大量静脉输注葡萄糖、血液透析、静脉高营养等治疗不当而诱发。

（3）应激：外伤、烧伤、手术、麻醉及急性心、脑血管病等诱发。

上述诱因存在，则使糖尿病代谢紊乱而诱发本病。

103. **糖尿病高渗性昏迷为什么有高血糖而无酮症**？

糖尿病高渗性昏迷伴有高血糖而无酮症，有以下一些说法可以解释。

（1）因高血糖本身能抑制脂肪分解，有抗酮体作用。但严重的高血糖不能防止酮症。

（2）机体尚有一定量的胰岛素分泌，虽然不能满足降低高血糖的需要，但可以抑制脂肪分解，使游离脂肪酸生成减少，因而通过肝转化而成的酮体也明显减少。

（3）糖尿病高渗性昏迷患者的血浆中，生长激素水平比糖尿病酮症酸中毒患者要低，其动员分解脂肪的能力差，故能抑制酮体生成。

（4）脱水和高渗环境能抑制酮体的生成。

（5）在肝门静脉系统中血浆胰岛素浓度很高，可抑制脂肪分解与酮体生成，或由于脂肪及肝细胞对胰岛素较敏感而酮体生成减少。

104. **何谓糖尿病乳酸性酸中毒**？

乳酸是糖无氧酵解的最终产物。正常情况下，乳酸在肝、肾通过糖原异生作用而被利用，以保持体内代谢的平衡。

糖尿病乳酸性酸中毒：当乳酸在体内堆积影响代谢时，血清乳酸就会升高；当乳酸超过 2 毫克/升、血 pH＜7.37

时,患者可出现恶心、呕吐、腹痛、昏睡、呼吸急促、休克,甚至昏迷。临床称其为糖尿病乳酸性酸中毒,且常与酮症酸中毒同时存在。乳酸性酸中毒以发病急、变化快、易休克、易昏迷为临床特点,病死率较高,是糖尿病的严重急性并发症之一。

105. 糖尿病乳酸性酸中毒诱因是什么?

(1)不恰当地应用双胍类口服降糖药,尤其苯乙双胍(降糖灵),可增加外周组织无氧酵解,极易导致乳酸性酸中毒。

(2)老年性糖尿病患者多伴有大、小血管病变,血液灌注不足,组织缺氧,有增高乳酸性酸中毒的倾向。

(3)伴有心、脑、肾功能不全,严重感染,酮症酸中毒,白血病,贫血等疾病,使乳酸清除减慢,而乳酸在血液中堆积。在糖尿病酮症酸中毒时,10%～15%兼有乳酸性酸中毒。

(4)饥饿、过量饮酒,亦可使乳酸增多而诱发本病。

(5)丙酮酸羧化酶、葡萄糖-6-磷酸脱氢酶缺乏等遗传性疾病,可发生乳酸性酸中毒。

106. 为什么糖尿病患者容易感染?

糖尿病患者容易感染,是糖尿病治疗中不可忽视的问题。可从以下几个方面分析易感染的原因。

(1)高血糖为糖尿病的重要特征,是感染的发病根源。由于血糖浓度高,抑制了白细胞的吞噬作用,降低了预防感染的能力,如皮肤感染的念珠菌,尤其是大肠埃希菌、肺炎球菌及其他革兰阴性杆菌,这些病菌在高浓度的葡萄糖组织中极易生长。因此,肺炎、皮肤与泌尿系感染,在糖尿病患者中极为常见。

(2)由于糖尿病患者体内代谢紊乱,使抗病能力显著下降,尤其在酮症酸中毒时,粒细胞动员受到抑制,白细胞功能受到损害,吞噬能力减弱,炎症反应明显下降,抗体生成降低。故酮症酸中毒的患者应给予抗感染治疗。

(3)糖尿病容易发生血管病变,引起血流障碍,抗体分布减少,影响白细胞的吞噬功能,故易发生感染。又由于血流量下降,组织缺血、缺氧,有利于厌氧菌的生长,可以发生组织变性和坏疽。此现象多见于糖尿病足、糖尿病下肢血管病变。

(4)糖尿病并发神经病变的患者,几乎都伴有神经性膀胱尿潴留,加之尿糖增多,有利于细菌生长,易逆行性感染而致肾盂肾炎。

107. 感染对糖尿病有何影响?

感染是糖尿病的重要并发症之一。感染与糖尿病两者互相影响。感染对糖尿病的影响主要有以下几点。

(1)感染促使病情加重,引起血糖升高,尿量增多,极易出现酮体。因此,感染是糖尿病酮症酸中毒的重要诱因之一。

(2)糖尿病足的感染,可以诱发下肢坏疽,以致截肢。结核菌感染可导致肺空洞。

(3)病毒感染可以促发 1 型糖尿病的发生,或使隐性糖尿病转为糖尿病。

(4)感染时,患者体内容易产生胰岛素抵抗,在治疗时需增加胰岛素用量。

（5）感染可引起败血症，使病情难以控制。

108. 糖尿病患者易并发哪些感染性疾病？

糖尿病并发的感染大多由化脓性细菌、真菌、结核杆菌、病毒等引起，可涉及多系统感染。

（1）呼吸系统感染性疾病：如肺炎、肺结核、慢性支气管炎继发感染、肺脓肿等。

（2）泌尿系统感染性疾病：如尿路感染、肾盂肾炎及前列腺炎、阴道炎（前列腺炎、阴道感染往往容易被忽视）等。

（3）皮肤感染疾病：如化脓性皮肤感染、压疮、疖、痈、坏疽、蜂窝织炎等。

（4）肝胆系统感染性疾病：如胆囊炎、胆管感染、急性或慢性肝炎等。

（5）消化系统疾病：如胃肠炎、胰腺炎等。

（6）耳鼻喉系统疾病：如化脓性中耳炎、咽炎、鼻窦炎等。

（7）口腔科疾病：如牙周炎等。

（8）外科疾病：如阑尾炎、手术后感染等。

（9）其他疾病：如败血症、菌血症等。

109. 糖尿病与肺结核的关系怎样？ 其预后如何？

（1）糖尿病与肺结核的关系：糖尿病合并肺结核，比单纯患肺结核严重得多。肺结核可使糖尿病的代谢紊乱加重，而代谢紊乱又加速了结核病的发展，两者相互影响，形成恶性循环。

暴发型结核病在糖尿病患者中较为多见。极易出现干酪性病灶并溶解形成肺空洞,播散结核菌。

糖尿病并发其他感染性疾病时,使用抗生素有效,病情能很快被控制;而糖尿病合并结核病采用抗结核治疗时,抗结核药物却对糖尿病产生不良反应。例如,异烟肼可干扰正常糖代谢,利福平有对抗降血糖药的作用,故应适当加大降血糖药的用量。异烟肼对周围神经的毒性反应可能加重糖尿病周围神经病变。

因为结核杆菌是糖尿病的一种特殊感染,所以尽早发现结核病,控制结核病的发展,对治疗糖尿病是十分重要的。当糖尿病患者病情恶化时,应想到合并结核病的可能,而当治疗结核病效果不满意时,必须除外合并糖尿病的可能性。

自从应用胰岛素和抗结核药以后,糖尿病合并肺结核的病死率已由原来的 50% 降低到 0.5% 。一般抗结核治疗至少应坚持 18 个月,以防复发。

(2)糖尿病并发肺结核的预后:目前认为,糖尿病并发肺结核的预后,首先取决于糖尿病是否被控制,其次取决于结核病的轻重程度、患者体质强弱与治疗迟早。

如果糖尿病已被控制,结核病不太严重,早期能积极治疗,则预后良好。如果糖尿病控制不理想,即使结核病较轻微,病情恶化的可能性依然存在。如果肺结核已很严重,即使糖尿病已被控制,则预后仍然较差。

另外,预后好与差还决定于酮症是否发生。青年、体重轻、糖尿病未被控制者,易发生酮症酸中毒,并促进结核病的恶化,使病情难以控制,则预后不良。一般而言,已被控制的糖尿病患者使用结核病化疗的效果与常人无异。糖尿病并发肺结核,若采用胰岛素和化疗联合,其预后一般良好。

110. 如何预防糖尿病并发肺结核?

(1)由于糖尿病患者糖代谢紊乱,易造成维生素 A 缺乏,加上长期的血糖浓度高,易导致结核杆菌感染,故控制糖尿病是关键的预防措施。

(2)对结核菌素试验阴性的糖尿病患者宜进行卡介苗接种,以预防结核病发生。

(3)糖尿病患者应避免与开放性肺结核患者接触,以防止被传染,必要时可应用异烟肼预防。

(4)糖尿病患者每年应胸部透视 1 次,以便早期发现肺结核。尤其在糖尿病控制不佳,病情出现波动或出现呼吸道症状时,应及时摄 X 线胸片。

111. 为什么说口腔疾病常是糖尿病的先兆?

口腔是人体的一个器官,诊治口腔疾病往往要从整体出发。

口腔症状可作为发现糖尿病的线索,许多患者出现口干口渴,口腔黏膜瘀点、瘀肿、水肿,口内烧灼感。有的患者舌体上可见黄斑瘤样的小结节,与糖尿病皮肤上的黄斑瘤一样。凡出现这些症状时,就要考虑糖尿病的可能。此外,当口腔疾病治疗效果不佳时,应进行血糖、尿糖化验,这对早期诊断和治疗糖尿病引起的口腔疾病有一定作用。

口腔症状常是糖尿病的先兆,比其他症状对糖尿病的诊断更可靠。葡萄糖耐量减低的患者,一般常有口干多饮、口腔烧灼感、牙龈肿痛、牙齿叩痛,有的患者还有口唇干燥、牙龈出血、牙周袋形成及牙齿松动。X线检查可见牙槽骨吸收现象,多数糖尿病患者或接近糖尿病边缘的患者均有这种现象。

因此,每一位口腔医师应掌握有关糖尿病的知识。有些糖尿病患者就是因并发口腔疾病而被发现的。

112. 糖尿病患者易并发哪些口腔疾病?

未控制的糖尿病患者可有多种口腔病变的表现,已控制的糖尿病患者亦可有不同程度的口腔病变。糖尿病能并发的口腔疾病有以下几种。

(1)牙龈炎、牙周炎:糖尿病患者常出现牙龈充血、水肿、糜烂、出血、疼痛。牙周部位可发生牙周脓肿、牙周袋形成,并有脓液渗出。

(2)口腔黏膜病变:表现为口腔黏膜干燥,常有口干、口渴,唇红部可见燥裂。牙龈、舌的糜烂及小溃疡并有疼痛,容易发生感染性口炎、口腔白色念珠菌病。

(3)牙槽骨吸收、牙齿松动脱落:随患者年龄增长而更为普遍存在。

(4)龋齿:在糖尿病患者中普遍存在。

(5)腭部炎症:进展的龋齿根尖炎及牙龈炎向多颗牙齿蔓延,可引起发热、疼痛、肿胀及吞咽疼痛等症状。

(6)其他:易出现拔牙后愈合时间延长,拔牙后发生疼痛及炎症等。

113. 糖尿病性高血压的病机是什么?

高血压是糖尿病常见的并发症之一。其患病率远较非糖尿病患者为高,而且发生得早,无论男、女患者,常随着年龄增长而增高,随着病程延长而增多。年龄以 41—50 岁为最高,患病率可高达 73.7％左右。糖尿病性高血压的病机如下。

(1)有糖尿病性肾病的高血压:糖尿病性肾病合并高血压为 20％～50％,见于 50％的糖尿病患者。发病早期并发高血压者比较少见,一旦出现蛋白尿,高血压的合并概率就会增加,特别是长期持续性蛋白尿的肾病患者比较多见。糖尿病性肾病并发高血压可能与以下因素有关:①原有高血压;②糖尿病肾实质病变的进展;③与微血管病变直接相关,高血糖造成高灌注性毛细血管性高血压;④由于糖基化和脂肪化造成血管壁损害,血管敏感性增加,易致糖尿病性肾病发生高血压。临床上将糖尿病性肾病的高血压称为"糖尿病性高血压"。

(2)无糖尿病性肾病的高血压:多见于 2 型糖尿病患者,年龄以 30—50 岁者居多,大多为原发性高血压,多伴有肥胖,特别是中老年糖尿病患者。

(3)糖尿病性自主神经病变伴高血压:多表现为卧位时高血压,立位性低血压。

114. 糖尿病性高血压对糖尿病有何危害? 为什么要慎用噻嗪类利尿药?

(1)糖尿病性高血压患者并发心血管疾病明显多于无高血压的糖尿病患者,故高血压是引起糖尿病动脉粥样硬化的危险因素之一。常见的危害如下。

①脑血管意外:高血压为糖尿病脑血管意外的主要危

险因素,脑血栓形成较脑出血多。

②冠心病及高血压性心脏病:临床表现为心律失常、心肌肥厚、心脏扩大,常并发心力衰竭、心肌梗死、心源性休克而致死。

③糖尿病肾病变:为伴有高血压的糖尿病患者较常见的并发症,晚期常可导致肾衰竭。

④眼底病变:有糖尿病眼底改变,常导致失明。

⑤周围动脉粥样硬化及坏疽:该并发症明显高于无高血压糖尿病患者的并发症。

(2)噻嗪类利尿药有排钠、排钾和排尿的作用,易发生低钾血症。非胰岛素依赖型糖尿病(NIDDM,2型)患者使用噻嗪类利尿药后,血清钾降低,胰岛素的分泌减少,胰岛素抵抗增加,使血糖升高,从而加重糖尿病病情,故糖尿病性高血压患者须慎用噻嗪类利尿药。

115. 为什么糖尿病患者易并发冠心病?

糖尿病患者并发冠心病多与下列因素有关。

(1)长期反复高血糖,有利于脂肪进入血管壁。

(2)糖尿病患者常伴有高脂血症,易促进动脉粥样硬化的发生。

(3)糖尿病患者体内性激素内环境稳定性的改变,使心血管疾病的发生率增高。

(4)糖尿病患者体内血液易呈高凝状态而形成血栓,使微血管闭塞,组织缺氧。

(5)糖尿病患者常伴有高血压。

(6)2型糖尿病患者中肥胖型较多。

（7）2 型糖尿病伴有高胰岛素血症，增强了动脉（包括冠状动脉）内膜细胞的溶脂作用，因而加速动脉硬化过程。

（8）糖尿病早期就可累及内脏微血管，以致使动脉壁受损。

116. 为什么糖尿病性心肌梗死多呈无痛性？治疗中应注意什么？

（1）糖尿病患者并发心肌梗死时多数呈无痛性，其发生率为 30％～40％。有些糖尿病患者发生心肌梗死，常在体检时心电图有异常 Q 波时被发现。过去认为，无痛性心肌梗死的病因，是糖尿病性神经病变所致，通过组织学研究表明，是由于交感神经及迷走神经纤维的肥厚、撕裂、神经纤维数目减少所致。多数学者认为，糖尿病发生心肌梗死无胸痛症状与糖尿病导致自主神经损害有关。

（2）治疗糖尿病心肌梗死应注意以下几点。

①将血糖保持在稍高水平是必要的，但若血糖过高易加重心肌梗死。急性心肌梗死时，血糖越高，病死率亦越高，并发症也越多。

②在降血糖时注意防止低血糖的发生。因为低血糖增加心排血量，会引起心动过速和心肌缺氧，造成心肌梗死面积的扩大和严重并发症的出现。

③应用胰岛素时，剂量不要过大，降血糖速度不宜太快。

④治疗中不要忽视纠正酸中毒和电解质紊乱。

⑤充分注意 α、β 肾上腺素能阻断药影响血糖的不良反应。

117. 为什么大多数糖尿病患者出现心率增快?

大多数糖尿病患者出现心率增快,可能取决于以下两个因素。

(1)单一的副交感神经损伤与副交感、交感神经的联合损伤。

(2)单一的迷走神经损伤的患者心率最快,而迷走和交感神经均受累者,虽然损伤较广泛,心率却慢些,但比自主神经功能试验正常者仍要快得多。所以认为,大多数患者的心率增加是由于副交感神经受损,或者是副交感神经和交感神经联合损伤的缘故。

糖尿病患者凡在休息状态下,心率每分钟>90次,应疑及自主神经功能紊乱。心率每分钟达130次,则更提示迷走神经损伤。这种心率增快常较固定,且不易受各种条件反射所影响。

118. 为什么糖尿病性脑血管病患者很少发生脑出血?

糖尿病性脑血管病是糖尿病患者致死、致残的主要原因之一。国内资料统计,约20%的脑血管病患者同时患有糖尿病,并且糖尿病患者动脉粥样硬化的发生率较正常人高5倍。根据报道,病程在5年以下的糖尿病患者,脑动脉硬化发生率为31%;5年以上者为70%。并且动脉硬化程度亦比较严重,能广泛累及心、脑、肾、下肢、视网膜等血管。

糖尿病性脑血管病分为两大类:一类为出血性脑血管

病,另一类为缺血性脑血管病。由于糖尿病血液易呈高黏、高滞、高凝倾向,患者的红细胞聚集性增强,因而引起全血黏度增高,出现血液不同程度的凝固现象,以致在微血管中发生血栓和栓塞。凝血功能亢进,抑制了脑血管破裂和出血。此外,患糖尿病时激素调节功能异常,生长激素增多使血小板聚集黏附性增高,胰高血糖素增多使纤维蛋白原增加,血黏度增高,局部血流相对缓慢。这些因素均有利于血栓的形成,但却不易发生脑血管破裂和出血。因此,糖尿病性脑血管病很少发生出血。

119. 糖尿病性脑血管病急性期易引起哪些并发症?

糖尿病性脑血管病急性期病情危重,常易发生一些致命性并发症,其中最凶险且常见的有以下几种。

(1)脑疝:是本病急性期脑水肿所致高颅压引起的最凶险症状,是致命性并发症。如果治疗不及时,必导致死亡。糖尿病性脑血管病在发病第一周之内,尤其前3天内,致死率最高的便是脑疝。

(2)呼吸道感染:急性期,患者的肺和气管内淤积大量分泌物,有利于细菌繁殖而引起呼吸道感染。此外,昏迷患者吞咽困难、咳嗽反应迟钝或消失,加之口腔内分泌物或呕吐物易误入气管,易发生吸入性肺炎和呼吸道感染,继而引起败血症而死亡。

(3)消化道出血:糖尿病性脑出血引起昏迷时,或脑出血累及丘脑下部、脑干时,易并发消化道出血,是预后不良的标志。

（4）压疮：患者皮肤受压部位血液循环障碍，造成局部营养不良而发生压疮。一旦发生压疮，无论对糖尿病本身还是脑血管病都影响很大，继之可出现酮症酸中毒等并发症。

（5）其他：酸碱平衡失调、电解质代谢紊乱等，均是糖尿病性脑血管病急性期患者严重的并发症。

120. 糖尿病性脑血管病的危险因素有哪些？其有何临床特点？

（1）糖尿病性脑血管病的危险因素

①高血压：为糖尿病常见的并发症之一。高血压既是动脉硬化的原因，又可加重动脉硬化的过程。一旦血压骤升，极易发生脑出血。根据统计，几乎 80％以上的脑血管意外均与高血压有关，临床发现 93％脑出血和 86％脑血栓形成均有高血压病史。无论是缺血性还是出血性脑血管疾病，高血压均是引起糖尿病性脑血管病最主要、最常见的危险因素。

②高脂血症：糖尿病患者长期处于糖、脂代谢紊乱状态，在脂代谢中，以三酰甘油及游离脂肪酸对动脉硬化形成居重要的地位。动脉硬化程度与血液中脂质浓度成正相关。糖尿病并发脑梗死多于脑出血。由此，高脂血症是糖尿病性脑血管病的危险因素之一。

③血液流变性改变：糖尿病血液流变的异常改变，使患者的全血黏度增加，形成高凝、高滞和高黏状态，造成血流缓慢、血液淤滞、组织缺氧，从而有助于血栓的形成。可见，糖尿病患者的高凝倾向，是引起糖尿病性脑血栓形成的最

主要的危险因素之一。

④心脏病：动脉硬化为脑血管病与冠心病发生的共同病理基础。心与脑两者关系密切。在冠心病中，常产生脑血液循环的障碍，它不仅容易发生脑血栓形成，而且容易发生脑梗死。据统计，有80％的脑梗死患者同时有冠心病、心绞痛、心肌梗死、心功能不全等心脏病。因此，心脏病尤其是冠心病是脑梗死最常见的原因之一。

（2）糖尿病性脑血管病的临床特点

①脑血栓形成比脑出血要多，中小脑血栓和多发性病灶较为多见。

②脑椎-基底动脉梗死比较多见。

③从影响脑血管的范围看，很少成为直接死亡的原因。

④临床常表现为反复发作的轻度脑卒中，或无明显卒中发作而临床表现为偏瘫、共济失调、痴呆、假延髓性麻痹、震颤麻痹症候群等。

糖尿病脑动脉硬化与非糖尿病脑动脉硬化相比没有本质上的不同，除动脉粥样硬化和小动脉硬化外，在糖尿病中特别强调微小血管病变。上述这些特点可能与糖尿病性脑动脉硬化和微小血管病变有关。

临床发现，约有70％的糖尿病患者发病前，或多或少地出现近期（指发病前数分钟、数小时或数日内）先兆迹象；约有30％的糖尿病患者在发病前，几乎没有任何先兆，可能与病变性质、程度、感觉及敏感性等因素有关。

121. 糖尿病并发脑血管病有哪些先兆迹象？

糖尿病性脑血管病的先兆迹象是多种多样的，多数患者表现如下。

（1）近期先兆迹象：①头晕突然加重；②头痛突然加重或由间断性头痛变为持续性剧烈头痛，头晕、头痛多为缺血性脑血管病的早期迹象；③肢体麻木或半侧面部麻木，或舌麻、口唇发麻，或一侧肢体麻木；④突然一侧肢体无力或活动失灵，且反复发生；⑤突然性格改变或出现短暂的判断力或智力障碍；⑥突然或暂时性讲话不灵，吐字不清；⑦突然出现原因不明的跌跤或晕倒；⑧出现嗜睡状态；⑨突然出现一时视物不清或自觉眼前一片黑蒙，甚者有一时性突然失明；⑩恶心、呃逆或喷射性呕吐，或血压波动；⑪鼻出血，尤其是频繁性鼻出血，常为糖尿病性高血压脑出血的近期先兆迹象。

（2）远期（指脑血管病早期或萌芽期）先兆迹象：①剧烈的头痛或颈项部疼痛；②眩晕或昏厥；③运动或感觉障碍；④鼻出血；⑤无视乳头水肿的视网膜出血。其中出现任何4种症状，平均2年内有发生脑出血的可能。从预防糖尿病性脑血管病发生来考虑，远期先兆迹象的警报对早期治疗更有现实意义。

上述这些先兆迹象虽然无特异性，但千万不要忽视，应及时就诊，以免耽误治疗。

122. 为什么糖尿病性脑血管病的高血糖不易被控制？

糖尿病性脑血管病发生后，在1个月以内都有不同程度的葡萄糖耐量异常及高血糖，并且高血糖不易被控制。其原因与下列情况有关。

(1)糖尿病并发脑血管病后,机体处于应激状态。在应激时,体内对抗胰岛素的各种激素,如生长激素、肾上腺素、糖皮质激素及胰高血糖素的增加,使血糖上升。在非糖尿病患者中不致发生高血糖,即使出现高血糖也是短暂的,能很快得到纠正而恢复正常。而糖尿病患者并发脑血管病时,则失去这种激素调节能力。

(2)在治疗时,因为脱水而输入高糖液体及肾上腺素等,亦可升高血糖水平。

(3)除了应激因素引起激素平衡失调外,饮食、运动量的变化及血糖调节中枢受到刺激也是造成本症原因之一。

123. 诊断糖尿病性脑血管病时应注意哪些问题?

对糖尿病性脑血管病的患者进行诊断时,首先要排除非糖尿病性脑血管病,同时还要注意以下一些问题。

(1)虽然糖尿病容易并发脑血管病,但必须考虑到糖尿病发生各种代谢异常时亦可能出现脑部症状。例如,低血糖反应可产生局限性神经症状;糖尿病高渗性昏迷除发生昏迷外,可有四肢瘫痪、局限性癫痫、瞳孔不等大、腱反射不对称;酮症酸中毒时可出现脑水肿,酸中毒时的低钾血症可致四肢瘫痪;乳酸性酸中毒时可表现为木僵状态。对此,临床应加以鉴别。

(2)多数糖尿病患者早已有中、小区域的脑梗死,通常这些病灶未表现出明显的局限性症状,一旦诱发出现症状时,即可发生偏瘫、局限性癫痫、脑神经麻痹等,很容易被误认为是新患的脑血管器质性病变。

（3）当糖尿病患者出现动眼神经麻痹时，要注意鉴别是糖尿病本身所致，还是脑桥小梗死所引起。

（4）当脑脊液蛋白质增高时，应排除糖尿病性周围神经病变。

124. 糖尿病足是怎样发生的？ 其预后如何？

糖尿病足是糖尿病患者特有的临床表现。多发生在 50 岁以后，60－70 岁患者更为多见。还多见于成年肥胖型糖尿病患者病程长、血糖控制不佳者。

（1）糖尿病足的发生：几乎均由缺血、神经病变、感染三个主要因素协同作用而引起。大血管病变在糖尿病足的发展中起决定作用，但是皮肤坏死的最终原因是微循环功能障碍。糖尿病足的发生多见于以下情况。

①缺血：肢体动脉硬化后，引起缺血，血流不畅，发生大小血管栓塞，局部组织血流受阻，以致发生本病。

②神经病变：发生血管改变的同时，伴有血管自主神经病变，影响血管运动，使局部抵抗力降低，知觉障碍易致外伤发生感染。

③感染：某些创伤，如不合脚的鞋挤压、局部出现胼胝或鸡眼处理不当、袜子缝线的摩擦、皮肤外伤等，均可造成感染。虽然感染不是糖尿病足的唯一发生因素，却是神经病变和血管病变的继续演变，使糖尿病足的损害进一步加重。

（2）糖尿病足的预后：糖尿病患者仅有中等度的血管狭窄者，可在感染的基础上发生坏疽；严重的缺血与感染，可导致患肢不可逆的损害，保留患肢的可能性很小，预后差。

据报道,糖尿病患者因足坏疽施行截肢手术者约占 10%,截肢后 30 天内死亡率为 10%。相反,血液循环正常或轻度缺血,下肢、足部的感染比较容易恢复,且预后较好;如合并神经性病变痛觉障碍而延误治疗者,可发生感染性坏疽或败血症,其预后不良。

125. 糖尿病患者如何预防糖尿病足坏疽？

(1)饮食控制:预防糖尿病足需要对饮食控制,控制糖类摄入量,以免增加血糖水平,加重病情。

(2)适量运动:适量地进行运动锻炼可以有效地帮助预防糖尿病足的发生,也可以增加免疫力。应选择适合自身的运动方式进行锻炼,循序渐进,持之以恒。

(3)改变不良生活习惯:糖尿病足的发生和不良的生活习惯也是有一定的关系的,所以需要改正这些不良的生活习惯。糖尿病患者除合理安排膳食、规律作息时间外,还应戒除嗜烟、嗜酒等不良生活习惯,以减少对周围血管、神经的不良刺激,促使小血管痉挛而加重患肢缺血的程度。

(4)控制血糖:无论如何要使空腹血糖控制在 7.0 毫摩/升以下,餐后 2 小时血糖在 10.0 毫摩/升以下,糖化血红蛋白要低于 7.0%,这样可使双足处于一个较为良好的代谢环境。

(5)避免足部皮肤受损伤:任何时候均不应赤脚走路,光脚穿鞋及穿不合脚的鞋,以免足部皮肤损伤。若患有鸡眼、皮肤裂口应及时找医师治,就诊时应说明自己患有 DM,不宜用鸡眼膏或胶布贴脚。对有足癣和甲沟感染者应格外注意,每次洗脚或洗澡后在足趾间抹含有防腐剂的滑石粉。

126. 何谓糖尿病性肾病？糖尿病性肾病能预测吗？

糖尿病性肾病是糖尿病的重要并发症之一。肾也是糖尿病微血管病变最常受累的器官之一,病变可累及肾血管、肾小球、肾小管和间质。常见的肾损害包括糖尿病性肾小球硬化症、小动脉性肾硬化、肾盂肾炎、肾乳头坏死。其中,糖尿病性肾小球硬化症是糖尿病特有的肾并发症,临床常称为糖尿病性肾病。尿微量蛋白检测能预测糖尿病肾病,尿小分子量蛋白测定可见微量白蛋白尿,这是糖尿病肾病的最早和最敏感的指标,正常人尿白蛋白排泄量为 1.5～20 微克/分,或<30 毫克/24 小时。用常规方法测出蛋白尿时,白蛋白排泄量常已>200 微克/分或 300 毫克/24 小时,当测得尿白蛋白排泄量为 20～200 毫克/分,定义为微量白蛋白尿。建议 1 型糖尿病患者 5 年后每年至少筛查一次尿微量白蛋白监测,2 型糖尿病确诊后 5 年,每年至少筛查一次。

127. 糖尿病性肾病有哪些病理改变？

(1)糖尿病性肾病的病理特征:肾小球基底膜均匀肥厚伴有肾小球系膜细胞基质增加、肾小球囊和肾小球系膜细胞呈结节性肥厚及渗透性增加。

(2)糖尿病性肾病的病理改变:病变早期出现肾体积增大,随着病情发展逐渐引起肾小球基底膜增厚,系膜区扩大。按其病理特征通常分为结节性肾小球硬化、弥漫性肾小球硬化、渗出性肾小球硬化、肾囊滴状损害 4 型。

①结节性肾小球硬化:为糖尿病性肾病所特有。在血

管襻系膜区出现椭圆形的透明样物质增生。结节多发生在肾小球毛细管襻的中央,肾小球毛细血管被外推,有时毛细血管扩张形成微血管瘤。

②弥漫性肾小球硬化:病变广泛。系膜基质增多,系膜区扩大,受累的毛细血管基底膜普遍增厚,早期比正常厚2～3倍,晚期可达10倍,逐渐使毛细血管腔变狭窄,以致完全闭塞。此型病理改变多见于糖尿病,但不是糖尿病所特有的。

③渗出性肾小球硬化:又称纤维蛋白或透明冠。在肾毛细血管中有嗜酸性物质沉积,多位于周围毛细血管,可与肾小囊发生粘连。此型病理改变无特异性。

后两型损害亦可见于肾动脉硬化、膜型肾炎、狼疮肾炎及各期肾小球肾炎。

④肾囊滴状损害:为小的圆形嗜酸物质沉着于壁层上皮细胞基膜与细胞间,其中不含细胞核及细胞残体,其染色性状与纤维蛋白相似。

除以上病理变化外,糖尿病肾病患者还可见肾小管上皮细胞的颗粒样和空泡样变性,小管萎缩,基底膜增厚,肾脏间质纤维化、水肿及炎细胞浸润,肾动脉及主要分支动脉粥样硬化,肾小球入球及出球小动脉壁玻璃样变性。

128. 导致糖尿病蛋白尿的因素有哪些?

导致糖尿病蛋白尿的主要因素为高血糖、高血压及蛋白质摄入量。长期高血糖状态下,基底膜通透性增加,致使蛋白质易漏出并沉积。合并高血压患者的蛋白尿发生率明显增高。高蛋白饮食加速肾功能不全患者的肾损害。

临床有时不能肯定糖尿病性肾病是蛋白尿的唯一原因。糖尿病其他并发症,如心血管病变、肾盂肾炎和下尿路感染等,也可能是蛋白尿发生的原因。尤其是2型糖尿病患者发病年龄一般较大,合并高血压、充血性心力衰竭、动脉硬化、肾疾病的机会增多。这些因素对糖尿病蛋白尿均有影响。

129. 糖尿病性肾病与高血压、血液高凝状态、视网膜病变有何关系?

(1)与高血压的关系:糖尿病患者高血压的患病率为非糖尿病患者的2倍,且糖尿病患者高血压患病率的高峰比正常人提早10年出现。由于糖代谢紊乱可加速肾动脉和全身小动脉硬化,使外周阻力增加,血压升高;高血糖可使血容量增加,肾超负荷,水钠潴留,最终可引起血压升高。

糖尿病性肾病早期并发高血压比较少见,一旦出现蛋白尿,高血压的合并率就会增加,特别是长期持续性蛋白尿的肾病患者比较多见。有高血压的糖尿病患者肾病的发生时间远较无高血压者为快,可导致糖尿病肾病的恶化。

糖尿病可以引起高血压。糖尿病性高血压患者的肾小球毛细血管静脉压和血流速度,均高于单纯高血压或单纯糖尿病者。这说明高血压对糖尿病患者的肾危害更大,最终常导致慢性肾衰竭。

(2)与血液高凝状态的关系:糖尿病肾病患者在血管内皮细胞损伤基础上,凝血活性增强和纤溶系统活化。而PAI-1的升高提示该类患者易于血栓形成,处于高凝状态。

肾实质损害、肾微血管栓塞与血小板凝聚、红细胞聚集、微小血栓形成,皆可引起肾血流停滞,肾组织缺血、缺氧。因此,血液凝固功能亢进现象,与肾病的发生发展及预后有密切关系。

(3)与视网膜病变的关系:糖尿病性肾病与视网膜病变被列为糖尿病性微小血管病变的代表。临床上常相互并存,故亦称糖尿病肾病-视网膜综合征。

糖尿病性肾病与视网膜病变有密切的关系,几乎所有的糖尿病性肾病都伴有不同程度的视网膜病变;而合并视网膜病变患者中仅有 1/3 有蛋白尿,似乎糖尿病患者的肾受累机会较少,发生较迟。许多学者认为,视网膜病变多发生在肾病出现蛋白尿数年之前。但从肾活检结果看,则证明肾病发生在视网膜病变之前。

临床上约有 39.8% 的轻型肾病不合并视网膜病变,两者之间的发展及严重性均有密切关系,肾病的严重程度与视网膜病变的严重性是一致的,这是事实。

研究证明,糖尿病性视网膜病变程度与尿蛋白的排泄量有明显关系,也与糖尿病病程明显相关。这是因为微量尿蛋白,是糖尿病患者早期肾功能障碍很敏感的生化指标,而糖尿病性视网膜病变则是粗略代表糖尿病肾病形态学及临床的表现。

130. 为什么说糖尿病性视网膜病变是致盲的危险信号?

在糖尿病各种并发症中,视网膜病变相对发生较早,亦最为常见。糖尿病性视网膜病变主要表现为视网膜缺血缺氧(微血管瘤、出血、棉絮斑、视网膜内微血管异常、静脉管径变化、新生血管、增殖膜形成)和(或)血管通透性增加(渗出、出血),导致患者视力下降乃至失明。

此外,糖尿病性黄斑病变,即特殊类型的糖尿病性视网膜病变,在40－60岁的糖尿病患者中黄斑病变是视力丧失的第一位原因。因此,糖尿病性视网膜病变是引起失明的危险信号。

131. 糖尿病性视网膜血管病变能反映全身情况吗? 视网膜病变如何分期分类?

(1)糖尿病性视网膜血管是全身唯一可以用检眼镜直接观察的小血管。糖尿病视网膜病变检查最简单也是最常用的方法就是散瞳眼底检查。散瞳眼底检查就是先在眼内点一滴散瞳药物,通常是速散(复方托品卡胺)或美多丽。20～40分钟后,瞳孔就扩大了。医师利用检眼镜就可以对眼底视网膜情况进行比较详尽的检查。散瞳之后患者看东西会有暂时的模糊,阳光强烈时会畏光,可以暂时戴上墨镜。不过这种状况仅持续4～6小时即可恢复。

糖尿病性视网膜血管病变虽然不会引起死亡,然而能表示全身的血管、神经及肾病变的程度。因此,根据视网膜血管病变的情况,有助于其他微血管病变的早期诊断;对全身症状不明显的患者亦可协助诊断,并能大体估计全身性疾病的预后。

(2)临床上一般将糖尿病性视网膜病变分为两大类型:单纯型(亦可称背景型或非增殖型)和增殖型。如此分类有利于治疗。

Ⅰ期:视网膜有微动脉瘤或并有小出血点(＋)极少量,

易数(卄)较多,不易数。

Ⅱ期:视网膜有黄白"硬性渗出"或并有出血斑(十)极少量,易数(卄)较多,不易数。

Ⅲ期:视网膜有白色"软性渗出"或并有出血斑(十)极少量,易数(卄)较多,不易数增殖型。

此3期统称为单纯型糖尿病视网膜病变。眼底表现为视网膜微血管瘤,视网膜出血斑,软性及硬性视网膜渗出物,视网膜动脉病变和静脉病变。

Ⅳ期:视网膜有新生血管和(或)玻璃体积血。

Ⅴ期:视网膜有新生血管和纤维增殖。

Ⅵ期:视网膜有新生血管和纤维增殖并发现网膜脱离。

后3期统称为增殖型视网膜病变,指病变至少有部分向内延伸超过内界膜,表现为新生血管、纤维性增殖和牵引性视网膜脱离。

132. 何谓糖尿病性神经病变？临床上如何分类？

糖尿病神经病变是糖尿病最常见的慢性并发症之一,病变可累及中枢神经及周围神经,后者尤为常见。其中远端感觉神经病变是最常见的病变,占所有糖尿病神经病变的50%以上。糖尿病神经病变是糖尿病神经系统发生的多种病变的总称,多累及周围神经系统和自主神经系统,中枢神经系统亦可受损害。当累及运动神经、脑神经、脊髓、自主神经时,可出现知觉障碍、深部反射异常等临床表现。一般由糖尿病引起的周围神经病变最为常见,临床常统称为糖尿病性神经病变。

糖尿病神经病变有多种,分类方法亦有多种。目前应用最广泛、最简单的分类方法是 Thomas 最早提出的。修改后的这一分类方法如下。

A. 对称性神经病变:远端对称性感觉运动性多发神经病变,自主神经病变,急性疼痛性神经病变,高血糖性神经病变,治疗诱发性神经病变,对称性下肢近端神经病变。

B. 局灶性和多灶性神经病变:脑神经病变,胸腹部神经病变,局部肢体神经病变,糖尿病性肌萎缩。

133. 糖尿病性神经病变有哪些临床表现?

糖尿病并发神经性病变的特点为自觉症状多、出现早且较常见。

(1)远端对称性感觉运动性多发神经病变:此为糖尿病周围神经病变中最为常见的一种。症状从肢体远端开始,逐步向近端发展,呈手套袜子样分布范围,一般从下肢开始。以感觉障碍为主,伴有程度不同的自主神经症状,而运动障碍相对较轻。发病多隐匿。

感觉症状的表现与受累神经纤维的大小有关。如果是细小纤维,则疼痛和感觉异常是主要症状。疼痛可以是钝痛、烧灼痛、刺痛、刀割痛等多种疼痛表现,大都晚间加剧。感觉异常可表现为麻木、发冷、蚁行、虫爬、发热、烧灼、触电样等感觉。深感觉(关节位置觉与振动觉)障碍一般很轻微。还可有温、痛觉的减退或缺失,随着症状的加重,可以发生肢体远端部位遭受各种意外损伤而全然不知的情况,如烧伤、热水烫伤、足部外伤引起溃疡等。自主神经病变引起的足不出汗,致皮肤干裂,更易促进溃疡发生。足部溃疡的继发感染与动脉血栓形成可造成坏死和坏疽,导致最终截肢。如受累的是粗大纤维,则主要影响关节位置觉和振动觉。出现步态与站立不稳的症状,闭目时更为明显,即感觉性共济失调。患者常诉有踩棉花感或地板异样感。由于行动不稳容易造成跌倒、外伤,甚至骨折。临床上,细小纤维受损更为多见,但最为常见的是细小纤维和粗大纤维同时受累的混合型病例。运动障碍如远端的无力、手与足的小肌肉萎缩,一般出现在疾病后期。

(2)自主神经病变:往往很少单独出现,常伴有躯体性神经病变。反之,有躯体性神经病变的糖尿病病例中通过功能检查,发现某些程度自主神经功能障碍的发病率可高达40%。可是一旦出现自主神经功能障碍的临床症状,则预后可能就比较差。

①心血管系统

· 直立性低血压:当患者从卧位起立时,若站位的收缩压较卧位时下降＞30毫米汞柱,则称为直立性低血压。

· 静息时心动过速:静息时心率90～100次/分,有的达130次/分。

· 无痛性心肌梗死:是心脏自主神经功能障碍最为严重的表现。

· 猝死:在患有严重自主神经病变的糖尿病患者中,有呼吸、心搏骤停的事件发生。

②胃肠道系统:糖尿病胃轻瘫可表现为恶心、食后腹胀腹痛、早饱、呕吐等。糖尿病患者大多有便秘,但也有少数患者发生腹泻,或腹泻、便秘交替。

③泌尿生殖系统和糖尿病性膀胱病变:膀胱功能障碍

可见于 37%～50% 的糖尿病患者。与自主神经病变相关的膀胱症状包括排尿不畅、尿流量减少、残余尿多、尿不尽、尿潴留,有时尿失禁,容易并发尿路感染。生殖系统表现为男性性欲减退、阳痿。所报道的发病率为 30%～75%。阳痿可能是糖尿病自主神经病变的最早症状。

④出汗异常:汗腺支配神经功能障碍是糖尿病自主神经病变的一个常见症状。主要表现为四肢末端少汗,但往往同时伴有躯干部位的多汗。

(3)急性疼痛性神经病变:此型少见,主要发生于病情控制不良的糖尿病患者。急性发病的剧烈疼痛和痛觉过敏,在下肢远端最为显著,也可波及整个下肢、躯干或手部。常伴有肌无力、萎缩、体重减轻与抑郁,有些患者呈神经病性恶液质。此型对胰岛素治疗的效果较好,但恢复的时间常较长。

(4)脑神经病变:在糖尿病性单一脑神经病变中,最常见的是动眼神经麻痹。起初表现为复视,几天内会进展为完全的眼肌麻痹,还会出现上睑下垂和瞳孔散大。糖尿病性动眼神经麻痹一般在 6～12 周自行恢复,但可以有复发或发生双侧的病变。

糖尿病性神经病变早期治疗呈可逆性,晚期则表现为非常顽固而呈难治性。

134. 什么是糖尿病性肠病?其临床特点是什么?

(1)糖尿病性肠病:是由于内脏自主神经损伤所致。临床表现为间歇性腹泻与吸收不良综合征。通常发生在夜间,也可在白天,发作时每天腹泻可多达 20 余次,呈水样便,无腹痛。特别是老年糖尿病患者,晚上可发生大便失禁。腹泻可持续数周,有时伴便秘,或两者相互交替,粪便化验和培养无异常,X 线检查见小肠功能失调。糖尿病性肠病是糖尿病晚期并发症之一。

(2)糖尿病性肠病的临床特点

①顽固性间歇性腹泻,发作期可数天致数周。间歇期可数周至几个月,间歇期排便可正常,甚至便秘。

②粪便量多,为棕色水样便,无腹痛感染的表现。

③昼夜均可发作,但以清晨和夜间多见,发作时一天腹泻可达 20 余次,严重者夜间可发生大便失禁。

④常有饭后腹泻加重。腹泻前可有腹胀和肠鸣。

⑤约有 50% 患者同时有脂肪泻。

135. 何谓糖尿病性高脂血症?

血脂是血浆中的中性脂肪(三酰甘油和胆固醇)和类脂(磷脂、糖脂、固醇、类固醇)的总称,广泛存在于人体中。它们是生命细胞的基础代谢必需物质。一般说来,血脂中的主要成分是三酰甘油和胆固醇,其中三酰甘油参与人体内能量代谢,而胆固醇则主要用于合成细胞浆膜、类固醇激素和胆汁酸。

正常人空腹血浆中基本不含乳糜微粒,而糖尿病患者基于糖类、蛋白质、脂肪的代谢紊乱,使血液中三酰甘油、胆固醇、β 脂蛋白的浓度超出正常范围,谓之糖尿病性高脂血症,即高脂蛋白血症。

糖尿病性高脂血症的发病情况主要与糖尿病类型、病情轻重、血糖控制水平、营养状态、年龄及高胰岛素血症有密切关系。未经治疗或病情未得到满意控制者,高三酰甘油血症发生率明显高于非糖尿病患者。

136. 糖尿病性高脂血症诊断要点是什么?

(1)有糖尿病病史:大部分糖尿病患者伴有继发性高脂蛋白血症,表现为血清中胆固醇和低密度脂蛋白胆固醇及载脂蛋白 BApo-B 较高,而高密度脂蛋白胆固醇和载脂蛋白 A-IApoA-I 较低,因此动脉粥样硬化的发生率较高。一般说来,1 型糖尿病(胰岛素依赖型)血液中最常出现乳糜微粒和极低密度脂蛋白的代谢紊乱。其原因可能与胰岛素缺乏引起脂蛋白脂肪酶活性降低,血中乳糜微粒和极低密度脂蛋白不能充分水解而堆积起来有关。这类患者经胰岛素治疗后可见好转。2 型糖尿病(非胰岛素依赖型)发生脂蛋白代谢异常者更为多见,可能与本型患者最常合并肥胖有关。

(2)实验室检查:静脉血液检查符合以下一项条件即可诊断高脂血症。

①血清高密度脂蛋白胆固醇 3.64 毫摩/升以上。

②血清低密度脂蛋白胆固醇 0.91 毫摩/升以下。

③血清三酰甘油 1.70 毫摩/升以上。

④血清总胆固醇 5.72 毫摩/升以上。

(3)重视高危人群:即老年糖尿病患者、女性更年期患者及体型肥胖者;不要忽视伴有心脑血管病的糖尿病患者。

137. 糖尿病对肝有何影响?

(1)糖尿病与肝硬化:糖尿病与肝硬化之间有 3 种关系

存在。①糖尿病导致肝组织学及功能改变,早期临床表现为糖尿病性脂肪肝。有人认为,可能是导致肝硬化的原因之一(此类变化纯系糖尿病引起)。②肝病导致糖代谢失常及糖尿病。③糖尿病和肝病同时存在,糖尿病合并肝硬化者并非少见,肝硬化要经过数年才能被发现。临床上诊断出来的大多数病例,被认为肝硬化是先发生的,而且肝硬化可能助长了糖尿病的发病。从肝活体组织检查结果分析,糖尿病本身不可能发生肝硬化。以肝硬化合并糖尿病为多。有人认为,糖尿病合并肝硬化之中,95%为乙醇中毒所致;也有人认为,糖尿病合并肝病者约84%先有肝硬化,其中70%为乙醇滥用者。

(2)糖尿病与脂肪肝:在正常情况下,肝内脂肪仅占肝重的3%～5%,而糖尿病时肝中脂肪含量超过肝重的10%,在组织学上肝实质脂肪化超过30%～50%。糖尿病患者约50%合并脂肪肝。肝内的脂质代谢紊乱,脂蛋白合成障碍,胰岛素分泌不足等为主要发病原因。成年型糖尿病性脂肪肝与肥胖型糖尿病有关,与糖尿病的控制程度、发病时间的长短则无任何联系。有人把肥胖、轻度糖耐量异常、高脂血症作为脂肪肝的发病原因。

138. 糖尿病对性功能有何影响?

将近90%的糖尿病患者有不同程度的性功能障碍,临床表现为阳痿、早泄、射精迟缓、逆行射精、性欲低下、月经紊乱及不育症等。

性功能障碍可以与糖尿病症状同时出现,但大多数患者在糖尿病症状之后出现。由于膀胱内括约肌松弛而射精逆流入膀胱,伴有阳痿,故经常不育,占40岁以下男性糖尿病患者中的25%～30%。在40岁以下的女性糖尿病患者中,38%可出现月经紊乱,往往有性欲低下,为发生不孕症的原因之一。有的男性患者完全无射精反射,则提示盆腔交感神经损害,以致输精管神经调节能力丧失,而使射精功能完全消失。

糖尿病患者合并阳痿比较多见,其患病率占30%～60%。糖尿病性阳痿,多伴有膀胱神经症状,现普遍认为是糖尿病性血管病变的末梢循环障碍,以及自主神经损害所造成的。

因糖尿病性阳痿不涉及死亡问题,故尚未引起足够的重视,可是从患者本身来看,却是切身的问题。医师必须十分耐心地询问,才能正确判断病情。尤其对阳痿的发病时间、性欲程度、有无自慰能力,应与其他原因所引起的阳痿加以鉴别。

有的患者因被诊断为糖尿病而发生了阳痿,这是一种暗示作用。还有的患者对疾病本身产生恐惧、忧虑而发生阳痿。更应该注意有无发生阳痿的心因性背景和神经性背景,并予以重视。患有阳痿的糖尿病患者的血、尿中促进性腺激素水平下降,发现精子的活动率低于50%。由于糖尿病时的胰岛素缺乏,会引起精子发生障碍或引起睾丸和附睾中精子形态和运动的异常。

因此,糖尿病对性功能的影响可能与血管病变、骨盆自主神经病变因素有关。

139. 糖尿病对妊娠妇女有何影响?

糖尿病妇女怀孕后,可能给孕妇带来的重要影响如下。

(1)糖尿病控制不满意时,有发生酮症酸中毒的危险。

(2)早期妊娠反应时,容易引起酮症酸中毒,常因此而发生胎儿死于宫内,甚至孕妇死亡。

(3)糖尿病孕妇合并各种感染时,感染多较严重或易复发,常为孕妇重要的死亡原因之一。

(4)糖尿病孕妇出现巨大儿、羊水过多、胎肺成熟迟缓、易感染、血管病变、妊娠期高血压等并发症,近年来,发现糖尿病孕妇比一般孕妇的胎儿畸形发生率高2~3倍。糖尿病孕妇产生巨大儿的发生率是一般孕妇的10倍。

(5)妊娠期及分娩前24小时尿酮体阳性者,可影响婴儿智力。

因此,糖尿病孕妇在整个妊娠期间要定期做产前检查,接受内科、产科的严密观察和治疗,安全度过妊娠、分娩阶段,糖尿病孕妇的管理应列为产科工作的一项重要内容。

140. 糖尿病孕妇常发生低血糖的原因是什么?

糖尿病孕妇在妊娠期间病情多变化,常见的原因如下。

(1)葡萄糖是胎儿能量的主要来源,随着妊娠的进展胎儿对葡萄糖的需求也逐渐增多。足月胎儿每天需葡萄糖30克,每分钟需6毫克/千克体重,而正常成人每分钟仅需2~3毫克/千克体重。因此,母体葡萄糖的消耗增加,处于"加速饥饿"的状态,此时母体需要增加进食量或次数来满足胎儿的需要。

(2)妊娠时胎盘能分泌多种胎盘激素及细胞因子,它们对胰岛素起到了拮抗作用,直接和间接地影响了妊娠期糖代谢。在临床上,妊娠早期和分娩期这 2 个时段较易出现低血糖。这是因为在妊娠早期,胎儿就已开始不断从母血中摄取葡萄糖,加之妊娠反应的出现让孕妇出现呕吐、进食少等情况,此时孕妇易发生低血糖。而当分娩时,子宫的收缩会消耗大量糖原,加上临产后进食少,也易发生低血糖和饥饿性酮症。

141. 糖尿病孕妇在妊娠期应注意什么？

(1)妊娠期间合理调整胰岛素剂量,严格控制糖类摄入。

(2)观察妊娠的不良先兆,如感染等。

(3)防止大幅度的血糖波动,哪怕是相对短暂的高血糖症也应重视预防。

(4)孕妇体重宜增加 6～8 千克,避免体重超重。

(5)要注意监测血糖、尿糖、血压、肝肾功能,必须在有经验的医师指导下进行治疗。

(6)糖尿病孕妇应按时做产前常规检查。早、中孕期每 2 周 1 次,孕 28 周后应每周 1 次。

142. 糖尿病孕妇在什么情况下易产生酮血症？

糖尿病孕妇出现酮血症会对胎儿带来严重的危害,特别是对胎儿的神经系统的损害。一般情况下,妊娠期血酮浓度比非妊娠期增加 2～3 倍,糖尿病酮症酸中毒在妊娠时的发生率为 4%～35%,以妊娠末期较为常见。糖尿病孕妇在以下情况下易产生酮血症。

(1)胰岛素剂量未及时调整。

(2)合并各种感染。

（3）任何因素引起的呕吐。

（4）引产疼痛和情绪波动。

但要注意与饥饿性酮症鉴别。

糖尿病患者妊娠期酮症如不及时控制，易发展为酸中毒昏迷，常危及母亲及胎儿生命，因此必须积极救治。

143. **糖尿病易并发哪些皮肤疾病**？

（1）皮肤真菌感染：为糖尿病患者最容易并发的皮肤病，特别是未被控制的糖尿病，并发真菌感染者高达 40％。此病不易治愈，也常易复发。其主要病症有间擦疹（擦烂）、口角炎、外阴炎、阴道炎，瘙痒难忍，以夜间尤著。

（2）皮肤化脓性感染：在糖尿病中并发化脓性感染者约20％，为金黄色葡萄球菌感染。临床表现为疖、痈、毛囊炎、汗腺炎，甚至加重糖尿病病情，诱发酸中毒。

（3）皮肤瘙痒症：泛发性皮肤瘙痒症见于老年性糖尿病患者，其发病时间、程度、部位都不一样，女性外阴瘙痒更为多见。

（4）结缔组织代谢障碍引起的皮肤病：有糖尿病性硬化性水肿、淀粉样变性苔藓、黏液水肿性苔藓。

（5）脂肪代谢障碍引起的皮肤病：有糖尿病性黄瘤、睑黄斑瘤、胡萝卜素沉着症。

（6）血管性障碍引起的皮肤病：有糖尿病性坏疽，糖尿病性脂肪萎缩，糖尿病性皮肤潮红、紫癜，胫前色素性斑，糖尿病性大疱，糖尿病性类脂质渐进性坏死。

（7）其他：末梢神经障碍引起的糖尿病性无汗症。

144. **糖尿病患者皮肤感染的原因和危害有哪些?**

(1)糖尿病患者皮肤易感染的原因

①糖尿病患者的皮肤组织内含糖量增高,宜于细菌繁殖。此外,皮肤糖量的增加对于皮肤创伤的治愈起着一定的障碍作用。

②在血糖较高而治疗效果不佳的患者中,预防感染的能力明显下降。

③有人认为,皮肤容易感染的原因可能与糖尿病引起的代谢紊乱和血管神经病变等减弱了皮肤和白细胞的防卫功能有关。

由于上述这些原因,可能促使皮肤感染率增加。目前,虽然有较好的控制糖尿病的药物和治疗细菌感染的抗生素,但糖尿病患者一旦发生皮肤感染,感染仍较一般患者严重而不易控制。

(2)糖尿病性皮肤感染易造成的危害

①当皮肤感染严重时,可加重糖类、脂肪、蛋白质代谢紊乱,使糖尿病病情加重,病情变化迅速,难以控制。

②在皮肤感染导致糖尿病病情加重的基础上,可诱发酸中毒和败血症,以致威胁患者的生命。

③如下肢皮肤感染严重时,可使皮肤损害不易痊愈,易发生溃疡、坏疽,甚者截肢。

皮肤感染与糖尿病关系密切,皮肤感染又可加重糖尿病,糖尿病易并发皮肤感染,二者互为因果。因此,皮肤感染对糖尿病病情造成的危害是不可低估的。

145. 糖尿病性脂溢性皮炎是怎么发生的？

糖尿病性脂溢性皮炎多发生在原发性糖尿病患者中，患病率高达37%。其临床特点：好发于溢脂部位及摩擦部位，可见小紫斑样皮炎，具有复发性和难治性。

脂溢性皮炎的发病可能与进食富含酪蛋白食物有关，并在长期缺乏维生素 B_6 的情况下，损害了胰岛 B 细胞而产生高血糖，在发生高血糖之前即可出现皮肤含糖量增加。以上事实证明，维生素 B_6 的缺乏及过剩的酸性产物堆积，促进了糖尿病性脂溢性皮炎的形成。

146. 何谓糖尿病性骨病？为什么糖尿病患者容易骨折？

(1)糖尿病性骨病：糖尿病并发骨质疏松症、夏科关节、强直性骨质增生、软组织钙化、关节周围炎等骨骼病变，统称为糖尿病性骨病。

骨质疏松症和骨质增生，多见于老年糖尿病患者，骨质疏松症随着年龄的增长而加重，常表现为腰痛及骨折。骨关节损伤多见于中年久病的糖尿病患者，男性占58%，女性占42%，表现为足或踝关节的肿胀及灼热感，一般多不伴有疼痛。跖趾骨及跗骨受影响时，不伴有症状。骨 X 射线的特征多见为血管钙化，轻脱臼，软组织肿胀。本病病因有 3 种学说：骨代谢异常学说，缺血学说及神经学说。多数学者支持神经学说。

(2)糖尿病患者容易骨折的原因

①糖尿病患者长期呈高血糖状态时，大量钙、磷、镁从

尿中丢失。然而糖尿病患者尿钙丢失的主要原因是由于肾小管滤过率增加,对钙等无机盐的重吸收减少,从肾丢失钙、磷的同时,骨皮质中含有的成分——镁亦同时丢失。低镁状态可刺激甲状旁腺功能相对活跃,引起骨吸收增加,骨量减少。骨基质形成受损可能是成骨细胞数量减少或每个成骨细胞活性降低所致。现今,成骨细胞活性与破骨细胞活性之间不平衡,引起骨质疏松为主要原因已被广大学者认可。

②糖尿病与无机盐、骨代谢紊乱的关系非常复杂。骨中无机盐成分减少的患病率变异较大,在流行病学中为$54\% \sim 96\%$。大多数学者认为,胰岛素是软骨和骨生长的调节因子,对软骨和骨的形成有直接刺激效应,它对钙的吸收和骨矿化可能起间接作用。因此,胰岛素缺乏是造成糖尿病骨质疏松的主要原因之一。

③骨代谢紊乱还与维生素 D 代谢异常、钙调素、降钙素的影响有密切关系。

虽然糖尿病并发骨质疏松的发病机制尚不完全清楚,但是足以解释糖尿病患者为何容易骨折。

147. 糖尿病患者的术前准备与术后注意事项有哪些?

(1)术前准备

①术前应使患者了解自己是糖尿病患者,并应得到医师的合理治疗以使病情稳定。

②术前除判断一般外科危险因素外,尚应正确掌握糖尿病并发症引起的主要脏器损害程度,并积极治疗糖尿病。

③应在术前 3～4 天测尿糖、尿酮体、血糖、钾、钠、氯、尿素氮、二氧化碳结合力及心电图等,通过检查对糖代谢、心肾功能有比较清楚的了解。

④糖尿病的控制,轻症糖尿病单靠饮食疗法即可控制;饮食疗法不能控制的糖尿病应改用普通胰岛素治疗;原为口服降糖药者,应在术前 1 天改用普通胰岛素治疗;原用长效胰岛素者,应于术前改用普通胰岛素治疗,以便调节胰岛素用量。

⑤术前糖尿病控制标准,通常使空腹血糖保持在 8.9 毫摩/升以下,24 小时尿糖定量低于 10 克,无酮症和酸中毒。

⑥手术前夜可服用镇静药及催眠药,以解除患者的不安心情。

(2)术后注意事项:轻症糖尿病患者做小手术,术后饮食同术前一样。若胃肠手术不能进食者,应持续静点葡萄糖液,每日摄入葡萄糖总量在 150～250 克,同时给普通胰岛素,葡萄糖与胰岛素的比例为(3～6)克:1 单位。并根据糖尿病的程度、麻醉情况、手术范围及程度,术后应认真观察血压、脉搏、体温等生命指征。同时需测定血糖、尿糖及酮体、钾、钠、氯等,根据检查结果,调整水盐代谢及纠正糖、蛋白质代谢异常。术中每 2 小时测尿糖及尿酮体 1 次,术后酌情每 4～6 小时检查 1 次。一般空腹血糖保持在 83～111 毫摩/升,尿糖在"＋","＋＋"时较为安全。一般术后 1～3 天进流质饮食,4～6 天恢复正常饮食,当每天能摄入碳水化合物 120 克时,可停止静脉输葡萄糖液,并恢复术前糖尿病治疗方案。

148. 糖尿病患者术后并发症与死亡率怎样？

糖尿病患者术前如做好充分的准备,术后并发症和死亡率可明显下降。糖尿病患者术后并发症的发生率16%～20%。常见的并发症50%为外伤感染,以金黄色葡萄球菌感染为多见,其他有血栓性静脉炎、切除残端愈合延缓、伤口延期愈合等外科并发症;另50%为泌尿系感染、肺部感染、急性心肌梗死、心力衰竭和败血症等内科并发症衰竭。

糖尿病患者术后死亡率2%～35%,其中以冠心病、急性心肌梗死、败血症为多见;肝衰竭、肾衰竭、呼吸功能衰竭、肺栓塞也不少见;也有因糖尿病酮症酸中毒或胰岛素过量引起的低血糖症而死亡者。

第5章　糖尿病治疗

149. **防治糖尿病的目的是什么？**

（1）纠正高血糖和高血脂等代谢紊乱，促使糖、蛋白质和脂肪正常代谢。

（2）缓解高血糖等代谢紊乱所引起的症状。

（3）防治酮症酸中毒等急性并发症和防治心血管、肾、眼及神经系统等慢性病变，延长患者寿命，减少病死率。

（4）肥胖者应积极减肥，维持正常体重，保证儿童和青少年的正常生长发育，保证糖尿病孕妇和妊娠期糖尿病产妇的顺利分娩，维持成年人正常劳动力，提高老年糖尿病患者的生存质量。糖尿病治疗的最终目标是延长患者寿命，提高患者生存质量。

150. **防治糖尿病措施有哪些？**

（1）糖尿病的防治措施一：预防措施

①定期血糖检测：预防糖尿病要从日常生活做起，在平时要做好血糖检测，定期血糖检测可以及时发现血糖浓度的遗传，一旦发现血糖异常就可以及时进行治疗，这样可以早发现、早诊断、早治疗，甚至可以防止糖尿病高危人群发展成为糖尿病。

②经常运动：保持运动对于1型糖尿病的预防至关重要，每天进行合理的运动，不仅可以锻炼身体，提高身体素

质,同时也有助于预防糖尿病。

③控制体重:肥胖,尤其是腹型肥胖是糖尿病发生的危险因素。随着生活水平的提高,肥胖的人越来越多,相对应的,糖尿病的患病率也高了起来,因此我们要做好体重的控制。

④合理饮食:高热能、高脂肪的食物是 1 型糖尿病患者的青睐对象。为了预防糖尿病,饮食必须控制,要选择低热能、高纤维素饮食,常吃蔬菜水果和粗粮,减少钠盐的摄入量。在日常生活中要远离零食、泡面、腌制食品等垃圾食品,对甜食,高热能的食物也要少吃,这些食物都很容易造成肥胖,是糖尿病的诱发因素之一。

(2)糖尿病的防治措施二:基本治疗措施

①饮食治疗:是糖尿病治疗的基本措施。无论哪一型、病情轻重、用什么药物治疗,均应通过饮食治疗减轻胰腺的负担,降低过高的血糖,改善症状。饮食治疗的原则首先是合理控制膳食的总热能。根据身高计算出标准体重,即标准体重(千克)=身高(厘米)-105,如身高 160 厘米,则标准体重为 55 千克。然后,按自己的劳动情况计算出合适的总热量,即每日每千克体重所需的热量×标准体重。

控制食物成分的比例。如糖类应占总热能的 50%～60%,脂肪占 30%或以下,蛋白质占 15%～20%,辅以足够的维生素、膳食纤维、微量元素,配合合理的餐次分配。饮食治疗应遵循个体化的原则,也就是根据个人具体情况进行调配。目前,许多医院都设有营养医师,可提供咨询。

②运动疗法:适当的活动可增加组织对胰岛素的敏感性,改善血糖控制,对肥胖者有助于减轻体重。作为日常的保健,建议结合日常生活进行轻、中度活动,每天累计约 30

分钟。这些活动包括在平地上快步走、在平地上骑车、刷墙、拖地板、擦窗和园艺(如修枝、播种、植树)等。如病情许可,更长时间的中等强度或剧烈的体力活动会有更多的好处。重度的活动包括慢跑、骑车上坡、劈柴等,每天可做 10 分钟。每周至少进行 2 次腿部、上肢、肩部和躯干的主要肌肉都能参与的锻炼,根据个人情况选择适合的项目。但要注意运动时的潜在危险,如创伤、脱水等,应对脚部加以特别防护。如做剧烈运动,应适当调整食物和药物。

③药物治疗:糖尿病用药问题比较复杂,应交由医师适当控制,按医嘱用药。值得一提的是,不少患者怕用胰岛素,认为胰岛素像毒品,用上后就很难停止。事实上并非如此,有些糖尿病患者在感冒、发热或其他疾病时,适当应用一些胰岛素,有助于控制病情,病情控制后可停用胰岛素。胰岛素不是毒品,不会成瘾,如果真有不能停用者,是病情的发展,而非胰岛素本身的问题。所以,应根据病情用药,不要拒绝胰岛素。

④自我监测血糖:是通过小巧、便携、易于校正的血糖测定仪,将一滴血放在一条试纸条上,测定仪可快速用数字显示血糖值,为糖尿病患者和保健人员提供动态数据,有助于了解病情和判断治疗效果。但血糖测定仪只用于血糖监测,不作为诊断糖尿病的依据,因其准确性受多种因素影响。

151. 糖尿病治疗原则是什么?

糖尿病的基本治疗原则,包括一般处理、饮食治疗、体育疗法及药物治疗。治疗糖尿病是长期而细致的工作,必须详细了解病情及患者的生活条件、工作情况等,贯彻原则性与个体相结合的治疗原则,制定行之有效的治疗方案。

糖尿病治疗是以坚持早期、长期、综合治疗、治疗方法个体化为原则,目的是纠正代谢紊乱,满意控制血糖、消除症状、减少或延缓并发症的发生和发展。

(1)饮食疗法是糖尿病最基本的治疗措施,目的是减轻胰岛负担,控制体重。原则是进食低糖、低脂、适量蛋白、高维生素、高纤维饮食,定时定量,并限制总热能的摄入。

(2)运动治疗能增强体质,改善健康状况,降低血糖,减少服药剂量。最好餐后1小时开始运动。原则是循序渐进,长期坚持。

(3)药物治疗

①磺脲类:主要作用是刺激胰岛素分泌,适用于有一定胰岛功能,经饮食控制效果不佳的2型糖尿病患者。

②双胍类:可促进外周组织摄取葡萄糖,加速无氧糖酵解和抑制糖异生,适于肥胖型糖尿病患者。

③α-葡萄糖苷酶抑制药:抑制小肠α-葡萄糖苷酶延迟各种多糖在肠道的吸收,可降低餐后高血糖。

④胰岛素:适用于1型糖尿病、伴急性并发症、合并重症感染、伴需手术的围术期患者,以及2型糖尿病口服药物治疗效果不佳者。

152. **糖尿病是吃出来的吗?**

糖尿病成因复杂,包括遗传因素与环境因素、营养物质的缺乏等多方面。环境因素方面,随着生活水平的提高,生活行为的改变,使饮食习惯、膳食结构发生了改变。

(1)进食高脂肪的食品增多,尤其是富含饱和脂肪酸的食品、精加工的谷物及纯糖类,如精白米面、各类含糖饮料等、较少复杂糖类和膳食纤维。这些富含糖类的食品进入肠道后,会以极快的速度被消化吸收,并引起餐后血糖水平急剧升高,刺激胰岛素大量分泌,结果又导致血糖水平快速下降,产生血糖波动。长期血糖波动会使胰岛素的作用降低,产生胰岛素抵抗和高胰岛素血症,并最终导致胰岛素细胞功能衰退,出现高血糖,引起糖尿病。

(2)晚餐成为很多家庭重要的一餐,往往很丰盛,营养过剩,晚餐后活动少,身体负担加大,胰岛分泌带来负担,久之则出现胰岛细胞功能不足,出现糖尿病。

因此,糖尿病与吃在一定程度上有密切的关系。其中一部分人糖尿病是吃出来的。

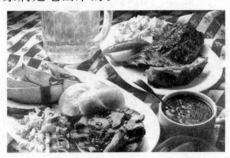

153. 饮食疗法在糖尿病治疗中扮演什么角色?

对糖尿病的治疗历来有"五驾马车"的形象比喻,即饮食治疗、运动疗法、规范教育、及时检测和药物治疗的综合治疗方法。饮食疗法是糖尿病治疗中至关重要的基本疗法,是糖尿病的基础治疗之一。合理饮食,可以减轻胰岛 B 细胞负担,有利于 B 细胞功能的恢复,从而达到降低空腹血糖和餐后血糖的目的,还可使肥胖者降低体重及增加胰岛素受体数目和敏感性。只有长期坚持合理饮食疗法,才能有效地控制血糖。糖尿病饮食疗法对轻型患者,尤其肥胖型患者,可以控制病情。重型患者采用药物和合理饮食治疗,亦能取得理想效果。糖尿病饮食疗法对患者来说,不仅能治疗疾病,而且可达到营养平衡,改善机体营养状态,增强机体抵抗力。也可以说,合理科学的饮食调整,不但能控制糖尿病的病情发展,而且可以防止出现各种并发症。可见,糖尿病饮食疗法具有极其重要的现实意义。

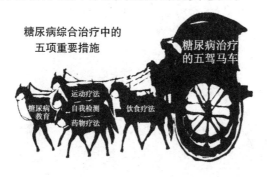

糖尿病综合治疗中的五项重要措施

糖尿病治疗的五驾马车

运动疗法
自我检测
药物疗法
饮食疗法
糖尿病教育

154. 糖尿病饮食疗法的目的是什么?

糖尿病饮食疗法的目的,在于摄入最低限度的糖类,维持机体正常需要,减轻胰岛 B 细胞的负担,促进空腹血糖、餐后 2 小时血糖降至正常或接近正常水平,促进尿糖消失,从而有效地纠正糖代谢紊乱。进一步使机体达到营养平衡,改善机体营养状态,增强机体抵抗力。

155. 饮食疗法提倡什么样的饮食原则?

防止总热能摄入过高,防止脂肪比例过高,防止膳食纤维比例过低;增加鱼类的摄入,增加谷物,特别是粗粮的摄入,增加高纤维食物的摄入,最终达到降低膳食热能密度的目的。

156. 糖尿病患者饮食方面的核心问题是什么?

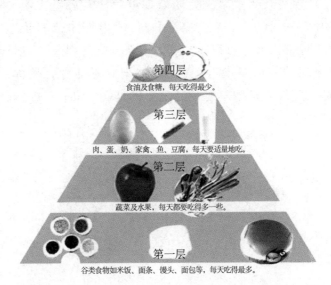

第四层
食油及食糖,每天吃得最少。

第三层
肉、蛋、奶、家禽、鱼、豆腐,每天要适量地吃。

第二层
蔬菜及水果,每天都要吃得多一些。

第一层
谷类食物如米饭、面条、馒头、面包等,每天吃得最多。

掌握好规定的热能为基本前提,原则上是保持健康时所必需的理想的饮食内容和质量,肥胖患者要保持标准体重。糖尿病患者没有必要过分限制糖类,要避免偏食,不要专吃高营养的食品,这一点应该引起重视。

157. 糖尿病饮食疗法中三大营养物质蛋白质、脂肪、糖类如何搭配?

合理节制饮食,摄取必需的最低热能。在适宜的总热能范围内要调节好糖类、蛋白质、脂肪三大营养素及维生素和无机盐的平衡。糖尿病患者每日饮食中三大营养素所占全日总热能的比例为:蛋白质 15％,脂肪 20％～25％,糖类 60％～70％。

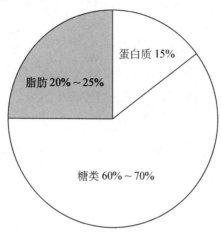

158. 糖尿病患者选择食物多样化的方法是什么?

为使糖尿病患者既能食用多样化的食物,还能正确执行饮食治疗,最好的方法是有效地利用食品交换表。同类食品可以按照其热能、营养进行交换。

159. 什么是食物交换份?

将食物按其所含营养成分的比例分为六类,说明各类食物提供同等热能 90 千卡的重量,叫作 1 份。(重量为生重)

160. 每类食物的 1 份的等值交换量是多少?

(1)1 份主食:大米、面粉、玉米、燕麦、绿豆、红小豆等谷

类 25 克＝干挂面、粉条、蕨根粉 25 克

50 克(1 两)米或面粉＝70 克馒头(熟重)＝125 克米饭。

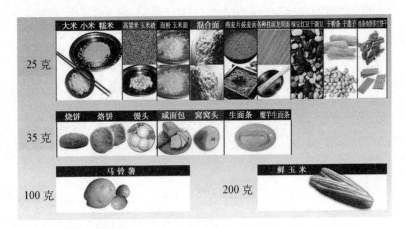

(2)1 份肉蛋类:瘦畜肉约 50 克、禽肉(去皮)约 50 克、鱼虾 80 克、鸡蛋(中等大小)1 个、豆腐 150 克。

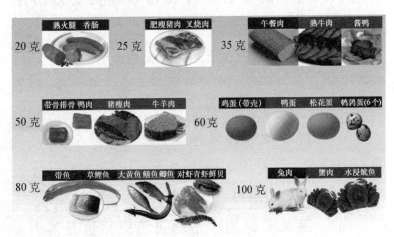

(3)1份新鲜蔬菜:500克绿叶菜、瓜类。

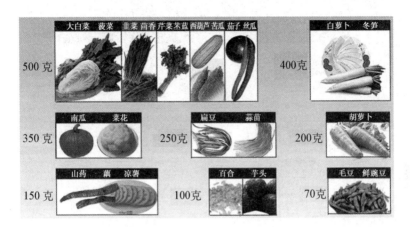

(4)1份水果:200克。

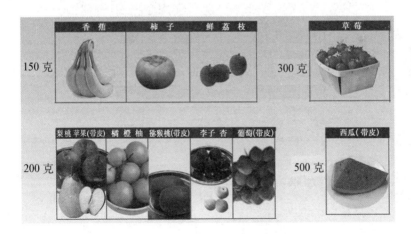

(5)1 份乳类:160 克牛奶或 200 克豆浆。

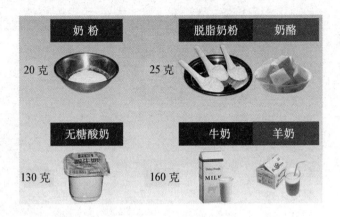

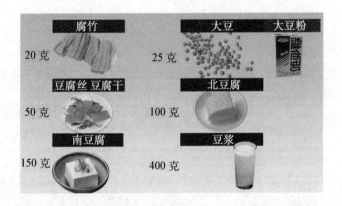

(6)1 份油脂:10 克油＝15 克花生米或核桃。

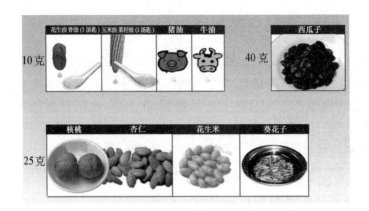

食品交换的四大类(八小类)内容和营养价值,见表18。

表 18　食品交换的内容和营养价值(四大类、八小类)

分组	类别	每份重量 (克)	热能 (千卡)	蛋白质 (克)	脂肪 (克)	糖类 (克)	主要营养素
谷薯组	谷类	25	90	2.0	—	2.0	糖类 膳食纤维
蔬果组	蔬菜类	500	90	5.0	—	17.0	无机盐 维生素 膳食纤维
	水果类	200	90	1.0	—	21.0	
肉蛋组	大豆类	25	90	9.0	4.0	4.0	蛋白质
	奶类	160	90	5.0	5.0	6.0	
	肉蛋类	50	90	9.0	6.0	—	
油脂组	硬果类	15	90	4.0	7.0	2.0	脂肪
	油脂类	10	90	—	10.0	—	

161. 糖尿病患者所需的热能如何考虑？

糖尿病患者除了基础饮食所需的热能外，还要考虑劳动和活动量的热能需要。儿童、青少年、孕妇、乳母、老年人、特殊职业者及有并发症的糖尿病者，应根据具体情况调整热能，确定饮食中对血糖变化有影响的三大营养素数量，即蛋白质每日 1～1.2 克/千克体重，脂肪每日 1 克/千克体重，糖类需求量由全日总热能中减去蛋白质及脂肪的热能后再除以 4，即可得出其全日需要量。

162. 糖尿病患者可以暴饮暴食吗？

饥饱无度、暴饮暴食是糖尿病饮食之大忌。因为进食过多，不仅加重胰岛细胞的负担，而且容易提前出现并发症。每次进餐不宜吃得太饱，要常带三分饥，适量进食，定时定量。这样的饮食习惯，既可减轻胰岛功能的负担，又可防止肥胖和其他并发症的发生。

163. 饮食情绪可以影响糖尿病患者的血糖情况吗？

专家们发现，当情志舒畅时进餐，各种消化液分泌增加，吃饭感觉味香可口，一方面有助于食物的消化与吸收，另一方面有利于血糖的稳定。若心情不畅时，食物嚼之无味，食欲明显下降，这是因为不良的情绪抑制了摄食中枢，而波动的情绪可引起交感神经兴奋，促使糖原分解，以致血糖水平升高，不利糖尿病病情稳定。因此说，愉快的饮食情绪与营养一样重要。进餐时应保持愉快的情绪，在饭桌上不要生气、恼怒，不议论使人不悦的事，养成健康的进食习惯。

164. 糖尿病患者进食狼吞虎咽有利于血糖控制吗？

糖尿病患者进食狼吞虎咽不利于血糖控制，而应该细嚼慢咽。吃饭细嚼慢咽可以使食物被牙齿磨得更细，唾液和食物充分混合，从而加强食物的消化与吸收，使营养被充分吸收利用，可增进糖尿病患者的健康。

165. 糖尿病患者进食可以多样化吗？

进食多样化才能保证摄取丰富的营养素，做到营养平衡。但前提条件是糖尿病患者所进食物在规定的总热能内。主食不能只用米饭，副食亦应该尽可能多种多样。患者应掌握一定的热能计算方法，了解自己每日每餐应吃的食物品种及数量，参考食品交换算法，选择合乎自己口味的食物。

166. 糖尿病患者可以只吃自己喜欢的食物吗？

不可以。常吃单调食物的糖尿病患者，易引起营养不良。应不挑食，不吃零食，饮食合理搭配，取长补短，使营养丰富。并提高各种营养素的利用率。值得注意的是，饮食不要带有强迫性，进餐时食物不宜过热或过冷，以免伤胃气。

167. 糖尿病患者需要清淡饮食吗？

从营养学角度来看，糖尿病患者应该清淡饮食。食品清淡有利健康。肥甘厚味不但影响消化功能，而且易引起糖尿病性高脂血症、糖尿病性冠心病、糖尿病性高血压等各种并发症。糖尿病患者平素进食不要过于油腻,调味品也不要过于浓烈。

168. **糖尿病患者尽可能选择哪些食物?**

宜选择食物升糖指数(GI)低的食物。升糖指数是指食用含有 50 克糖类的食物和相当量的葡萄糖在一定时间内(一般指 2 小时),体内血糖应达水平的百分比。一般认为,血糖生成指数在 55 以下时,该食物为低升糖指数食物;当血糖生成指数在 55～75 时,该食物为中等升糖指数食物;当血糖生成指数在 75 以上时,该食物为高升糖指数食物。升糖指数受多方面因素的影响,如受食物中糖类的类型、结构、食物的化学成分和含量及食物的物理状况和加工制作过程的影响等。粗加工、纯天然、新鲜的食品 GI 值较低。

(1)低 GI 食物:极少加工的粗粮、大麦、黑米、荞麦、玉米面糁、干豆类及其制品、乳类、苹果、桃等。

(2)中 GI 食物:大麦粉、玉米面粗粉、荞麦面条、燕麦麸、二面窝头、黑五类粉、微烤的马铃薯、甘薯、山药及根果类蔬菜甜菜、菠萝、杧果、香蕉、橘子汁、葡萄干、全麦粉面包、高纤维面包、燕麦粗粉饼干等。

(3)高 GI 食物:精制食物,如小麦粉面条、富强粉馒头、油条、精米饭、根类蔬菜胡萝卜、精白面包、苏打饼干等。

169. **哪些食物是糖尿病患者特别注意且尽量不用的?**

各种油煎、油炸的食品,猪油、鸡皮等尽量不吃,可溶性糖类加工成的食品如白糖、红糖等各种糖及含糖量高的蜜饯、果汁等尽量不吃，在特殊情况下（如低血糖发生时可立即进食糖及含糖量高的食品）除外。

170. 糖尿病患者吃主食的作用是什么？

主食是血糖的主要来源，用以维持体内血糖的日常所需。若不吃主食或进食过少，血液中葡萄糖来源缺乏，体内就必然要动用脂肪，脂肪分解生成脂肪酸，在体内氧化后释放出能量。由于脂肪酸产生过多，常伴有酮体生成，经肾代谢排泄，可出现酮尿。因此，无论正常人或是糖尿病患者，每日主食不能少于150克。

171. 主食主要有哪些种类？

米类：小米、大米、糙米、糯米、黑米、大麦、燕麦、荞麦、薏苡仁、高粱米、玉米、芡实。

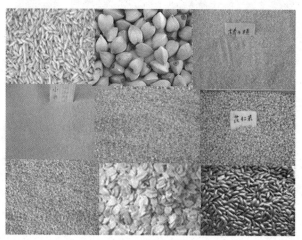

面类：小麦粉、小米面、紫米面、苦荞麦粉、莜面、豆面、高粱面、玉米面。

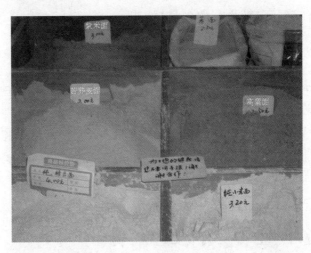

豆类：红小豆、绿豆、豇豆、黑豆、花豆、白扁豆、红扁豆。

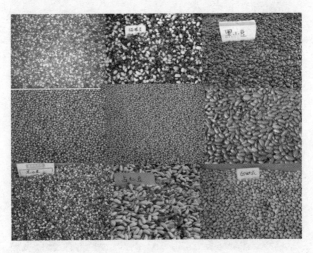

淀粉类:粉条、凉粉、蕨根粉、葛根粉、山药粉、藕粉。

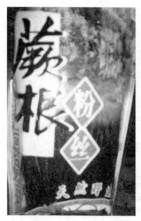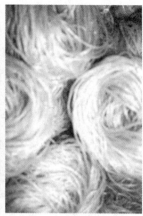

根茎类:土豆、山药、芋头(300 克山药可代替 50 克大米)。

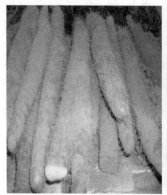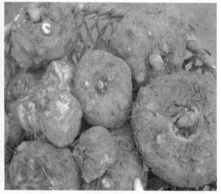

其他:南瓜。

172. 糖尿病患者如何选择主食？

我国人民的传统主食是五谷杂粮，通常是指水稻、小麦、玉米、大豆和薯类五大作物及其以外的粮豆作物。主要有高粱、谷子、荞麦(甜荞、苦荞)、燕麦(莜麦)、大麦、糜子、薏米仁、籽粒苋及菜豆(芸豆)、绿豆、小豆(红小豆、赤豆)、蚕豆、豌豆、豇豆、小扁豆(兵豆)、黑豆等。

杂粮外皮中的植物粗纤维不但能果腹以减轻饥饿感，还能使葡萄糖吸收减慢，改善葡萄糖耐量试验，降低空腹血糖和餐后血糖的浓度；它还能降低血脂、防止便秘，预防心血管疾病，慢性胆囊炎、胆石症、结肠癌等并发症。特别是荞麦、麸皮对糖尿病、冠心病、高血压等疾病的食疗作用目前已经得到了医学界、营养学界专家的肯定。

173. 食用荞麦、麸皮对糖尿病患者有什么益处？

目前，医学界、营养学界对天然食物荞麦、麸皮产生了极大的兴趣，肯定了它们对糖尿病、冠心病、高血压等患者的食疗作用。现分别介绍如下。

(1)荞麦：一种杂粮。荞麦面所含的蛋白质为 7% ～13%，比大米、白面含量丰富。从营养效价来看，小麦面的指数为 59，大米为 70，而荞麦则为 80(个别地区甚至高达92)。荞麦中含有脂肪 2% ～3%，脂肪中含有 9 种脂肪酸，其中最多的是油酸和亚油酸。油酸在人体内可以合成花生四烯酸，有降低血脂的作用。因此，常食荞麦可以防治糖尿病性高脂血症。

荞麦所含的微量元素和维生素等营养物质也是非常丰富的。有资料报道,荞麦面含有的维生素 B_1 和维生素 B_2 比小麦面粉多 2 倍,比烟酸多 3～4 倍。突出的是荞麦面中还含有其他食物所不具有的芦丁。烟酸和芦丁有降低血脂的作用,是治疗高血压、冠心病的重要药物。因此,长期食用荞麦可防治糖尿病性高血压、糖尿病性冠心病。

荞麦面中所含的无机盐高于任何其他天然食物,含量为精白米和小麦面粉的 2～3 倍。其中铁的含量为小麦粉的 3～20 倍;镁的含量比大米、小麦粉高 1 倍。镁能促进人体纤维蛋白溶解,使血管扩张,抑制凝血酶的生成,具有抗血栓的作用。可见,常吃荞麦面亦可预防糖尿病性脑血栓形成。

(2)麸皮:麸皮是最理想、最经济、最方便的高纤维食物。麸皮含纤维素 18％ 左右,还含有丰富的蛋白质、维生素、无机盐等各种营养素。但因其口感差,味道不佳,习惯上不作食用。其实,采取蒸煮、加醋、加适量糖、干燥等简单的加工过程,就能去除麸皮本身的气味,使味道变香,口感清爽可口,常见的麸皮面包、麸皮饼干等就是这样加工制成的。以麸皮为主要成分的系列食品是糖尿病患者最理想的高纤维食品,应多食用。近年来,许多专家纷纷报道,进食粗粮比细粮益处多。富含食物纤维的麸皮食品可影响血糖水平,减少糖尿病患者对胰岛素和药物的依赖性,并能防止热能过剩及有控制肥胖的作用。这是因为高纤维素食品可延缓胃排空时间,增加饱腹感,使摄入的食物和热能减少,有利于控制糖尿病病情。因此,糖尿病患者如果希望减肥和降血糖,请常吃麸皮系列食品。

174. **五谷杂粮是不是吃得越多越好？**

杂粮虽然是糖尿病患者较好的一种食物,然而,并不是吃得越多就越好的。如果杂粮吃得太多,一方面会影响消化,过多的纤维素可导致肠道阻塞、脱水等急性症状;另一方面长期过食粗粮,还会影响营养吸收,使人体缺乏许多基本的营养元素。

175. **哪些患者不宜多吃五谷杂粮？**

(1)缺钙、铁等元素的人群:因为杂粮里含有植酸和食物纤维,会结合形成沉淀,阻碍机体对矿物质的吸收。

(2)患消化系统疾病的人群:如果患有肝硬化、食管静脉曲张或是胃溃疡,进食大量杂粮易引起静脉破裂出血和溃疡出血。

(3)免疫力低下的人群:如果长期每天摄入的纤维素超过 50 克,会使人的蛋白质补充受阻、脂肪利用率降低,造成骨骼、心脏、血液等脏器功能的损害,降低人体的免疫能力。

(4)体力活动比较重的人群:粗粮营养价值低、供能少,对于从事重体力劳动的人而言营养提供不足。

(5)生长发育期青少年:由于生长发育对营养素和能量的特殊需求,以及对于激素水平的生理要求,粗粮不仅阻碍胆固醇吸收及其转化成激素,也妨碍营养素的吸收和利用。

176. **糖尿病患者可以不吃主食吗？**

不可以。主食是血糖的主要来源,以维持体内血糖的日常所需。空腹时,75%的血糖由肝糖原分解,25%来自糖的异生。若不吃主食或进食过少,葡萄糖来源缺乏,体内就必然要动用脂肪,脂肪分解生成脂肪酸,在体内氧化后释放出能量。由于脂肪酸产生过多,常伴有酮体生成,经肾代谢排泄,可出现酮尿。因此,无论正常人或是糖尿病患者,每日主食不能少于 150 克,使糖类进量不能太低,否则容易出现酮尿。

177. 糖尿病患者不吃主食就能降低血糖吗?

糖尿病患者不吃主食也可以出现高血糖。不吃主食并不能降低血糖,对患者的危害是不能合理使用降血糖药,容易出现低血糖,因基本营养素减少,使患者消瘦、抗病能力下降,易发生感染等并发症。

178. 糖尿病患者不吃主食有什么危害吗?

不吃主食使机体处于饥饿状态,为了补充体内所需热能,只能动员机体中蛋白质、脂肪进行糖的异生,这样易导致高脂血症、酮症、饥饿性高血糖,还易出现各种并发症,使病情反复或加重,给治疗带来困难。

179. 限制主食,不限制副食有利于糖尿病的控制吗?

有的患者怕血糖升高,把每日的主食量限制很严,最多不超过 200 克,而对鸡、鱼、肉、蛋、豆制品等副食则随便食用,其结果血糖控制不好,即使加服降血糖药物效果也不理想。首先,摄入过多的副食,即蛋白质、脂肪,在体内有一部分可通过糖的异生转变成热能,对控制糖尿病同样不利。

其次,蛋、豆制品及肉类含脂质较多,在糖代谢紊乱时,过多的脂肪会引起酮症。再者,脂肪热能高,可以增加体重,所含的脂质对血管硬化引起的冠心病及脑血管病也是极为不利的。

180. 糖尿病患者可以多食低脂食品吗？

糖尿病患者在食用低脂食品的同时要注意其所含的热能。因为低脂食品不等于低热能食品。大部分"低脂"产品并不一定低热量。"低脂"代表每100克食物脂肪量等于或少于3克,而"低热能"则代表100克食物内含有少于40千卡的热能。例如,普遍标有"低脂"的优酸乳脂肪含量较低,但产生的热能几乎等于5粒半方糖的热能。

181. 糖尿病患者不吃肉行吗？

有人认为,吃肉会摄入更多的脂肪和胆固醇,因此饮食方面不吃肉。但是,不吃肉不可取,肉是人体优质蛋白和必需脂肪酸的主要来源。蛋白质与脂肪、糖类一样都是人体内不可缺少的营养素。从肉的种类上说,兔肉和牛肉中脂肪含量最少,其次是鸡肉、鸭肉和鹅肉。猪肉的脂肪含量多,为减少吃肉带来的不利影响,老年人在选择肉的种类的同时,可以搭配一些清淡的蔬菜,少肉多菜,肉菜搭配更合理。

182. 糖尿病患者可以把麻花、蛋糕等高油高糖点心当加餐食品吗？

这些东西当加餐食品不可取。因为这些高糖高油点心除含脂肪外,主要为糖类,可以提供机体能量,易导致机体摄入的总能量过剩,血糖上升,而且过剩的能量如果没消耗也会转化为脂肪储存在体内引起肥胖。若特别想吃这些食物时,可以少量食用,相应减少正餐中米饭、馒头等主食量,确保糖类摄入总量不变。

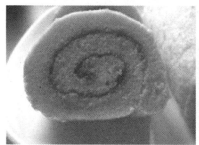
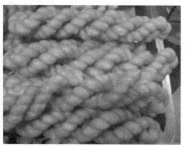

183. **糖尿病患者可以多喝绿豆汤吗？**

绿豆具有消暑益气、清热解毒、润喉止渴之功效,能预防中暑,治食物中毒等。由于绿豆营养价值较高,富含蛋白质及钙、铁等矿物质,对身体有好处。但是,绿豆和大米一样属高糖类,特别是浓的绿豆汤,喝后可引起糖尿病患者血

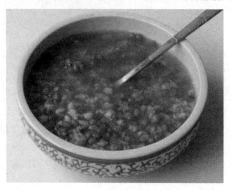

糖快速升高,不利于血糖的控制。

184. 糖尿病患者吃南瓜越多越好吗?

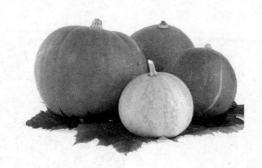

南瓜又名倭瓜、番瓜,属葫芦科植物果实,多产于夏秋季节。中医学认为:南瓜性温、味甘无味,入脾、胃二经,能润肺益气、化痰排脓、驱虫解毒,治咳嗽、哮喘、肺痈、便秘等病症。

现代医学研究发现,南瓜含有较多的果胶纤维,与淀粉类食物混合时会提高胃内容物的黏度,并调节胃内食物的吸收度,使糖类的吸收减慢,从而推迟了胃排空时间及改变肠蠕动速度,使饭后血糖不至于升高过快。南瓜含有丰富的营养成分,具有多种维生素、胡萝卜素、钙、磷、铁、锌等,其不但能防治糖尿病及并发症,对人体还有保健作用。因此,糖尿病患者进食南瓜是有利病情控制的,但并非越多越好,仍应在每日制定的总热能范围内适量食用。

185. 糖尿病患者可以如正常人一样喝酸奶吗?

酸奶是牛奶通过乳酸菌发酵而来,与牛奶相比降解了一部分乳糖、蛋白质和脂肪,提高了可溶性钙和磷的含量,并合成了一些 B 族维生素,由于抑制了一些腐败菌的繁殖,故还有调整肠道菌群的作用。因此,酸奶是一种容易消化和吸收的,老少皆宜的奶类。糖尿病患者是可以吃酸奶的,可以在早餐或晚上临睡前食用。不过,在选择酸奶时,应尽可能挑选低糖的酸奶,并将酸奶的热能计算入一天的饮食总热能中。

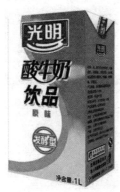
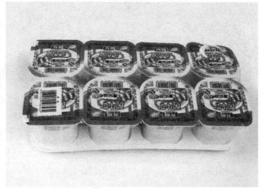

186. 什么是反式脂肪酸?

反式脂肪酸被认为是 20 世纪 40 年代以后人类食品加工的最大灾难。因一般植物油中多不饱和脂肪酸含量较高,它易与空气中的氧气发生反应而腐败,所以通过氢化而提高稳定性,就转化为鲜为人知的反式脂肪酸。其危害性比饱和脂肪酸还大;它与心血管疾病和糖尿病关系密切,膳食中的反式脂肪酸每增加 2%,人们患心脑血管疾病的风险就会上升 25%。专家指出,凡是含有氢化油的食品,都可能含有反式脂肪酸。因此,人们日常饮食中反式脂肪酸的主要来源就是那些使用氢化油的"大户",如植物性固体油脂

（生日蛋糕上的植物奶油），某些烘烤食品，炸薯条、炸鸡块等快餐食品，沙拉酱等。

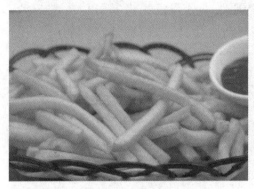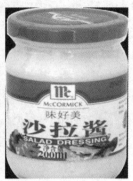

187. 糖尿病患者也要注意反式脂肪酸吗？

随着科学家对反式脂肪酸研究的不断深入，反式脂肪酸的巨大危害性正在逐步地浮出水面。严格地说，反式脂肪酸对机体而言是一种"异物"，机体不会利用或排除这种"异物"，结果使反式脂肪酸沉积在全身各组织，特别是血管壁，引发动脉闭塞、动脉硬化、心绞痛、卒中等心脑血管疾病，也增加了患糖尿病和关节炎等疾病的危险性。反式脂肪酸被认为比饱和脂肪酸危害更大，除导致人体血脂紊乱外，还能引发 2 型糖尿病患者胰岛素抵抗，对超体重患者危害更为严重。因此，糖尿病患者更应该远离反式脂肪酸。

188. 糖尿病患者如何选择早餐？

奶制品或豆浆，自己喜欢的主食，1 个鸡蛋及少量的肉类食品，可以用牛奶冲燕麦片，也可以选用蔬菜汁等健康饮品。

切记早餐不适合吃油炸食品和太油腻太咸的食品，如蛋糕、油饼等。早晨人的肠胃功能较弱，不能吃太多的粗纤维和刺激等调味品，如辣椒、芥末等。

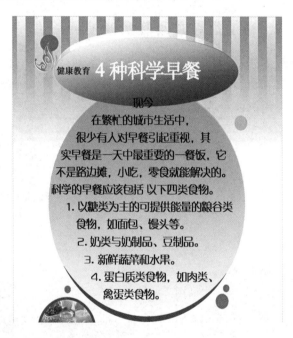

189. 糖尿病患者每日几餐合适？

血糖控制稳定的患者至少每日三餐；血糖控制不稳，波动较大、易出现低血糖的患者，每日进餐 5～6 次，少食多餐。

190. 饮食量和胰岛素用量有何关系？

注射胰岛素必须配合饮食控制。如单纯依靠胰岛素治疗而不严格控制饮食，必然进食过多而致肥胖，使胰岛素用量增加。如果进食不定时、不定量,势必导致血糖忽高忽低,病情不易控制。所以,必须根据患者具体病情,所用胰岛素的剂型、剂量及注射次数和时间来确定食量、进餐时间及餐次,使血糖调节至接近正常。

191. 糖尿病患者怎样选择水果?

新鲜水果富含维生素 C、无机盐、水和纤维素,还含有较多的果糖和葡萄糖。糖尿病患者应根据自己的具体情况和水果含糖量的高低选择食用。

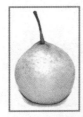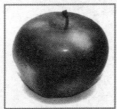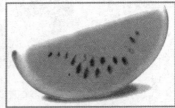

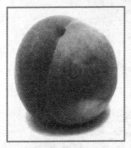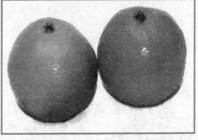

(1)因为水果中富含单糖类,而且能被机体迅速吸收,易引起血糖增高。所以在糖尿病患者病情尚未控制,血糖、尿糖均高时,最好不要吃水果。

(2)重症糖尿病患者不宜吃过多的水果,以免病情恶化。为了预防低血糖的发生,允许吃少量的水果,但需注意血糖、尿糖的变化。如果吃了水果后尿糖增多,则应减少主食,以免血糖升高。

(3)如果患者平素就喜食水果,并且病情比较稳定时,可以吃适量的水果。吃水果的最佳时间在餐前1小时,因可使水果中的果糖起到缓冲饮食的作用。若1次吃水果量较多,应减少主食量。如食入500克西瓜,应减少主食50克;如每日吃200克水果(梨、苹果、桃等),可减少主食25克。总之,糖尿病患者不宜多吃水果。

(4)糖尿病患者一般应选择含糖量较低的水果,最好不吃含糖量高的水果,即含糖量在14%以上的水果。

水果、干果、坚果含糖量的大致分类,见表19。

表19　每100克水果、干果、坚果含糖量(%)

类别	果名	含糖量(克)
水果	西瓜、白兰瓜、草莓、枇杷	4～7
	鸭梨、柠檬、鲜椰子肉、李子、樱桃、哈密瓜、葡萄、桃、菠萝	8～10
	香果、苹果、杏、无花果、橙子、柚子、鲜荔枝	9～13
	柿子、鲜桂圆、香蕉、沙果、杨梅、石榴、甘蔗汁	14～19
	鲜枣、山楂、海棠	20～25
干果	荔枝干、杏干、柿干、桂圆干、干枣、蜜枣、葡萄干	50～80
坚果	葵花子、核桃	10～15
	西瓜子、花生米	16～25
	栗子	40～45

192. **进食水果能代替其他食物吗？**

吃水果一般没有什么忌讳，但水果不能代替其他食物的营养。反过来，其他食物的营养也不能替代水果，原因如下。

（1）水果不含蛋白质，如长期不吃主食或蔬菜，单纯大量吃水果，容易造成蛋白质低下，使人的免疫功能受到影响。

（2）水果不含脂肪酸，如果长期不吃油脂食物，人体必需的脂肪酸将会降低或缺乏。

（3）吃水果不能超大量或过量，特别是与正餐一起食用，有可能导致血糖升高，加重胰腺负担，加重胃肠道负担。

因此，一定要把水果放在"平衡膳食"的大背景下来吃。最好不要单一食用，这也是为什么不能迷信水果减肥的重要原因。

193. **糖尿病患者饮酒有益处吗？**

（1）乙醇能产生大量的热能，每克可产热能 7 千卡，但产生的热能很难被人体利用（只有 50％ 以下被利用）。但乙醇却能使血糖发生波动，尤其当空腹大量饮酒时，可发生严重的低血糖，而且醉酒往往能掩盖低血糖的表现，因此如果发生低血糖，不容易发现，非常危险。

（2）饮酒的主要危害在于打乱和干扰了饮食控制计划，使其复杂化及增加执行难度。这一点要明确强调。因此，在适量饮酒的同时，要尽可能使每日摄入的热能、各种营养成分的比例保持相对恒定，要避免进食不足或过量。

糖尿病专家提醒患者，酗酒对糖尿病病情控制非常不利。这是因为一方面乙醇损害人体胰腺，使人体内胰岛素在短时间内缺乏或过量,造成血糖过高或过低。另一方面,含乙醇浓度高的酒不含其他营养素,长期酗酒会导致营养不良,并影响肝功能。酒还对某些降血糖、降血压、降血脂药物有干扰作用,使药物作用减弱。

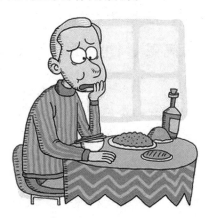

194. 糖尿病患者什么情况下可以饮酒？

糖尿病患者在血糖控制良好,空腹血糖在 7.84 毫摩/升;非肥胖者;无糖尿病以外其他重要慢性疾病;无糖尿病并发症;无须口服降糖药物及注射胰岛素;肝功能正常等情况下可适量饮酒。

195. 糖尿病患者可以饮酒时,每日多少合适？

乙醇是一种含热能的饮料,在体内几乎不能被利用,不易贮藏,易于经皮肤散热,因此在饮食控制的热能计算上,既不能不将乙醇纳入饮食控制的范围,又不能按其全量计入,一般以 50% 计量较为适宜。饮酒允许量:一般每日摄入乙醇应控制在 2 单位(每单位为 334.8 千焦)以内,换算成具体酒类为：30 度烧酒 80 毫升，啤酒 400 毫升，葡萄酒 200 毫升，威士忌酒 70 毫升。当然，此量仅为允许量，实际饮用时宜减半。

作为糖尿病专科医师，希望患者限制饮酒，或最好不要饮酒。在助兴场合，以茶当酒为佳选。

196. 糖尿病患者什么情况下要加餐？如何加餐？

糖尿病患者血糖控制不稳定，容易出现低血糖时，要加餐，防止低血糖的发生。灵活加餐对防止糖尿病患者的低血糖反应很重要，特别是皮下注射胰岛素后的患者，有可能出现血糖大幅度的回落。糖尿病患者一般可在 9：00—10：00 时，15：00—16：00 时及晚上睡前加 1 次餐。若尿糖为阴性，应加主食 50 克；尿糖 1 个加号时，应加 33 克；2 个加号时，应加 25 克；3～4 个加号时，应加一些含优质蛋白质的食物。这样既可减少正餐主食及其他糖类的用量，减轻餐后高血糖，又可防止胰岛素作用较强时引起的低血糖反应。

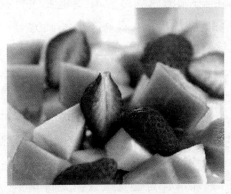

临床上常见注射胰岛素的患者睡前尿糖阴性,晨起空腹尿糖反而阳性,除少数患者是黎明现象外,多数系夜间低血糖引起的晨间高血糖。采用睡前加餐后,清晨空腹尿糖可以转阴。但加餐饮食的摄入量一定要计算在全日糖类总摄入量内。生活不规律,吃饭不定时(如出差、外出开会),易引起血糖的变化,因此要注意随身携带一些方便食品,如奶粉、方便面、咸饼干等,以便随时灵活加餐。

197. 糖尿病患者低血糖时如何加餐？

有些糖尿病患者,病情不稳定,常有心悸、手抖、多汗、饥饿等低血糖反应,应立即食 1 块糖或 50 克馒头,以缓解发作。发作前如能少量加餐,常可使血糖保持在相对稳定的状态,预防低血糖反应的发生。

偶然发生低血糖反应时,可立即饮用易于吸收的果汁、糖水或吃少量糖果、馒头等予以缓解。但不可经常采用这种办法。如多次出现低血糖症状时,应请医师调整饮食和药物。

198. 糖尿病患者吃完规定数量的食物后还觉得饿怎么办？

糖尿病患者吃完规定数量的食物后,往往还觉得饿,可以适当增加充饥的副食,主要是选用含糖量在 4% 以下的蔬菜,如紫菜薹、油菜、苦瓜、冬瓜、黄瓜、小白菜、大白菜、小红萝卜等。肾功能正常者,可适当增加豆腐等豆制品。

含糖量 4%～10% 的蔬菜、水果,如扁豆、白萝卜、草莓、柠檬、樱桃等(见表 20),应控制食用。

含糖量超过 10% 的蔬菜,如山药、马铃薯、芋头、藕、口蘑、百合、慈姑、青豆、黄豆、豌豆、蚕豆、香菇、冬菇、荸荠等,应按食入量及其含糖量,适当减少主食。

表 20　每 100 克蔬菜的含糖量(%)

蔬菜名称	含糖量(克)
紫菜薹、水生菜	1
油菜、瓢儿菜、小白菜、油菜心、生菜、莴笋、茴香、芹菜、水芹菜、蒜黄、樱桃萝卜、西葫芦、冬瓜、黄瓜、蒿子秆、茭白、南瓜	2
豌豆苗、酸菜、太古菜、大白菜、油菜薹、圆白菜、雪里蕻、红苋菜、菠菜、莴笋叶、青蒜、韭黄、龙须菜、菜花、苦瓜、菜瓜、番茄、青柿子椒	3
绿豆芽、春笋、甘蓝、根达菜、芹菜叶、小葱、金花菜、水萝卜、白萝卜、茄子	4
扁豆、棍豆、绿苋菜、蕹菜、韭菜薹、辣椒(尖)、红柿子椒、丝瓜	5
心里美萝卜、芥菜疙瘩、蔓青、冬笋、大葱、倭瓜、蒜苗	6
黄豆芽、大红萝卜、竹笋、香椿、香菜、鲜毛豆	7
黄胡萝卜、红胡萝卜、洋葱	8

将含糖量高的蔬菜洗净、切碎后,放入多量水中煮 15 分钟,将水倒去,然后加水再煮,这样重复 3 次,使菜中的糖类溶于水中而全被弃去,然后加入适量的油、盐等调味品烧煮,可供充饥食用。

此外,肉汤或其他汤类冷却凝固后,去掉上面的一层油皮,烧开冷却后,再去掉一层油皮,亦可供糖尿病患者食用。

199. **糖尿病患者怎么选择吃坚果？**

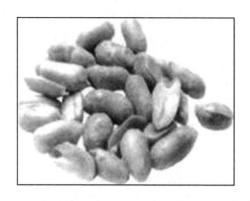

　　糖尿病患者不适合吃坚果，不管是脂肪类坚果还是淀粉类坚果最好都少吃。尤其是淀粉类坚果。当然也可以适量吃，但要注意不要重复食用，只能用来替代米、面，吃了淀粉类坚果即应该减少主食的摄入量。对于脂肪类坚果，也不建议糖尿病患者吃。虽然含脂肪多的东西糖类的含量会比较低，但是脂肪能够提供大量的能量，食用之后会对血脂等产生远期影响，而且肾功能不全的患者也应该尽量少吃或不吃坚果。

200. **糖尿病患者如何选择替代糖？**

　　糖尿病患者在选用任何甜味剂的时候，应考虑到总的热能和营养需要，要个体化，必要时可以向营养师、糖尿病专科医师咨询，以确定甜味剂的量和种类。

201. **甜味替代物有哪些？**

　　目前可以利用的甜味替代物是多种多样的，分为有营养性和非营养性两类。有营养价值的甜味物如果糖,在限制热能摄入时是不能用的。糖精、蛋白糖等甜味剂所含的热能很少,故被认为是非营养性的。

非营养性甜味剂,又称高甜度甜味剂,是甜味剂的重要品种。主要有以下几种。

(1)功能性单糖:高果糖浆、结晶果糖、L-糖等。

(2)功能性低聚糖:异麦芽酮糖、乳酮糖、棉子糖、大豆低聚糖、低聚果糖、低聚乳果糖、低聚乳糖、低聚异麦芽糖等。

(3)多元糖醇:赤藓糖醇、木糖醇、山梨糖醇、甘露醇、麦芽糖醇、异麦芽糖醇、氢化淀粉水解物等。

(4)糖苷:甜菊苷、甜菊双糖苷、二氢查耳酮、甘草酸等。

(5)二肽类:甜味素(阿斯巴甜)、阿力甜等。

(6)蛋白质:索马甜、莫奈林、奇异果素等。

(7)蔗糖衍生物:三氯蔗糖(又叫蔗糖精)等。

(8)人工合成甜味剂:糖精、甜蜜素、安塞蜜等。

202. 甜味替代物有什么营养与作用,哪些人最好不用?

甜味替代物没有营养价值,只是增加甜度替代蔗糖用。儿童及孕妇最好不用。

203. 糖尿病患者应限制高盐饮食吗?

医师们通常把限制饮食特别限制进食含糖量高的食物,作为重要的防治方法来指导糖尿病患者,而对限制盐的摄入量则很少注意。现代医学研究表明,过多摄入盐,具有增强淀粉酶活性而促进淀粉消化和促进小肠吸收游离葡萄糖的作用,可引起血糖浓度增高而加重病情。因此,糖尿病患者应限制高盐饮食。实行低盐膳食,每日食盐摄入量在 5 克以下。

204. 糖尿病患者长期摄入高盐饮食有什么危害吗?

如果糖尿病患者长期摄入过多的盐,则会诱发高血压,并且会加速和加重糖尿病大血管并发症的发展。此外,盐还能刺激食欲,增加饮食量。

205. 糖尿病患者限盐,包括含盐调味品吗?

限盐还应包括含盐的调味品,如黄酱、酱油等。一些面食中也含钠,如 250 克馒头所含的钠相当于 2 克食盐。

206. 糖尿病患者宜常吃什么食物?

中医界许多专家认为,糖尿病患者多表现为阴虚燥热之证,治疗上常予以益气养阴,清热滋肾之法。因此,糖尿病患者在饮食方面宜选择以下食物。

(1)在辨证的基础上最好选用寒凉滋润之品,如银耳、百合、荸荠、梨等,以甘寒润肺;山药、莲子、茯苓、核桃仁、扁豆等,以滋肾健脾;绿豆,以清热解毒祛暑;丝瓜、冬瓜、荸荠、枸杞子、芹菜、海带、马齿苋等,以清热泻火滋阴。

(2)宜食低糖、低脂肪、高蛋白、高纤维素食品,可常吃豆制品。

(3)宜常吃桃、杨梅、樱桃等新鲜水果。这些水果中含有果胶,能增加胰岛素的分泌量,可使血糖下降。

（4）宜常吃苦瓜、南瓜、柚子、薤菜。这些食物均含有胰岛素样的成分，既营养丰富，又可降糖，是糖尿病患者的理想食物。

（5）宜常吃黑芝麻、葱、胡萝卜，有助于改善因少吃淀粉而造成的乏力等症状，并能降低血糖。葱还能增强人体对蛋白质的利用，对糖尿病很有好处。

（6）宜饮用凉开水泡的茶。茶叶中含有一种较理想的降血糖物质，但其耐热性不强，其有效成分常在开水浸泡的过程中遭到破坏，因此用茶叶降血糖时，切记勿用热开水泡饮。

207. 糖尿病患者应禁忌哪些食物和药物？

糖尿病患者当体质处在燥热时，应忌食助热生火、香燥伤阴食品，如蔬菜中的韭菜、蒜苗、辣椒、姜、胡椒、香菇、茴香、芹菜等；肉类中的狗肉、驴肉、羊肉、鹿肉等；海鲜中的带鱼、螃蟹、蚶子等。

208. 糖尿病患者应注意哪些食物之间的配伍禁忌？

（1）猪肉与马肉、牛肉、羊肉、荞麦不同食，食之则病；与鸡蛋、鲫鱼、黄豆同食，易引起气滞；与龟肉、蟹肉同食伤人。

（2）鸡肉忌胡蒜、芥末、糯米、李子、狗肉、鲤鱼。

（3）雀肉不能和猪肝、白木耳同食。

（4）鸭蛋忌与鳖肉、李子、桑葚同食。

（5）猪肺与菜花同食，令人气滞。

（6）猪肝忌鱼类，食则生痈疽；与荞麦面、豆浆同食易患痼疾;与鲤鱼肠子同食则伤人神气。

(7)狗肉同蒜同食损人元气;与茭白同食易生癥。

(8)兔肉忌与鸡肉同食。

(9)鳖肉忌与兔肉、鸭肉、猪肉、苋菜、鸡蛋同食。

(10)鲫鱼忌与鹿肉、猪肉、芥菜、砂糖同食。

(11)鲤鱼忌与狗肉、猪肝同食。

(12)鳝鱼忌与猪肉、狗肉、狗血同食。

(13)龟肉不可与果酒及苋菜同食。

209. 糖尿病患者应注意哪些食物与药物,药物与调味品之间的配伍禁忌?

(1)猪肉反乌梅、桔梗、黄连、胡黄连、苍术、商陆,畏杏仁、百合。

(2)猪血忌与地黄、何首乌同服。

(3)猪心忌与吴茱萸同食。

(4)鳖肉忌与芥子、薄荷、苋菜同食。

(5)鲤鱼忌与砂仁、天冬同食。

(6)鸡肉忌与芥子同食。

(7)雀肉忌与白术、李子同食。

(8)蜂蜜忌土茯苓、威灵仙同食。

(9)茶叶忌铁屑同食。

(10)服用补益剂忌食莱菔子及大寒大凉食品。

(11)服用荆芥后忌食鱼、蟹。

(12)服用威灵仙、土茯苓应忌茶叶。

(13)羊肉反半夏、石菖蒲。

(14)鲫鱼反厚朴,忌麦冬、沙参。

食物于烹调时,对盐、酱油、醋、葱、姜、大料等调味品,可根据需要随意选用,但忌过量,应以清淡为佳。

210. 糖尿病患者食谱定制原则是什么?

根据患者的个体情况,计算出每日需要的热能,按不同食物所含营养成分及热能结合饮食质量与营养价值来安排一天的食物。

211. 糖尿病患者每日食谱根据什么计算?

糖尿病治疗的基础是控制饮食。在控制饮食时,首先应计算出患者的标准体重,然后按标准体重计算出患者每日所需的总热能;然后按患者病情的轻重分别计算确定出相应的食谱。

212. 成年糖尿病患者所需热能与体重关系如何?

成年糖尿病患者所需热能应以体重的改变(标准体重的维持)、健康状况、发育状态等总体情况作为参考条件,必要时加以适当调整,而不是单凭血糖和尿糖值的高低来作为饮食调节的标准。其中患者体重与所需热能关系密切。根据标准体重,计算所需总热能。标准体重按年龄、身高来确定。

213. 糖尿病患者的总热能如何计算?

总热能中糖类占 60%,蛋白质占 15%～20%,脂肪占 20%～25%,总热能按理想体重计算。计算理想的体重＝

［身高（厘米）－100］×0.9。

①休息状态：84～105 千焦（20～25 千卡）×标准体重。

②轻体力劳动：105～125 千焦（25～30 千卡）×标准体重。

③中等体力劳动：125～146 千焦（30～35 千卡）×标准体重。

④重体力劳动：167～188 千焦（40～45 千卡）×标准体重。

总热能在开始计算时要低些。为了达到标准体重,应该限制总热能以便减肥。

214. 儿童、孕妇、产妇、哺乳期妇女等特殊糖尿病患者的总热能如何计算？

以上特殊人群,除了标准体重所需热能外,儿童还要加上生长和发育所需的热能;妊娠期糖尿病患者每日需增加627～1463 千焦（150～350 千卡）的热能;哺乳期应增加3344 千焦（800 千卡）热能,并在副食中适当增加蛋白质及脂肪的用量。

215. 儿童糖尿病患者生长发育期间所需热能是多少？

5 岁以下,每日 293 千焦（70 千卡）/千克体重;6—10岁,每日 251 千焦（60 千卡）/千克体重;11—15 岁,每日 209千焦（50 千卡）/千克体重。

216. 轻型而无并发症的糖尿病患者如何确定日常食谱？

可参照我国居民通常的主食量,每日 250～600 克(5～12 两)。休息者每日主食 200～250 克(4～5 两);轻体力劳动者 250～300 克(5～6 两);中等体力劳动者 300～400 克(6～8 两);重体力劳动者 400 克以上(8 两以上)。在副食方面可多吃些有饱腹感的带叶青菜,如大白菜、小白菜、菠菜、油菜等,这些蔬菜所含的糖类很少。此外,还应少吃或禁食纯糖类、山芋、马铃薯、鲜藕等含糖类多的食物。

较轻型或用药物能控制病情的患者,可先把每日的总热能计算出来,再按病情和用药情况来确定膳食中蛋白质、脂肪、糖类的数量。这是因为,膳食中除糖类能影响血液中的糖的含量外,其中的蛋白质、脂肪也会有一部分经代谢可以转化为糖,因而也可以影响血糖的高低。

217. 血糖控制不甚理想及有并发糖尿病相关疾病的患者如何确定日常食谱？

以上患者的饮食应严格按照其每日所需的总热能来计算。总热能可以通过患者的标准体重、劳动量来计算。

(1)标准体重的计算

男性体重(千克)＝身高(厘米)－100－[身高(厘米)－150]÷4

女性体重(千克)＝身高(厘米)－100－[身高(厘米)－150]÷2

(2)体力劳动强度的判断

①轻体力劳动:坐着工作,不需要特别紧张肌肉活动者(如阅读、写字、办公室工作,组装和修收音机、钟表),教员讲课、一般实验室操作,打字员打字,店员售货,家务劳动。

②中等体力劳动:肌肉活动较多或较为紧张者(如学生日常活动、机动车驾驶员、电工安装、金属切削、木工操作)。

③重体力劳动:非机械化的农业劳动,炼钢、车床操作、舞蹈、体育活动(游泳、爬山、足球等),非机械化作业的装卸、垦荒、伐木、采矿、砸石、铸造等。

(3)糖尿病患者的每日总热能计算:糖尿病患者每日所需的总热能应根据患者的身高、体重、体内情况科学地来计算。不同状态下的总热能计算如下。

①休息状态:84～105 千焦(20～25 千卡)×标准体重

②轻体力劳动:125～146 千焦(25～30 千卡)×标准体重

③中等体力劳动:125～146 千焦(40～45 千卡)×标准体重

④重体力劳动:167～188 千焦(40～45 千卡)×标准体重

总热能中糖类占 60%,蛋白质占 15%～20%,脂肪占 20%～25%。计算时,先得知道患者的标准体重,再根据患者活动量情况而分别确定。

218. 怎样应用统一菜肴法确定糖尿病患者食谱?

采用统一菜肴量的方法来确定糖尿病患者的食谱,既能简化医院营养室的工作量,又能达到食疗的目的。菜肴分普通食谱组和高蛋白膳食组。

(1)糖尿病普通食谱:糖尿病普通食谱由菜肴和主食两部分组成。每份菜肴的营养物质约含蛋白质 30 克、脂肪 50 克、糖类 5 克,总热能为 600~650 千卡。

(2)糖尿病高蛋白食谱:糖尿病高蛋白食谱由菜肴和主食两部分组成。每份菜肴每日提供的营养物质约含蛋白质 40 克、脂肪 60 克、糖类 25 克,总热能为 800 千卡左右。

常用食物为六类,制订出每类食物的一个交换单位(份)的重量、热能及三大营养素的数量。患者可以根据临床医师给计算出的每日所需总热能及三大营养素的数量后,参考简单的食物交换表、选择个人食物种类的单位份数,安排适合个人口味的每日膳食。

219. 糖尿病患者主食与副食能交换吗？怎么交换？

不能交换,但加餐的患者增加副食的情况下,减少主食量。

220. 糖尿病患者全天主食需要量怎样分配？

(1)休息患者,每日 200~250 克。

(2)轻体力劳动患者,每日 250~300 克。

(3)中等体力劳动患者,每日 300~350 克。

(4)重体力劳动患者,每日 400 克以上。

总热能的全日分配需根据病情恰当安排。一般三餐分配按早餐 1/5、中餐 2/5、晚餐 2/5。少吃多餐者,除中午、晚上各进食 100 克外,其他均为 50 克。在每日的总热能及进餐次数形成规律后,三餐的分配量不得随意更改,三餐也不可当作两餐用,否则会打乱体内的代谢过程,对糖尿病的控制产生不利影响,因此每日的进食规律应坚持下来。

221. 糖尿病患者在餐馆怎么点菜？

每逢节假日,亲友聚会一堂,在家设宴或外出进餐都是常有的事。糖尿病患者遇到这种情况,应注意以下问题。

(1)应根据自己的血糖控制目标与膳食计划,选择食物的品种与数量,尽可能接近平时的饮食习惯。

(2)对不熟悉的菜肴,应事先了解其内容、材料与制法,否则少食为佳。

(3)选用烹调方法以少油为主,如可用蒸、煮、焖等制作的食物;少用油炸、油腻厚味的食物及调味品。

(4)避免食用肥肉、甜食、稠汤。

(5)饮料选用矿泉水、茶、不加糖的果汁、菜汁或软饮料,选用前认真了解食品标签上的内容。

(6)进餐时间要与注射胰岛素及口服降糖药的时间相配合。如果进餐时间后延过长,应事先进少量含糖类的食物,以免出现低血糖。

(7)如准备的菜肴十分丰盛,请注意勿过量进食。

(8)能否饮酒及饮何种酒,按医嘱选用。

222. 如何安排糖尿病患者一周食谱？

糖尿病患者的一周食谱可以根据饮食原则灵活安排。要注意兼顾到每一种食物品种,力求多样化,讲究色、香、味,以促进食欲,见表21。

表 21　糖尿病患者 1 周食谱安排举例

星期	早餐	午餐	晚餐
星期一	牛奶 250 克,馒头,煮鸡蛋 1 个,酱豆腐	米饭,葱烧海参,泡菜	绿豆粥,花卷,酱牛肉,拌芹菜,豆腐干
星期二	豆浆 300 毫升,小烧饼,泡菜,煮鸡蛋 1 个	牛肉面,拌萝卜丝	米饭,砂锅豆腐
星期三	小米粥,煮鸡蛋 1 个,豆腐干拌菠菜	猪肉包子,拌黄瓜丝	绿豆粥,馒头,蒜苗炒豆腐,生西红柿
星期四	牛奶 250 克,玉米饼,蒜肠,咸芹菜	米饭,炒鳝鱼糊,小白菜汤	鸡蛋汤面,拍小萝卜
星期五	豆浆 300 毫升,馒头,煮鸡蛋 1 个,酱豆腐	猪肉饺子,香椿拌豆腐	玉米粥,花卷,素炒豆芽菜,酱肉
星期六	大米粥,馒头,煮鸡蛋 1 个,素鸡拌芹菜	米饭,虾片炒蒜苗,香菜汤	馄饨,馒头,海蜇拌黄瓜,熏鸡丝
星期日	玉米粥,煮鸡蛋 1 个,拌咸萝卜丝,酱豆腐	米饭,清蒸鱼,泡莴笋	红小豆粥,千层饼,拌茄泥,酱鸭

223. 肥胖型糖尿病患者饮食方面应注意限制多少热能?

在病情稳定的情况下,应严格限制每日的热能供应,使之低于消耗量,但体重降低不宜过速、过猛。一般规定每日热能摄入在 1200 千卡左右,或较正常需要量减至 500～1200 千卡,即有可能使体重减轻。膳食中限用高糖、高脂肪(包括植物油)热能高的饮食。在保证机体蛋白质及各种营养素基本需要的基础上,必须减少"收入",增加"支出",即要使热能摄入与消耗平衡之间产生负平衡,促使体重下降,最终达到标准体重。每日主食一般限制在150~200克,过低易出现饥饿性酮体。

224. 肥胖型糖尿病患者如何供给蛋白质？

控制热能的同时,要保证患者的营养需要。蛋白质进量不要过低,按每千克理想体重1.0克左右供给,尽量选用精瘦肉、蛋、乳、豆制品等(不用猪肉,其瘦肉含脂肪量也较高)。蛋白质食品一能充饥,二能促进体内热能消耗,三能减少人体组织分解。

225. 肥胖型糖尿病患者饮食有什么禁忌？

用餐忌肥肉、油炸食物、油质品、花生、核桃等油脂多的食品;菜肴以蒸、煮、拌等少油制法为佳。

226. 肥胖型糖尿病患者必要时需要补充哪些物质？

由于饮食量的减少可能引起无机盐、维生素的不足,因此除多选食蔬菜外;可适当进食些去脂牛奶、豆浆、豆制品等,以补充钙和维生素,必要时可酌情补充钙和维生素制剂。

举例说明肥胖型糖尿病患者食谱如下。

早餐:麦麸饼干50克,豆浆200毫升。

加餐:苹果75克。

午餐:主食75克,芹菜炒肉丝(芹菜100克、瘦肉30克),清炖豆腐(豆腐100克)。

加餐:苹果或梨 100 克。

晚餐:主食 50 克,韭菜炒鸡蛋(鸡蛋 50 克、韭菜 100 克),冬瓜虾仁(冬瓜 150 克、虾仁 20 克)。

加餐:苹果 75 克。

全日烹调用油 10 克。

全日总热能约 1200 千卡。如感到饥饿,食用高纤维蔬菜可减少热能摄入并产生饱腹感,有利于减肥膳食的坚持。

227. 糖尿病性高血压患者热能如何限制? 糖类、脂肪、纤维素的比例如何?

糖尿病合并高血压患者要控制每日热能。轻体力劳动者为 2200～2400 千卡,中体力劳动者为 2400～2800 千卡。每日摄入的糖类的比例不应当低于健康人,占总热能的 55%左右。应严格控制饮食中的脂肪摄入量,低脂饮食,可以增加富含植物纤维的新鲜蔬菜、豆类、谷类,每日摄入 40～50 克植物纤维有良好的作用。膳食中保证钙和维生素 C 的含量,有利于调节血压和血糖。

228. 糖尿病合并高血压患者如何控制钠摄入?

糖尿病合并高血压患者应限制钠盐的摄入,摄入钠过多,会导致水钠潴留,血压升高。因此,糖尿病合并高血压者应低盐饮食,每日摄入盐量应少于 5 克。

糖尿病合并高血压患者食谱举例如下。

早餐:主食 50 克,牛奶 250 克,腐乳 1 块,海米拌菠菜(海米 10 克、菠菜 100 克)。

加餐:水果 100 克。

午餐:主食 100 克,肉丝炒芹菜(猪瘦肉 50 克,芹菜 100克),海带豆腐汤(豆腐 200 克,海带 50 克)。

加餐:水果 100 克。

晚餐:主食 75 克,清蒸带鱼(带鱼 100 克),炒小白菜(小白菜 300～400 克)。

全日烹调用油 20 克。

全日总热能约 1800 千卡。

229. 糖尿病合并冠心病患者应注意什么?

糖尿病患者通过控制热能,保持理想体重,适当增加膳食纤维摄入,保证必需的无机盐及微量元素供给,提供丰富的维生素,可以达到防治糖尿病性冠心病的目的。

糖尿病合并冠心病患者食谱举例如下。

早餐:主食 50 克,豆浆 250 克,茶叶蛋 1 个,炝芹菜(芹菜 50 克、花生仁 15 克)。

午餐:主食 100 克,肉丝汤面(面条 25 克、猪瘦肉 10 克、木耳 10 克),西红柿炒鸡蛋(西红柿 150 克、鸡蛋 50 克),红烧鲢鱼(白鲢鱼 100 克)。

晚餐:主食 50 克,绿豆汤(大米 30 克、绿豆 20 克),炒油菜(油菜 150 克),五香豆腐丝(干豆腐 100 克)。

全日烹调用油 15 克。

全日总热能约 1960 千卡。

230. 糖尿病合并高脂血症患者膳食应注意哪些?

糖尿病合并高脂血症的膳食控制及合理调配是最重要

的防治措施之一,对于延缓高脂血症发展,减少动脉粥样硬化的形成,有积极作用。通过限制膳食胆固醇和动物性脂肪摄入,增加纤维素含量,适当食用一些具有降血脂、降低胆固醇的食物,可以起到辅助治疗作用。

糖尿病合并高脂血症患者食谱举例如下。

早餐:主食50克,牛奶250克,拌瓜丝(黄瓜75克、豆腐干30克)。

午餐:主食50克,馄饨汤(面粉50克、猪瘦肉20克),炒葱头(葱头100克、猪瘦肉10克),菠菜粉丝(菠菜100克、粉丝10克),熘豆腐(豆腐100克)。

晚餐:主食75克,玉米糁子粥(玉米75克),炒小白菜(小白菜100克),什锦小菜(胡萝卜20克、芹菜20克、青萝卜20克、圆白菜20克)。

餐后:水果100克。

全日烹调用油20克。

全日总热能约1610千卡。

231. 糖尿病合并高脂血症患者能吃鸡蛋吗？怎么吃好？

鸡蛋是优良的蛋白质来源,富含卵磷脂、B族维生素类,当然还有让人听起来就担心的高密度脂蛋白。一个煮熟的鸡蛋重45克,热能68.2千卡,然而出于对胆固醇的忌讳很多人扔掉蛋黄,怕吃蛋黄引起胆固醇上升,进而会导致心脏疾病。据研究显示,每人一天一个鸡蛋不会有任何影响。饱和脂肪酸和反式脂肪酸对胆固醇代谢影响更大。在胆固醇问题上,并不完全像我们想象的一样吃什么长什么。相反,老年人每天吃 1～2 个蛋黄,血清叶黄素水平会显著上升,对老年性眼黄斑病变的预防和恢复有着显著的效果。蛋黄有着丰富的营养成分,如脑营养物质胆碱、卵磷脂、胆固醇等。眼营养物质维生素 A、叶黄素、玉米黄质、锌等,还有丰富的 B 族维生素,而且蛋白层只有水蛋白质和部分矿物质。不管血脂如何,每天吃一个煮鸡蛋,是一种很健康的生活方式。

232. 糖尿病合并肝硬化患者食谱应注意哪方面?

糖尿病性肝硬化患者通过适量的热能膳食,补充高蛋白,采用低脂肪、低纤维食物,常有利于肝细胞的修复,并对有低蛋白血症和腹水的糖尿病并发肝硬化患者更为适宜。

糖尿病合并肝硬化患者食谱举例如下。

早餐:馒头 50 克,豆浆 250 毫升,五香花生米 30 克,什锦小咸菜 30 克。

加餐:香蕉 50 克。

午餐:大米饭 100 克,鱼肉丸子(白鲢鱼 100 克、油菜 50 克),虾仁冬瓜(虾仁 10 克、冬瓜 100 克)。

晚餐:苹果 100 克。

晚餐:蒸糕(大米面 50 克、面粉 50 克),素三样(胡萝卜、土豆、青椒各 50 克),鸡蛋汤(鸡蛋 50 克、海带 30 克、小白菜 30 克)。

全日烹调用油 25 克。

全日总热能约 1900 千卡。

233. 糖尿病合并脂肪肝患者食谱应注意什么?

约有 50% 的糖尿病患者并发有脂肪肝,通过限制脂肪和糖类的摄入及补充适当的优质蛋白质,可以增加肝细胞内的脂肪消耗,起到保护肝细胞,促进肝细胞的修复和再生作用。

糖尿病合并脂肪肝患者食谱举例如下。

早餐:主食 50 克,豆浆 250 毫升,红腐乳 10 克,小咸菜 10 克。

午餐:主食 100 克,韭菜炒鸡蛋(韭菜 100 克、鸡蛋 50克),菠菜牛肉丝(菠菜 100 克、牛肉 50 克),西红柿鸡蛋汤(西红柿 50 克、鸡蛋 20 克)。

晚餐:莜麦面饼 50 克,小米粥 50 克,菜花炖肉(菜花100 克、猪肉 50 克),腐竹炒芹菜(腐竹 50 克、芹菜 100 克)。

全日烹调用油 15 克。

全日总热能约 1660 千卡。

234. 糖尿病并发胆囊炎、胆石症患者食谱应注意什么?

糖尿病患者并发胆囊炎或胆石症时,烹调宜采用煮、软烧、卤、蒸、烩、炖、焖等方法,忌用熘、炸、煎等。提倡少量多餐,因可反复刺激胆囊收缩,促进胆汁排出,达到引流胆汁的目的。

糖尿病并发胆囊炎、胆石症患者食谱举例如下。

早餐:花卷 50 克,大米粥 25 克,酱豆腐 10 克,酱甜瓜 10克。

　　加餐:西红柿汁 100 克。

　　午餐:大米软饭 100 克,爆鱼片(青鱼 100 克、笋片 200 克),炒苦瓜(苦瓜 100 克)。

　　加餐:藕粉 50 克。

　　晚餐:小米粥 50 克,馒头 50 克,肉末豆腐(猪瘦肉末 20 克、豆腐 100 克),拌黄瓜丝(黄瓜 100 克、粉丝 20 克)。

　　全日烹调用油 20 克。

　　全日总热能 1860 千卡。

235. 糖尿病并发肾病患者食谱应注意哪些?

　　糖尿病并发肾病患者在食物选择时,应有利于减轻肾负担及消除或减轻临床症状。食谱的制订主要根据蛋白尿的程度及氮质血症情况而定,无论蛋白质供应数量多少,均应充分注意优质蛋白质的供给。

236. 对糖尿病并发肾病患者的饮食热能有何要求?

　　糖尿病并发肾病患者的饮食,每日的总热能仍需按规定的公式去计算,不必增加总热能的摄取。主食总量应保持在 250～350 克,蔬菜可以多吃。

237. 对糖尿病并发肾病患者的饮食中蛋白质如何给予?

　　对于肾功能正常的糖尿病并发肾病患者,每日蛋白质的摄入量最好适量放宽,以 80～100 克为宜,且以动物优质蛋白质为主。如某患者主食 300 克及豆腐干 100 克,各含蛋白质 25 克;1 个鸡蛋含蛋白质 13 克;100 克瘦肉及鱼,各含蛋白质 17～19 克。

对于有氮质血症的糖尿病并发肾病患者,在治疗上有一定矛盾,即蛋白质摄入量不足,易发生低蛋白血症;蛋白质含量较高,易加重氮质血症。因此,要查尿素氮,即根据尿素(克)×3 的公式,计算蛋白质入量,必要时可输血浆、白蛋白及氨基酸。

238. 对糖尿病并发肾病患者的饮食中补充哪些维生素?

宜选用富含维生素 A、维生素 B_2 及维生素 C 的食物(不含糖食物)。

239. 糖尿病并发肾病患者如何掌握水的摄入量?

水肿是糖尿病性肾病患者的主要体征之一。一般情况下出现水肿的肾病患者,必须严格控制水的摄入,维持体内液体平衡。正确掌握水的摄入量是治疗本病的关键之一。

在掌握水的摄入量时,应该知道显性失水、非显性失水和内生水的含义。显性失水指尿、粪、呕吐物、胃肠道引流物等失去的水分。非显性失水系指皮肤、呼吸道散发的水分。内生水是指食物氧化和细胞新陈代谢所释放的水分。显性失水量容易估计。非显性失水量可按每小时 0.5 毫升/千克体重,或每日 12 毫升/千克体重两个实用常数计算,当然还要根据年龄、体温、气温、湿度等作适当调整。内生水量的计算比较复杂,在实际应用上,可以 400～500 毫升为底数,加前一日的尿量、引流液等的排出量。

糖尿病并发肾病患者无明显水肿时,则不必限制饮水。无尿或严重少尿的患者,一般仅需无钠的、并且能够维持蒸发和小量的尿中丢失的水分就够了。在本病的终末期发生少尿或无尿时,其肾功能保留盐和水的能力已经受损,需立即补充其丢失量。本病患者合并心力衰竭时,水的摄入量应严格控制。

在估计水的摄入量时,要观察患者有无口渴感,检查眼球弹性、口舌黏膜及皮肤充实度。还需以尿量多少、血压变化及血浆胶体渗透压作为参考依据,而不是盲目地限制饮水,否则就会促使已经受损的肾功能进一步恶化。

此外,在临床实践中,还以每日观察患者的体重变化作为估计水的摄入量比较方便和实用。

240. 糖尿病并发肾病患者高钠与低钠各有什么危害?

食盐(氯化钠)是日常生活中必不可少的调味品,也是人体生理所需。没有食盐不仅感到饮食无味,而且还会严重影响人体的生理功能。盐的摄入不够,可以出现低钠血症,表现为神疲乏力、精神萎靡等,甚至出现神志不清。过多地摄入钠盐同样也是有害的,可以引起水肿、高血压等情况。

241. 糖尿病并发肾病患者限制盐摄入的主要指征是什么?

当体液中钠离子的含量增高时,必须要保留更多的水分,同时也会通过生理效应引起排钠、排水增加,从而保持体内钠的平衡。糖尿病性肾病患者肾对钠的调节功能受到影响,引起钠的排泄障碍。由于血钠的增多,发生水潴留,患者往往表现为水肿及高血压。因此,本病患者限盐的主要指征就是水肿和高血压。

242. 什么是低盐饮食？糖尿病并发肾病患者什么时候要低盐饮食？

低盐饮食要求每日钠盐入量在 3～5 克。轻微水肿、高血压及水肿、高血压被控制的患者;慢性肾功能衰竭无水肿、高血压者亦可应用低盐饮食。患者亦可食用低钠盐。在低盐饮食期间,不要吃咸鸡蛋、咸鸭蛋、咸菜等。

243. 糖尿病并发肾病患者什么时候要无盐饮食？

有明显水肿、高血压时应该禁盐。就连含盐食物(如碱发馒头、咸糕点)、小苏打、酱油等,都在禁忌之列。无盐饮食可能影响患者的食欲,可以用无盐酱油、醋、姜、蒜等调味品增进食欲。

244. 糖尿病并发肾病患者无盐饮食需要持续多久？

禁盐时间的长短应根据患者的具体病情而定。若患者水肿、高血压经治疗后症状已不明显或基本消失,则可改变低盐饮食。若患者未出现过水肿、高血压,或者水肿及高血压已被控制病情稳定时,则不必严格限盐,但食盐量也不宜过多,饮食以清淡为宜。对于应用利尿药的患者,要注意测定血清钠,血钠低时也不应严格限盐。

245. 糖尿病并发肾病患者如何掌握蛋白质的摄入量?

糖尿病并发肾病患者,要掌握蛋白质的适宜摄入量,必须视以下病情及肾功能情况而定。

(1)当糖尿病并发肾病患者肾功能尚未衰竭时,可以多进蛋白质,每日蛋白质的摄入量应为 80~100 克,最好食用动物蛋白质。因为在增加大量蛋白质时,钠的摄入量亦随之增加,所以要适当限制钠的入量。

(2)当糖尿病并发肾病患者伴有肾功能不全及尿素氮很高时,调整蛋白质的入量是很重要的。对于体重 70 千克的患者,每日可摄入 21 克蛋白质,其产生 7 克尿素从肾排出。若肾功能极差,每日 7 克尿素排出也困难时,则生命的维持将是困难的。此时可从尿中尿素排出量的测定,间接了解患者可以摄取蛋白质的量。如每日摄入的蛋白质不能超过 21 克,此时应全部选用优质蛋白质,主要是采用动物蛋白质。而且,因为糖类的摄取必不可少,所以需要将所用米、面加工,去除所含植物蛋白质,制成无蛋白质的食物。若每日摄入蛋白质为 30~35 克,则其中可用植物蛋白质 5~10 克。一般可从血尿素与肌酐的比值来判断优质蛋白质的用量是否合适。正常尿素与肌酐的比值为 20:1。若分解过盛,比值将转为 40:1或更高,则说明优质蛋白质的用量不能满足需要。

(3)糖尿病并发肾病伴有氮质血症的患者,治疗上有一定的矛盾。要查尿素氮以估计患者每日所能接受的饮食蛋白质含量。必要时可输血浆、白蛋白及氨基酸。多数专家认为,糖尿病并发肾病时,低蛋白饮食可减少尿蛋白的排泄,缓解肾功能的恶化。临床实践表明,控制蛋白质的摄入,糖尿病并发肾病患者尿蛋白的丧失明显减少,而正常蛋白质饮食则可使尿蛋白呈进行性增加。为了进一步估计低蛋白饮食对糖尿病并发肾病患者功能性肾贮备的影响,可采用蛋白餐或氨基酸滴注后,检测肾小球滤过的贮备量。通常蛋白餐后的肾小球滤过率(GFR)可比基础滤过率增加30%～40%(也有人认为可在正常范围)。因此,糖尿病并发肾病患者长期采用低蛋白饮食有助于保护肾功能,减少蛋白尿,维持功能性肾贮备。

糖尿病并发肾病患者食谱举例如下。

早餐:麦淀粉饼 50 克,牛奶 200 毫升。

加餐:香蕉 100 克。

午餐:主食 100 克,西红柿炒鸡蛋(西红柿 100 克、鸡蛋 50 克),素炒油菜(油菜 100 克)。

加餐:苹果 50 克。

晚餐:麦淀粉面片 100 克(麦淀粉 100 克、精肉 30 克),拌菠菜(菠菜 100 克、粉丝 10 克、虾仁 10 克)。

全日烹调用油 20 克。

全日总热能 1700 千卡。

246. 糖尿病并发脑血管病患者食谱如何安排?

糖尿病并发脑血管病是糖尿病患者致死、致残的主要原因之一。发病后多数患者生活不能自理,饮食上需要得到亲人更多的照料和体贴,所以饮食调养具有十分重要的作用。

(1)急性期食谱举例:糖尿病合并脑血管病患者在急性期间的食谱为管饲混合奶,可用混合奶 1500 毫升、米汤 500 毫升、菜汁 500 毫升、混合粉 100 克配制而成,分 5 次食用,每次量为 500 毫升。

(2)恢复期食谱举例

早餐:大枣粥(大米 50 克、大枣 20 克),炒鸡蛋(鸡蛋 50 克),小咸菜 10 克。

加餐:香蕉 100 克。

午餐:大米软饭 50 克,肉丝面汤(挂面 25 克、精瘦肉 20 克),肉末豆腐(豆腐 100 克、牛肉末 20 克),炒绿豆芽(绿豆芽 100 克)。

晚餐:面条 100 克,肉丝炒芹菜(芹菜 100 克、猪肉 30 克)。

加餐:豆浆 250 克。

全日烹调用油 25 克。

全日总热能 1700 千卡。

247. 糖尿病并发尿路感染患者食谱应注意什么?

糖尿病易并发尿路感染,发作时有尿路刺激症状。通过膳食调理和大量饮水,有利于调节尿液酸碱度,增加尿量,促进细菌及炎性分泌物迅速排出。

糖尿病并发尿路感染患者食谱举例如下。

早餐:主食 50 克,鸡蛋汤(鸡蛋 1 个),雪里蕻烧豆腐(豆腐 100 克、雪里蕻 50 克)。

加餐:豆浆 250 毫升(无糖)。

午餐:主食 100 克,素炒豆芽菜(绿豆芽 100 克),土豆烧牛肉(牛肉 100 克、土豆 50 克),紫菜汤(紫菜 10 克、小白菜叶 20 克)。

加餐:牛奶 200 毫升(无糖)。

晚餐:主食 75 克,拌苦瓜丝(苦瓜 100 克),菠菜豆腐汤(菠菜 50 克、豆腐 50 克)。

全日烹调用油 15 克。

全日总热能 1665 千卡。

248. 糖尿病并发便秘患者食谱应注意什么?

糖尿病并发便秘多见于老年糖尿病患者,宜采用含非水溶性纤维素多的高渣膳食,以利刺激肠蠕动;多饮水以利通便;常食洋葱、萝卜、生黄瓜等产气性食物对防治便秘亦有利。

举例说明糖尿病并发便秘患者食谱如下。

早餐:麦麸饼干 50 克,豆浆 250 毫升,煮茶叶蛋(鸡蛋 50 克),炝芹菜(芹菜 75 克)。

午餐:大米饭 100 克,炒黄豆芽(黄豆芽 100 克、猪瘦肉 10 克),洋葱肉片(洋葱 100 克、牛肉 20 克),紫菜汤(紫菜 10 克、小白菜叶 30 克)。

晚餐:主食 75 克,豆角炖肉(豆角 100 克、猪肥肉 30 克),排骨萝卜汤(排骨 50 克、萝卜 100 克)。

全日烹调用油 25 克。

全日总热能约 1700 千卡。

249. 糖尿病伴发气管炎患者食谱应注意什么？

糖尿病患者伴发气管炎,应多选择中性食物,鼓励患者多饮水以助祛痰润肺;保证优质蛋白质的供给,以提高机体抗感染的能力。

糖尿病伴发气管炎患者食谱举例如下。

早餐:馒头 75 克,豆浆 200 毫升,榨菜丝 10 克,咸鸭蛋 1 个。

午餐:大米饭 100 克,木耳丝瓜汤(木耳 10 克、丝瓜 15 克),红烧鱼(白鲢鱼 100 克)。

晚餐:面包 50 克,大米稀饭 50 克,酱牛肉 50 克,素炒小白菜(小白菜 100 克)。

加餐:水果 100 克。

全日烹调用油 20 克。

全日总热能 1700 千卡。

250. 糖尿病并发肺结核患者食谱应注意什么？

糖尿病并发肺结核多见于中老年糖尿病患者,一旦发病进展迅速,病情多不易控制。因为糖尿病并发肺结核是进行性消耗疾病,患者有体重减轻、食欲缺乏等表现,所以宜选择高蛋白、富含维生素及具有润肺祛痰等功能的食物。

举例说明糖尿病并发肺结核患者食谱如下。

早餐:主食 50 克,牛奶 250 毫升,煮鸡蛋 1 个(鸡蛋 50 克)。

加餐:白木耳汤 200 毫升,加白糖 5 克。

午餐:主食 100 克,炒荤素(猪瘦肉 50 克、豆腐干 50 克、胡萝卜 100 克),木耳丝瓜汤(黑木耳 10 克、丝瓜 50 克)。

加餐:梨汁 50 克。

晚餐:主食 75 克,笋尖焖豆腐(豆腐 100 克、笋尖 10 克、海米 10 克、口蘑 5 克)。

加餐:苹果 50 克。

全日烹调用油 20 克。

全日总热能约 2000 千卡。

251. 糖尿病并发骨质疏松患者食谱应注意哪方面营养?

糖尿病并发骨质疏松症多见于老年性糖尿病患者,好发于男性,且随着年龄的增长而加重,因此宜选择含钙、磷及维生素 D 丰富的食物,以补充体内含量的不足。

举例说明糖尿病并发骨质疏松患者食谱如下。

早餐:主食 50 克,新鲜牛奶 250 毫升,醋鸡蛋 1 个,拌黄瓜丝(黄瓜 100 克)。

午餐:主食 100 克,西红柿炒牛肉(牛肉 50 克、西红柿 250 克),素炒油菜(油菜 100 克),紫菜汤(紫菜 10 克)。

晚餐:主食 75 克,排骨汤(排骨 150 克),香干素炒青菜(香干 50 克、青菜 100 克)。

加餐:水果 100 克。

全日烹调用油 20 克。

全日总热量 1900 千卡。

252. 糖尿病并发痛风患者如何控制糖类的摄取?

糖尿病患者强调以粗粮为宜,而痛风患者则主张吃细粮,因为细粮中嘌呤含量比粗粮低。当痛风与糖尿病并存时,则在主食的选择上就应做到粗细搭配,二者兼顾。至于粗粮与细粮二者之间的比例是多少,则应根据病情变化不断调整。例如,当痛风病情较稳定、血尿酸基本正常,但糖尿病控制不佳、血糖较高时,则粗粮的比例应提高。反之,则细粮的比例应提高。避免饮用含糖饮料,并忌食一切含糖的副食。

253. 糖尿病并发痛风患者如何限制脂肪摄取?

糖尿病并发痛风的患者限制含有饱和脂肪酸的动物性脂肪,尤其肥胖患者,血脂蛋白过高者,尽量减少富含胆固醇的食物,如一些动物内脏等。糖尿病患者的脂肪摄入应控制在总热能的 30% 以下,一般为 25% 左右。

254. 糖尿病并发痛风患者对蛋白质的摄取有什么要求?

糖尿病并发痛风,蛋白质摄入量应控制在总热能的 15%。其中至少有 1/3 为动物性蛋白。儿童患者的蛋白质需要量为每日每千克体重 2 克左右。合并糖尿病性肾病而无氮质潴留者,尿蛋白丢失多,则应适当增加蛋白质的摄入量;伴有肝、肾衰竭者,则需要减少蛋白质的摄入量。

255. 糖尿病并发痛风患者对膳食纤维的摄取有什么要求?

膳食纤维可增强糖尿病患者的胰岛素敏感性,有降低空腹血糖、餐后血糖和改善糖耐量的作用;高纤维素饮食还可使糖尿病患者高胆固醇、高三酰甘油血症显著改善,因而能预防动脉硬化和心脑血管病的发生。其作用机制可能与纤维的吸水性及其改善食物在胃肠道中的传送时间等有关。木质素还可在结肠中清除自由基,预防肠内有害物质的形成。所以,糖尿病患者在饮食中应适当增加富含膳食纤维食物的供给量,如果胶、瓜胶等,以及粗杂粮、荞麦、豆类、硬果类和蔬菜类等。但是对于痛风患者来说,膳食纤维的食物嘌呤含量相对高,因此糖尿病合并痛风的患者,急性期膳食纤维尽量不食用,缓解期尽量少食用。纤维素类食物可用蔬菜代之。

256. 什么是低嘌呤食物?

低嘌呤食物是指每 100 克食物中含嘌呤 25 毫克,包括以下几种。

①主食类:米(大米、玉米、小米、糯米等),麦(大麦、小麦、燕麦、荞麦和麦片等),面类及其制品,如精白粉、富强粉、面条、玉米面、馒头、面包、饼干、蛋糕、苏打饼干、黄油小点心、淀粉、高粱、通心粉、马铃薯(土豆)、甘薯、山芋、冻粉等。

②奶类:鲜奶、炼乳、奶酪、酸奶、麦乳精、奶粉、冰淇淋等。

③肉类与蛋类:鸡蛋、鸭蛋、松花蛋、猪血、鸭血、鸡血、鹅血等。

④蔬菜类:白菜、卷心菜、芹菜、芥菜叶、水瓮菜、韭菜、韭黄、番茄、茄子,以及瓜类(黄瓜、冬瓜、丝瓜、南瓜、胡瓜、苦瓜等)、萝卜(包括胡萝卜、萝卜干等)、西葫芦、青椒、洋

葱、葱、蒜头、姜、木耳、榨菜、辣椒、泡菜、咸菜等。

⑤水果类：苹果、香蕉、大枣、黑枣、梨、杧果、橘子、橙子、柠檬、葡萄、石榴、桃、枇杷、菠萝、桃、李子、西瓜、木瓜、葡萄干、龙眼。

⑥饮料：苏打水、可乐、汽水、矿泉水、茶、果汁、咖啡、麦乳精、巧克力、可可、果冻等。

⑦其他：西红柿酱、花生酱、果酱、酱油、蜂蜜、油脂类（瓜子、植物油、黄油、奶油、杏仁、核桃、榛子）、薏苡仁、干果、糖、蜂蜜、海蜇、海藻、动物胶或琼脂制的点心及调味品。

257. 什么是中嘌呤食物？

中等嘌呤食物是指每100克食物中含嘌呤25～150毫克，包括以下几种。

①豆类及其制品：豆制品（豆腐、豆腐干、乳豆腐、豆奶、豆浆），干豆类（绿豆、红豆、黑豆、蚕豆）、豆苗、黄豆芽等。

②肉类：鸡肉、野鸡肉、火鸡肉、鸭肉、鹅肉、鸽肉、鹌鹑肉、猪肉、猪皮、牛肉、羊肉、狗肉、鹿肉、兔肉等。

③水产类：草鱼、鲤鱼、比目鱼、鲈鱼、梭鱼、螃蟹、鳗鱼、鳝鱼、鲍鱼、鱼丸、鱼翅等。

④蔬菜类：菠菜、笋（冬笋、芦笋、笋干）、豆类（四季豆、青豆、菜豆、豌豆）和海带、金针菇、银耳、蘑菇、菜花、龙须菜等。

⑤油脂类及其他：花生、腰果、芝麻、栗子、莲子、杏仁等。

258. 什么是高嘌呤食物？

高嘌呤食物是指每100克食物中含嘌呤150～1000毫

克,包括以下几种。

①豆类及蔬菜类:黄豆、扁豆、香菇等。

②肉类:肝(猪肚、牛肝、鸡肝、鸭肝、鹅肝),肠(猪肠、牛肠、鸡肠、鸭肠、鹅肠),心(猪心、牛心、鸡心、鸭心、鹅心),肚与胃(猪肝、牛肚、鸡胃、鸭胃、鹅胃),肾(猪肾、牛肾),以及肺、脑、胰、肉馅等。

③水产类:鱼类(鱼皮、鱼卵、鱼干、沙丁鱼、凤尾鱼、鲸鱼、乌鱼、鲨鱼、带鱼、海鳗、鲶鱼),贝壳类(蛤蜊、牡蛎、蛤子、蚝、干贝)和虾类、海参等。

④其他:酵母粉、各种酒类。

259. 糖尿病合并高尿酸血症患者食谱应注意哪方面营养?

糖尿病合并高尿酸血症的患者,饮食上既要选择低嘌呤食物,还要注意保证合理的热能摄入,平衡膳食,食物要多样化,严格戒酒。

举例说明糖尿病合并高尿酸血症的食谱如下。

早餐:牛奶 250 克,富强粉面包 50 克。

加餐:梨 1 个(或保健饮)。

午餐:番茄鸡肉卷心菜(鸡肉 75 克、卷心菜 150 克、西红柿 100 克、烹调用油 15 克),大米饭 100 克。

下午:苹果 1 个。

晚餐:黄瓜炒鸡蛋(鸡蛋 1 个、黄瓜 200 克、烹调用油 15 克),小米粥 50 克,花卷 50 克。

260. 妊娠期糖尿病的饮食如何掌握？

根据妊娠期不同阶段给予足够的均衡饮食,预防低血糖、酮症或酮症酸中毒,尤其在早孕反应阶段,孕妇进食困难,进食过少,容易出现酮症。此期间要采取多餐少吃,转移注意力的方法,尽量减少呕吐,保证一天足够的食物摄取量,使每天摄取食物所产能量不少于1800千卡。出现酮症时及时到医院纠正,已发现患糖尿病的孕妇,不管是糖尿病合并妊娠还是GDM,在用胰岛素治疗的过程中每天一定要吃6顿饭,即3次主餐,3次加餐。

孕期要注意饮食的多样化,多摄入富含维生素和膳食纤维的食物,尽量克服孕期的偏食,保证营养的均衡,随着孕期的延长,早孕反应逐渐消失,进食量应按胎儿的需要量相应的增加。妊娠不同阶段能量的需求如下。

(1)理想体重或接近理想体重的孕妇

①妊娠前半期:30千卡×标准体重+150千卡。

②妊娠后半期:30千卡×标准体重+350千卡。

③哺乳期:30千卡×标准体重+600千卡。

(2)体重低于标准体重的孕妇

①妊娠前半期:35千卡×标准体重+150千卡。

②妊娠后半期:35千卡×标准体重+350千卡。

③哺乳期:35千卡×标准体重+600千卡。

(3)体重高于理想体重偏胖的孕妇不应限制饮食减肥:按理想体重孕妇的饮食标准进餐,预防酮症的发生。

按身高、体重计算出每天所需能量,按照科学饮食的概念,查表找出每种食物的摄入量,按照食品交换份的概念变换每天饮食的种类,以保食物摄入的多样化。

261. 糖尿病孕妇最佳体重增加量是多少?

临床发现,糖尿病孕妇通过控制饮食,使其体重适量增加可以预防新生儿并发症,如巨大儿出生时低血糖、呼吸困难等。可见,糖尿病孕妇合理控制饮食意义重大。我们认为,糖尿病孕妇整个怀孕期间的最适体重增加量为 6～8 千克。因此,在接受控制饮食时,应将所进热能限制在此范围内。

262. 糖尿病孕妇妊娠期不同阶段的饮食原则如何安排?

为了便于糖尿病孕妇具体掌握,特将妊娠期的饮食分为以下三个阶段进行安排。

第一阶段为怀孕头 3 个月,往往有妊娠反应,其饮食基本与孕前相似,但应遵循糖尿病的饮食原则。

第二阶段为怀孕 4～6 个月,胎儿生长发育较快,故热能每日要增加 836 千焦(200 千卡),蛋白质 15 克,糖类进量不能太少,主食 1 天不低于 300 克,配合注射胰岛素,应少量多餐,分 5～6 次进食。妊娠期肾糖阈值降低,故尿糖不能反映血糖的高低,而应勤查血糖,且注意避免产生酮体。

第三阶段为怀孕 7～9 个月,蛋白质每日较孕前增加 15～25 克,主食不少于 300 克,分 5～6 次进餐(包括睡前加餐)。

263. 儿童糖尿病患者的饮食应如何安排?

原则上应满足儿童生长发育的需要,并维持正常的生活与学习,饮食量不要过分限制。患儿年龄不同,所需热能亦不同。在参考身长、体重变化及生长发育的同时,与同龄健康儿童摄取的总热能大体相同,但要防止过食及肥胖。发育期患儿所需热能可按下列公式计算。

每日总热能:千焦(千卡)＝4180 千焦(1000 千卡)＋(年龄－1)×418 千焦(100 千卡)

或分年龄段计算。

(1)5 岁以下:每日 293 千焦(70 千卡)/千克体重。

(2)6－10 岁:每日 251 千焦(60 千卡)/千克体重。

(3)11－15 岁:每日 209 千焦(50 千卡)/千克体重。

应考虑到患儿生长发育的特殊性,蛋白质应占总热能20％,脂肪占30％,糖类占50％。患儿的餐次分配,除 3 次正餐外,还应有 2～3 次加餐。

264. 老年糖尿病患者的饮食应注意哪些问题？

老年糖尿病患者的饮食除了应根据《中国居民膳食指南》的原则,以及前述的糖尿病饮食治疗方案之外,还要注意老年人病理生理的变化。

(1)热能摄入与体力活动要平衡,以达到或保持适宜体重。不少老年糖尿病患者因基础代谢下降,体力活动减少,热能消耗也随之减少。但如果仍保持以往的食量,往往容易超重或肥胖,导致对胰岛素不敏感。因此,应限制热能,使肥胖者体重逐渐有所减轻。减体重要在医务人员指导下进行,速度以每周降 0.5～1 千克为宜,不能采取饥饿疗法。另一方面也要看到,部分老年患者体重过低,存在不同程度的营养不良,此时则应增加热能摄入,并鼓励食物多样化,保证充足的营养。

(2)采用低脂低胆固醇膳食,如尽可能少用荤油、肥肉,减少猪肉食用比例,提倡多吃鱼、兔肉及去皮的禽肉。避免进食肝、肾、鱼子等含胆固醇高的食物。蛋黄限量(每周不超过 3 个)食用。植物油每日不超过 25 克(半两)。鼓励多用蒸、煮、炖、拌等少油的烹调方法。

(3)吃清淡少盐的膳食,这点对老年人特别重要。从防治高血压来讲,提倡每人每日食盐用量不超过 6 克(包括酱油、咸菜在内)。另外,少食油腻和油炸、油煎、烟熏的食物。

(4)常吃奶类、豆类及其制品,对老年患者来说具有重要的意义。因糖尿病患者随着尿液要丢失不少钙、磷、镁等无机盐,所以容易引起骨质疏松,而奶类及其制品是钙的丰富来源,且易被身体吸收。如饮奶量大,则选脱脂奶较好,因奶中脂肪属饱和脂肪酸。豆类除含钙和维生素之外,还有不饱和脂肪酸及植物固醇,对降血脂有利,又是植物性蛋白质的良好来源,可避免膳食中肉类过多所带来的弊端。

265. 重症糖尿病患者食谱的制订原则是什么?

凡空腹血糖长期在 14.0～16.8 毫摩/升者,均属重症糖尿病。这类患者病情极不稳定,不易控制,大多为脆性糖尿病,约占糖尿病患者总数的 5% 左右。

重症糖尿病患者"三多一少"(多尿、多饮、多食和体重减轻)症状明显,较易发生酮症酸中毒或非酮症高渗性昏迷。这类患者在执行饮食疗法的同时,需用胰岛素治疗才能控制病情。重症糖尿病患者食谱的制定应遵循以下原则。

(1)按所需热能安排食谱:热能计算参见前述糖尿病食

谱的计算方法。

（2）每日饮食应定时定量：三餐分配为 1/5、2/5、2/5 或 1/3、1/3、1/3，以保证机体的能量供应，使血糖水平与胰岛素作用时间相吻合，避免低血糖的发生。

（3）按具体情况摄入糖类：一般重症患者每日的总糖类量应不超过 250 克，具体摄入量视血糖、年龄、体重等而定。

（4）适当增加蛋白质的摄入：由于重症糖尿病患者糖原储存不足，蛋白质分解代谢增强，容易引起负氮平衡，故可适量增加蛋白质的供应量（一般 1～1.5 克/千克体重）。小儿、孕妇、乳母及营养不良和消耗性疾病患者酌情增加。若糖尿病合并肾病或肾功能不全时，应严格限制蛋白质的摄入。

（5）限制脂肪的摄入：因为重症糖尿病患者的糖代谢紊乱，脂肪氧化不全，脂肪组织代偿性分解供能增加，中间代谢产物积聚易产生酮体，从而出现酮症酸中毒，所以脂肪摄入量要限制。一般每日摄入脂肪 40～60 克，每千克体重以 0.6 克～1 克为宜。

（6）补充无机盐和维生素：因为重症糖尿病患者体内代谢不平衡，容易造成维生素和某些微量元素的缺乏，从而引起各种并发症，所以要供给充足的维生素 C、维生素 B_1 及钾、磷等无机盐。这些营养素的补充，对预防各种末梢神经病变、微血管病变及低血钾和低血磷有积极意义。

266. 糖尿病酮症酸中毒患者食谱的制订原则是什么？

酮症酸中毒是糖尿病的一种严重的急性并发症。因此,对于酮症酸中毒患者,应坚持使用胰岛素治疗,以加速糖类代谢,减少体内脂肪分解,促进糖原合成,减少酮体的产生。当发现酮症时,要积极消酮治疗,促进酮体的排泄,控制糖尿病病情的发展。糖尿病酮症酸中毒患者食谱的制订应遵循以下原则。

(1)科学安排食谱:过多进食含糖和脂肪多的食物,酗酒,或过度限制糖类的摄入(如每日进食低于 100 克),均可引起酮症酸中毒。因此,在制定食谱时,糖类、蛋白质、脂肪三大营养素搭配要符合糖尿病患者食谱的生理要求,科学安排食谱。

(2)按病情供给糖类:在膳食方面,如果患者未出现昏迷,但酮症尚未消失,食欲不佳,应供给患者易消化的单糖、双糖类食物(如水果汁,加糖果酱、蜂蜜水等流质食物)。每日所进的糖类总量,一般不应少于 200 克(或根据其使用胰岛素的数量及患者具体病情而定)。

(3)限制脂肪和蛋白质的摄入量:酮症酸中毒患者病情稳定后,可以加粥、面包等含糖类的主食,但要严格限制每日脂肪和蛋白质的摄入量,以防体内产生新的酮体,使病情反复。经过药物治疗和饮食调节,尿酮、血酮完全消失后,方可逐渐增加脂肪和蛋白质的用量。酮症酸中毒得到彻底纠正后,可按重症糖尿病的食谱原则安排患者日常的膳食。

(4)水果餐的采用:在酮症酸中毒患者尚未出现昏迷时,一定要在医师的指导下进水果餐。因为水果大多为碱性食物,有中和酮体、减轻酸中毒的作用。除水果外,常见碱性食物尚有蔬菜类、鲜豆类、干豆类、牛奶、硬果类(杏仁、栗子、椰子等)。一般为每日 1500 克苹果,分 5～6 次进食,每次约300克。每100克苹果约含糖类13克,产热能242.7千焦(58千卡),300克苹果约能提供753.1千焦(180千卡)热能,相当于主食50克。

(5)鼻饲的采用:一旦患者酮症酸中毒加重,出现昏迷尚不能进食时,应给予全流质易消化的鼻饲饮食。鼻饲开始时,用量宜少,以后逐渐增加,以保证足够的营养。

267. 糖尿病患者为什么要进行运动疗法?

适当的运动疗法被认为是治疗糖尿病的三大基本疗法之一,其临床意义在于以下几方面。

(1)促进减肥:多数糖尿病患者为肥胖型,很少参加体力活动。轻型肥胖患者,可以通过饮食和运动疗法,使体内脂肪减少,体重减轻,增加对胰岛素的敏感性而有利于控制糖尿病。

(2)促进组织细胞对糖的利用:运动时增加肌肉收缩,使摄取葡萄糖的能力加强,脂肪被充分利用,促进细胞对糖的吸收而使血糖下降,血脂水平亦下降,则有利于控制糖尿病及预防冠心病、脑血管病等并发症的发生。

(3)增强体质:体质弱的患者,可通过锻炼提高抗病能力,以减少感染等并发症;患者参加体力活动后,可以减少胰岛素和口服降血糖药物的用量。

(4)坚持锻炼,改善新陈代谢:降低血糖、血脂,并可增加人体对胰岛素的敏感度。

因此,糖尿病患者可根据个人的具体情况、爱好和客观条件,自选运动方式。因糖尿病是终身性疾病,故运动疗法要持之以恒。

268. 适合糖尿病患者的运动方式有哪些？怎样估计运动量？

糖尿病患者体育锻炼的方式多种多样，如散步、做广播操、打太极拳、打球、游泳、滑冰、划船、跑步及步行等。其中步行是最易坚持的一种锻炼方式，应该为糖尿病患者所首选。

步行运动可分为3种：快速步行、中速步行、慢速步行。

一位体重60千克的患者，在平坦的路上中速步行，若1小时走约5公里，约需836千焦（200千卡）热能；若工作地点较近，上下班以步行为宜。

有关资料统计，采用运动疗法和饮食控制，可使70%的糖尿病患者的病情得到控制。适当的运动方式，可起到胰岛素样作用。如进行30分钟的活动，血糖可降低0.7～0.9毫摩/升，并可减少胰岛素的分泌量，减轻胰岛B细胞的过度负担，从而提高临床疗效。糖尿病患者运动量的估计见表22。

表22　糖尿病患者运动量的估计

分型	运动方式	路程
轻型	快速步行（90米/分）	1800米/20分至2700米/30分
	中速步行（80米/分）	1600米/20分至2400米/30分
	每日步行	6千米
中型	慢速步行（60米/分）	1200米/20分至1800米/30分
	中速步行（80米/分）	1600米/20分至2400米/30分
	每日步行2～3次	

269. 糖尿病患者在哪些情况下不宜体育锻炼？

（1）糖尿病患者并发急性感染、酮症酸中毒及血液高凝者，不宜锻炼。

（2）病情不稳定，血糖波动大，即血糖过高（血糖＞13.9毫摩/升＋尿酮或血糖＞16.7毫摩/升）而又易出现低血糖者，不宜参加锻炼。尤其使用胰岛素和口服降糖药后经常出现低血糖的患者。

（3）应用胰岛素治疗的患者，在胰岛素作用最强的时候，如上午11时，不宜进行体育锻炼。

（4）重型糖尿病患者，在清晨未注射胰岛素时不宜锻炼，否则易发生酮症。

（5）患严重心脑肾并发症、活动性肺结核者，应暂停锻炼，或在医师指导下进行活动。

（6）血压过高，收缩压＞260毫米汞柱或舒张压＞125毫米汞柱，不宜锻炼。

270. 糖尿病患者体育锻炼时需注意什么？

运动有利于糖尿病患者的健康，但是并非一天中什么时间都是适合运动的。一般来说，应遵循以下原则。

（1）尽可能在饭后1～2小时参加运动，尤其是早餐后是运动的最佳时间，因为这时可能是一天中血糖最高的时候，选择这一时间运动往往不必加餐。

（2）应提醒患者不要在胰岛素或口服降糖药作用最强的时候运动，否则有可能导致低血糖。有些患者喜欢晨起服药后出去运动，而后再回家吃早餐，这是应该尽量避免的。

（3）运动期间,胰岛素注射部位尽量不选大腿肌肉等运动时剧烈活动的部位。

（4）有些人习惯于早饭前运动,可分为几种情况,分别对待。

（5）提倡持之以恒的运动对糖尿病患者的治疗作用。因为运动所产生的积极作用,如胰岛素受体数目和亲和力的增加,低密度脂蛋白（VLDL）的下降,高密度脂蛋白（HDL）的增高,以及由此所带来的大血管并发症危险性的降低等,在运动后 1～2 周即可表现出来,但若不坚持运动,再经 1～2d 就会很快消失。

（6）如血糖＞6.6 毫摩/升,可进行运动;如血糖在 6.0 毫摩/升左右,应先进 10～15 克糖类,再运动;如＜6.0 毫摩/升则要进食 30 克糖类后方可运动。需预防低血糖,低血糖可能在运动后持续 12～24 小时,可能白天运动,产生夜间低血糖。若睡前血糖＜6.7 毫摩/升,可补充糖类点心。运动前、运动中及运动后,不必补充食物,除非患者做激烈运动或运动时间超过 1 小时。长时间大运动量运动后的降糖作用持久,如爬山、郊游等,应及时增加进食量。应随身携带易吸收的糖。

271. 糖尿病合并其他慢性病时运动的注意事项有哪些?

（1）合并有心脏病、气喘或心肺功能不佳的患者,运动时必须特别注意身体状况,感到不舒服就要立刻停止;膝关节较弱容易酸痛的人,也不易快走,不妨调整运动量,慢慢走、走久些,也是理想的运动。

（2）合并高血压的患者,尽量选择有氧运动,做上肢运动时避免太过激烈而引发血压急速升高,不要憋气、呼吸要正常。不要长时间举重物。合并有心脏病的患者不要太喘,以免缺氧或引发心肺功能突然障碍。

（3）合并气喘的患者,运动不要太激烈,以免引发支气管痉挛。运动时要用鼻孔而不要用嘴呼吸。要吸入温暖而且潮湿的空气,避免在寒冷、干燥或高湿之环境下运动。

272. 目前常用口服降血糖药物有哪些？

目前,国内外口服降血糖药物的品种较多,包括磺脲类、双胍类、α-葡萄糖苷酶抑制药、噻唑烷二酮类、格列奈类、二肽基肽酶-4（DPP-4）抑制药。

（1）磺脲类口服降糖药

①第一代磺脲类降糖药:甲苯磺丁脲（D860）,氯磺丙脲等。

②第二代磺脲类降糖药:格列本脲（优降糖）,格列吡嗪（美吡达）,格列齐特（达美康）,格列波脲,格列喹酮（糖适平）,格列吡嗪控释片（瑞易宁）等。

（2）双胍类口服降糖药:苯乙双胍（降糖灵）,二甲双胍（降糖片、美迪康、迪化糖锭、二甲双胍肠溶片、格华止）,丁基双胍（应用非常有限）等。

（3）α-葡萄糖苷酶抑制药:阿卡波糖（拜糖平）,伏格列波糖（倍欣）、米格列醇等。

（4）噻唑烷二酮类:罗格列酮（文迪雅）,吡格列酮等。

（5）格列奈类:瑞格列奈（诺和龙）,那格列奈（唐力）等。

（6）胰高血糖素样肽-1 受体激动药:如利拉鲁肽、艾塞那肽、度拉糖肽等。

(7)二肽基肽酶-4(DPP-4)抑制药:如西格列汀,沙格列汀,维格列汀等。

(8)钠-葡萄糖协同转运蛋白-2抑制药:如达格列净、恩格列净等。

273. 如何安全、合理使用口服降血糖药物?

一般来说,治疗剂量内降糖药物的不良反应轻微,服用是安全的。但是因糖尿病是终身性疾病,要进行长期的药物治疗。为保持降糖药的良好治疗效果,应合理使用口服降糖药。

(1)口服降糖药,适用2型糖尿病经单纯饮食控制后血糖水平仍比较高的患者,不能用于1型糖尿病,以免无效而贻误病情。

(2)应定时、定量遵医嘱服用,且需做服药记录。记录内容包括药名及增减情况、服法、服药后反应、血糖及尿糖检查结果,饮食情况。

(3)各种制剂均宜从较小剂量开始,然后按病情及疗效逐渐酌增剂量较为稳妥。

(4)如有胃肠不适、皮肤过敏、白细胞减少、肝功能受损或低血糖反应时,应及时找医师处理。

(5)长期服用某一制剂会逐渐失效,需及时换用另一制剂。

(6)注意药物配伍,慎用、禁忌的某些药物,如磺脲类与双胍类同时使用可增强降血糖作用。磺脲类与下列药物同时使用时,降血糖作用增强,如水杨酸、氨基比林、保泰松、磺胺类药、胍乙啶、利血平、可乐定、普萘洛尔(心得安)、四环素、吲哚美辛（消炎痛）等；与下列药物同时使用，其降血糖作用将减弱，如维拉帕米（异搏定）、硝苯地平、利尿药、糖皮质激素、甲状腺激素、雌激素、利福平、巴比妥、氯丙嗪、口服避孕药等。

（7）注意患者肝、肾功能，口服降糖药大都在肝内代谢，由肾排泄，伴有肝、肾功能不全的糖尿病患者不宜服用。

（8）口服降糖药以足够剂量治疗一段时间后，血糖若始终很高，疗效不明显，可改用胰岛素治疗。

（9）首次服药前细读药品说明书，正确理解所服用药物的降糖特性、药效时间、可能的不良反应等相关内容是非常有必要的，也是安全用药的保障。

274. 磺脲类降血糖药的作用机制是什么？

（1）刺激胰岛 B 细胞释放胰岛素，其证据是：①2 型糖尿病及糖耐量异常者服用磺脲类药有效，而切除胰腺动物及 1 型糖尿病患者服此药无效；②口服磺脲类药物后血浆胰岛素升高；③2 型糖尿病时胰岛 B 细胞颗粒明显减少，与胰岛素分泌量成正比；④磺脲类药能刺激胰岛 B 细胞增生，并加强糖刺激胰岛素的分泌作用。

（2）磺脲类药增强周围组织中胰岛素受体作用，使体内组织对胰岛素的敏感性增加，以致强化周围组织对糖的充分利用，使血糖下降。

（3）服用磺脲类药后能使肝糖原合成增加，减少肝糖原输出，抑制肝糖原异生，而使空腹血糖下降。

总之，磺脲类作用机制主要以刺激胰岛 B 细胞释放胰岛素而达到降血糖的目的。

275. 磺脲类降血糖药适用于哪些患者？

磺脲类降血糖药的作用,主要是刺激胰岛素的分泌,故只适用于有一定的胰岛功能的患者,适应证已较明确。

(1)中年以上 2 型糖尿病患者,经饮食治疗、体育治疗等未能满意控制高血糖者。

(2)2 型糖尿病患者每日仅需胰岛素 40 单位以下或更少者(如每天少于 20 单位者疗效明显),约有 70％有效。在患者不愿续用胰岛素时,可试用磺脲类药替代,剂型与剂量则需经一定时间摸索视病情而定。

(3)发病年龄在 40 岁以上,病程在 5 年以内,空腹血糖＞11.1 毫摩/升,从未采用胰岛素治疗,体重正常或肥胖者,亦可选用磺脲类药或与双胍类药联合治疗。

(4)近年来,已与基础胰岛素联合治疗而加强疗效。

276. 哪些糖尿病患者不适宜用磺脲类降血糖药？

(1)单纯饮食治疗能使血糖得到满意控制者。

(2)对于已确诊的 1 型糖尿病患者,绝对不可以服用磺脲类降糖药而取代胰岛素治疗。

(3)有糖尿病酮症、高渗性昏迷等严重并发症者,不宜用磺脲类药物治疗。

(4)有严重感染及各种应激因素存在时,如妊娠、分娩及外科手术等亦不宜使用。

(5)肝肾衰竭者禁用。

(6)有黄疸、造血系统受抑制、白细胞缺乏症者不宜用。

(7)有磺脲类药物过敏者,或有重度不良反应及有毒性反应者禁用。

277. 磺脲类降血糖药物有哪两种失效?

(1)原发性失效:在严格饮食控制下,给予足量的治疗量,而在 1 个月内未能控制病情,为原发性失效。一般情况下,在服用磺脲类降血糖药中,约有半数治疗效果明显,1/3 处在边缘状态,1/5 无效。此时可考虑加用双胍类降血糖药物或改用胰岛素治疗。

(2)继发性失效:开始治疗 1 个月或更长一些时间有效,病情控制较满意,但此后治疗效果减弱,最后无效,为继发性失效。早期失效见于口服后 6 个月内,失效率为 5%～20%;远期失效见于 2 年后,失效率为 3%～30%。引起失效的原因:①病例选择不当;②饮食控制不严;③用药量不足;④暂时性应激而不能坚持用药;⑤合并感染,心、脑、肾等糖尿病并发症;⑥其他大多为原因不明。一般继发性失效随用药逐年增加,若选用药物恰当,或继发性失效者经加服双胍类降糖药物后,能得到满意的控制,继发性失效率可以降低。

278. 影响磺脲类降血糖药物效应的药物有哪些?

在服用磺脲类降血糖药时,必须注意与治疗其他疾病药物的相互影响与干扰。根据对血糖调节的影响,大致分为以下两大类。

(1)加强磺脲类降血糖作用的药物

①水杨酸类、保泰松、吲哚美辛、磺胺类、青霉素、丙磺

舒、双香豆素类、抗凝血药、甲氨蝶呤等,能在磺脲类药与血浆蛋白结合部位发生竞争置换,使磺脲类药游离而增强其降血糖作用,但对第二代磺脲类药则无此作用。

②氯霉素、保泰松、双香豆素及磺胺苯吡唑等抑制酶系统,有协同降血糖作用。

③能从肾小管分泌与氯磺脲等发生竞争,抑制磺脲类排泄的药物,如丙磺舒、保泰松、双香豆素和其他有机酸类药物,亦可加强磺脲类的降血糖作用。

④普萘洛尔(心得安)(β肾上腺素能非选择性阻滞药)、胍乙啶(神经节阻滞药),能抑制儿茶酚胺、胰高血糖素,加强降血糖的效果,必须慎用。

⑤雄激素、大量饮酒、氯贝丁酯、土霉素、丙咪嗪等,亦有增强磺脲类的降糖作用。

(2)拮抗磺脲类降血糖作用的药物

①糖皮质激素、雌激素(如女性避孕药),能抑制胰岛素受体敏感性而使血糖升高。

②肾上腺素、去甲肾上腺素、苯丙胺、麻黄碱及其他拟交感神经制药,因可抑制胰岛素分泌及促进肝糖原分解,而使糖尿病病情加重。

③噻嗪类利尿药通过抑制胰岛细胞释放胰岛素,促进血糖升高,作用最强的是二氮嗪。

④链佐星对胰岛细胞具有直接抑制作用。动物实验证实,能促进糖尿病的发生。

⑤烟酸可引起糖耐量下降,并通过末梢组织抑制对葡萄糖的利用。

⑥甲状腺激素能对抗胰岛素降低血糖的作用。

279. 磺脲类降血糖药有哪些不良反应？

(1)引起低血糖症，以氯磺丙脲和格列本脲最多见。老年患者更易发生低血糖，应高度警惕。

(2)可出现食欲减退、恶心呕吐、腹痛腹泻等消化道症状，减量或停药后症状可缓解。

(3)引起皮肤瘙痒、红斑、荨麻疹、麻疹样皮疹及斑丘疹等皮损，这些皮肤反应于药减量或停用后，可以逐渐消退。如出现严重的剥脱性皮炎时，应立即停用。

(4)发生暂时性白细胞和血小板下降、溶血性贫血、全血细胞减少等血液系统反应。因此，服药期间要注意检查血常规。

(5)出现胆红素滞留性黄疸，丙氨酸氨基转移酶及碱性磷酸酶升高，以致损害肝功能，甚至可引起中毒性肝炎（罕见）。

(6)可出现低血糖偏瘫、癫痫、嗜睡、眩晕、四肢震颤、共济失调等神经系统症状，以格列本脲多见。

280. 第二代磺脲类药与第一代有什么区别？

第二代磺脲类降糖药与第一代的区别，见表23。

表23 第二代与第一代磺脲类降糖药的区别

	第一代磺脲类药	第二代磺脲类药
降糖效果	弱	强
失效情况	高	低
不良反应	多而重	少而轻
改善血小板功能	无	有

如表所示,第二代磺脲类药比第一代磺脲类药具有降血糖作用强、失效机会较低、不良反应少而轻、改善血小板功能等特点。

281. 格列本脲(优降糖)有何作用特点? 怎样服用?

(1)作用特点:格列本脲的降血糖作用强而迅速,其强度为甲苯磺丁脲的 200 倍,即 1 片 2.5 毫克的格列本脲大致相当于 1 片 500 毫克的甲苯磺丁脲。格列本脲和格列吡嗪(美吡达)相比,其降糖效果略高于格列吡嗪。

格列本脲继发性失效低,耐受性好,口服后 15 分钟血糖下降,强而快,90 分钟达高峰,虽然逐渐降低,但可持续 24 小时。因此,因格列本脲半衰期较长,小剂量治疗以早餐前一次服药为宜。口服第一天内,其代谢产物经胆汁和肾排出各占 50%。

格列本脲除有一般磺脲类药的作用外,还有抗血小板聚集和促进周围组织对葡萄糖利用的作用。

格列本脲引起低血糖,往往不像胰岛素那样被人们所认识,易延误治疗。如低血糖持久,则难以纠正且死亡率高。因此,老年性糖尿病患者和并发心、脑、肾病变及过度肥胖者,当慎用或不用。

(2)服用方法:格列本脲规格为每片 2.5 毫克及 5 毫克两种,国产的每片为 5 毫克。开始每日 2.5～5 毫克,一般每日用量 2.5～10 毫克,每日最大限量 10～20 毫克,但一般不超过每日 15 毫克。每日不超过 10 毫克者,可早饭前 1 次服为宜,亦可分服;超过每日 10 毫克,应分为 2～3 次服。

服药时间,须注意低血糖反应及其他不良反应。

282. 格列齐特(达美康)有何作用特点? 怎样服用?

(1)作用特点:格列齐特是法国施维雅药厂出品的最新口服治疗糖尿病药物,是第二代磺脲类降糖药。其降糖强度为甲苯磺丁脲的 10 倍,疗效弱于格列本脲,作用温和,耐受性好,无明显不良反应。最适用于老年糖尿病患者及肥胖型患者。

格列齐特能改善糖类的新陈代谢,使过高的血糖稳定地恢复正常水平。并通过减低血小板的粘连和集结,防止毛细血管内纤维的异常积聚,对抗毛细血管栓塞的作用,减低毛细血管对肾上腺素的过滤感应。

格列齐特能防治糖尿病引起血管组织等的各种并发症,如糖尿病性心脏病、脑血管病、视网膜毛细血管病(失明)、糖尿病性肾病(肾衰竭)、神经系统毛细血管病(神经营养失调性损害)等。格列齐特服药后 2～6 小时血浆浓度达高峰,一般每日服药 2 次即可获得最佳疗效。其高峰浓度过后,虽然作用逐渐降低,但可维持 24 小时。格列齐特与其他磺脲类降糖药一样,在肝内代谢,其代谢物 60%～70%自肾排泄,10%～20%自胃肠道排出。

(2)服用方法:格列齐特每片为 60～80 毫克,用法用量视病情而选用。通常开始服量为每日 2 片,分别于早晚餐前各服 1 片,连服 3 周。复查血糖、尿糖,根据化验结果,可减为每日 1 片或增至每日 3 片。如糖尿病被控制,且较满意,可每日 1 片维持治疗;如治疗效果不佳,患者血糖仍较高者,可与基础胰岛素联用。

使用时注意：肾功能不全者应慎用。可与抗凝血素合用。服药期间,应经常做血糖测定。

283. 格列吡嗪(美吡达)有何作用特点？怎样服用？

(1)作用特点：格列吡嗪的降血糖强度为甲苯磺丁脲的100倍,仅略低于格列本脲(优降糖),其作用强且持久,为速效型口服降糖药。

格列吡嗪主要由肝代谢,代谢产物无活性,长期使用无蓄积作用,并在24小时内经肾排出97％,故不会有持续的低血糖发生。

格列吡嗪可抑制血小板聚集和促进纤维蛋白溶解,亦可降低三酰甘油和总胆固醇,并能促进血中高密度脂蛋白胆固醇升高,有利于纠正糖尿病患者脂质代谢紊乱和预防心血管并发症。

(2)服用方法：格列吡嗪每片5毫克,每日2.5～15毫克,最大剂量每日30毫克。每日10毫克以内,应于餐前30分钟服,超过10毫克应分服。30分钟后开始生效。

284. 格列吡嗪控释片(瑞易宁)有何作用特点？怎样服用？

(1)作用特点：格列吡嗪控释片(商品名瑞易宁,辉瑞制药有限公司)促进胰岛素分泌,增加外周组织对胰岛素的敏感性,降低肝葡萄糖的输出,可显著降低空腹血糖和餐后血糖水平,有效控制全天血糖,不增加低血糖发生率。由于格列吡嗪控释片的活性成分为格列吡嗪,采用"胃肠道治疗系统"制备为控释片剂,每日 1 次服药,可全天保持稳定的格列吡嗪血药浓度。对照研究提示,格列吡嗪控释片促进胰岛素"按需分泌",显著提高胰岛素敏感性。与普通格列吡嗪片比较,显著降低空腹血糖水平。口服格列吡嗪控释片,2～3 小时后血浆格列吡嗪逐渐增加,6～12 小时达到最大浓度,全天血药浓度波动小。服药 5 天后血药浓度达到稳定,老年患者稳定时间需 6～7 天。

(2)服用方法:格列吡嗪控释片每片 5 毫克,起始剂量为 5 毫克,推荐与早餐同服。根据血糖控制情况调整剂量,每次加 5 毫克,最大剂量为 20 毫克,每日 1 次,常用剂量为 5～10 毫克。

(3)注意事项:同其他磺脲类药物一样,格列吡嗪控释片亦有可能产生低血糖。患有严重胃肠疾患,如严重胃肠狭窄、严重腹泻者不宜使用。格列吡嗪控释片应整片吞服,不应嚼碎掰开服用。粪便中如出现片剂样物为正常现象,此为包裹片剂的不溶性外壳。

285. 格列喹酮(糖适平)有何作用特点?怎样服用?

(1)作用特点:格列喹酮降糖效果与甲磺丁脲相仿。排泄不受肾功能影响,95％主要从胃肠道排出,不到 5％从肾排泄。在磺脲类药中,格列喹酮为唯一排泄不受肾功能影响的药物,同时具有低血糖发生率低(0.06％)、继发失效率亦低(5％～10％)、不良反应小、容易耐受等特点,为糖尿病合并肾病之首选药。尤适宜于老年糖尿病及对已有肾功能不全而肝功能良好的糖尿病患者。

（2）服用方法：格列喹酮每片 30 毫克，剂量因病情而异，通常每日最小剂量 15 毫克，最大量为 120 毫克，在某些病例可用至 180 毫克。由于格列喹酮的作用时间短，其剂量可根据患者情况灵活调整。剂量范围每日 1～3 次，可适应每个人的要求。此外，它能使治疗从开始时的控制稳定阶段到后期整个疗程都安全有效。

286. **格列美脲作用特点与使用方法有哪些？亚莫利、迪北、万苏平、圣平该怎样服用？**

（1）格列美脲作用：格列美脲对胰岛素分泌和抵抗具有双重作用，为第三代磺脲类降糖药。作用于胰岛 B 细胞，胰外作用，有节省胰岛素的效果，每片剂量有 1 毫克，2 毫克，每日 1 次，有效控制 24 小时血糖。剂量范围每日 1～6 毫克，最大剂量每日 6 毫克，一次服用，提高了患者对磺脲类药物的顺应性，服用时间宽松。增加胰岛素敏感性和模拟胰岛素作用，即发挥独特的节省胰岛素作用，在较少刺激内源性胰岛素分泌的情况下，能较好地控制血糖，较少有低血糖反应，尤其是服药的最初 2 周内，对心血管系统影响很小，提高了服药的安全性。继发性失效发生率低于其他磺脲类药物。由于格列美脲具有节省胰岛素的作用，故对调节血脂及减轻体重方面也有一定的益处。

（2）格列美脲药理作用特点

①刺激胰岛素分泌：格列美脲的降糖活性明显高于磺脲类药物，这主要得益于它能够与胰岛 B 细胞小分子蛋白受体结合，从而更有力、更灵活地促进胰岛素分泌。

②对 ATP 敏感钾通道的选择性强:对心肌细胞、血管平滑肌上的该类通道结合明显减弱,所以对心血管系统的影响较小。

③胰外降血糖作用:磺脲类药物具有胰外降血糖作用,或称为非胰岛依赖的降血糖作用。用格列美脲和格列本脲通过刺激葡萄糖代谢的关键酶及改善葡萄糖转运去磷酸化。激活糖原合成酶的活性,格列美脲是格列本脲的 2.5 倍;激活脂肪合成酶的能力,格列美脲是格列本脲的 1.9 倍。格列美脲在磺脲类药中的胰外降糖作用最强,它能提高糖原合成 2.5 倍,脂肪合成 4 倍,其作用是第二代磺脲类药物格列本脲的 2 倍,继发性失效发生率低于其他磺脲类药物。

④格列美脲能降低体重、降低总胆固醇和低密度脂蛋白:用格列美脲治疗,胰岛素分泌相对较少,因而较少饥饿感。患者进食减少,则体重不会增加,坚持提高饮食控制的顺应性。格列美脲能使外周组织对葡萄糖的摄取和利用增加,使葡萄糖转化为脂肪的量减少。格列美脲的降脂作用,可能与肥胖者服药后对外周葡萄糖利用增加,血糖改善,而使已是高胰岛素血症的患者胰岛素分泌进一步增加有关。

(3)格列美脲服用方法:每日 1 次,有效控制 24 小时血糖浓度。格列美脲 6 毫克每日 1 次,与 3 毫克每日 2 次,对 24 小时的血糖控制程度相同,6 毫克每日 1 次的优势在于能明显增加患者对治疗的依从性,而这在老年患者尤其明显。与传统磺脲类药物不同的是,格列美脲在餐前即刻服用与餐前半小时服用时降糖作用相同,所以建议餐前即刻服用。

(4)亚莫利、迪北、万苏平、圣平服用方法

①亚莫利:每片 1 毫克、2 毫克。亚莫利的活性成分为

格列美脲,属磺脲类降糖药。亚莫利用量一般应视血糖水平而定,应使用获得血糖满意控制的最小剂量。根据定期血糖、尿糖监测结果,确定亚莫利的初始剂量及维持剂量,监测血糖、尿糖还有助于确定该药是否出现原发或继发失效。初始剂量及剂量调整:初始剂量为 1 毫克,每日 1 次。若需要,可以增加每日的剂量。建议根据血糖监测结果,逐渐增加剂量,每 1～2 周按以下步骤增加剂量:1 毫克→2 毫克→3 毫克→4 毫克→6 毫克,仅个别患者需用至 8 毫克。在医师指导下使用亚莫利,并根据医师处方按时按量服用。若发生服药差错,如漏服 1 次药,不可于下次服药时以大剂量来纠正。对这些差错(特别是漏服一次药)或在患者不能按时服药的某些情况下,患者需事先与医师讨论,并获同意方可采取相应措施。如果发现服用剂量过高或服用了额外的剂量,必须立即通知医师,由医师根据患者的生活方式确定其服药时间。一般每日 1 次即可,建议于早餐前服用;若不吃早餐,则于第一次正餐之前即刻服用。尤其应注意,服药后不要忘记进餐。服用片剂时,不要嚼碎,并以足量的水(约半杯)送服。获得糖尿病良好控制的剂量范围:一般糖尿病得到良好控制的患者,每日剂量为 1～4 毫克,仅少数患者每日剂量＞6 毫克。随着糖尿病症状的改善,胰岛素敏感性的增加,亚莫利需要量也应逐渐减少,为避免低血糖的发生,应及时减少药量,甚至停用亚莫利。亚莫利与其他口服降糖药没有确切的剂量关系。当用亚莫利代替其他口服降糖药时,建议起始剂量为每日 1 毫克,即使正在使用最大剂量的其他口服降糖药时也应该如此,所有亚莫利剂量的增加,都应该遵照上述"初始剂量及剂量调整方法"的要求去做。考虑到以前降血糖药的效力及持续作用时间,需要中断一下治疗,以避免药物累加作用而引起低血糖。

②迪北:每片 1 毫克,首次剂量为每日 1 毫克,一般每日早餐时随餐顿服。以后根据血糖监测结果,在医师指导下,每 1~2 周可逐步调整剂量,每次调整剂量以 1 毫克为单位,建议每日最大剂量不超过 8 毫克。以本药替代其他类口服降糖药时,请在医师指导下,考虑以前所服降糖药物影响,避免药物累加作用而引起低血糖。用本药替代传统磺脲类口服降糖药时,可以直接替换而无须断药。

③万苏平:每片 2 毫克,起始剂量为 1~2 毫克,每日 1 次,早餐或第一次进餐前给药。推荐最大剂量 8 毫克。根据血糖控制情况增加剂量,每 1~2 周剂量上调不超过 2 毫克。

④圣平:每片 2 毫克,通常在初期治疗阶段,圣平片的起始剂量为 2 毫克,每日 1 次,早餐时或第一次主餐时给药。通常维持剂量为 2~4 毫克,每日 1 次,最大剂量不超过每日 8 毫克。

287. 双胍类降血糖药的作用机制是什么?

(1)抑制肠壁对葡萄糖的摄取:口服二甲双胍后可改善口服葡萄糖耐量,但对静脉葡萄糖耐量无影响。此类药物在抑制肠壁对葡萄糖吸收的同时还抑制氨基酸、脂肪、胆固醇、胆盐、维生素 B_{12}、钠及水的吸收。

(2)增加肌肉对葡萄糖的无氧酵解:动物实验表明,二甲双胍可加速肌肉组织对葡萄糖的无氧酵解,使门静脉的乳酸浓度升高,但大部分乳酸可被肝摄取,作为空腹时糖原异生的底物,防止低血糖的发生。

(3)增加周围组织对葡萄糖的利用:双胍类药物虽不能刺激胰岛素分泌,但可增加靶细胞上胰岛素受体的数目和对胰岛素的亲和力,加强受体的作用,使胰岛素的敏感性增加,促使葡萄糖在周围组织中的利用,降低血糖。

(4)其他:抑制肝糖原异生作用,或减少肝糖原异生。

总之,二甲双胍的作用机制主要通过延缓肠道对葡萄糖的吸收,增加肌肉对葡萄糖的摄取和利用,抑制肝糖原的异生与肝糖的输出;并且不刺激胰岛素分泌,不经肝代谢,基本以原药从尿中排出,12 小时内清除率为 90%。可减轻胰岛素抵抗,还能有效控制体重,改善血脂水平。

288. 双胍类降血糖药适应证有哪些?

(1)2 型糖尿病患者,特别是肥胖型糖尿病患者,经饮食、体育等治疗后,未能控制病情时,可选用本药。

(2)对 1 型糖尿病患者可试用双胍类与胰岛素联合应用,能减少胰岛素用量。

(3)当磺脲类药控制血糖不满意者,加服双胍类药物常可有效。

(4)当磺脲类药有变态反应或发生继发性失效的患者,可服用双胍类降血糖药物。

(5)产生抗胰岛素性的糖尿病患者,用双胍类可减少胰岛素剂量及防止高血糖和酮症。

(6)糖尿病伴有高脂血症可选用双胍类降血糖药物。

289. 双胍类降血糖药物不良反应有哪些?

(1)消化道反应:腹泻、恶心、腹部不适,胃肠道症状可随用药减量而缓解。因此,从小剂量开始缓慢加量。可在餐中或餐后服用,亦可服用复方氢氧化铝、氢氧化铝减轻消化道反应。

(2)维生素缺乏:因双胍类可减少肠道吸收维生素 B_{12},导致维生素 B_{12}、叶酸吸收不良,使血红蛋白生成减少,可产生巨幼红细胞性贫血。

(3)低血糖:二甲双胍单独应用不会引起低血糖,但在与磺脲类口服降糖药或胰岛素合用时,也会出现低血糖。

(4)乳酸性酸中毒:是双胍类最严重的不良反应,苯乙双胍(降糖灵)每日>100 毫克,在老年或肝、心、肺疾病,贫血,肾功能不良者,易发生乳酸性酸中毒,但二甲双胍较少引起。有严重的心、肾、肝疾病的患者和慢性缺氧的患者,忌用双胍类药物,以避免并发乳酸性酸中毒的危险。

(5)其他不良反应:有时表现疲倦乏力、头晕、体重减轻,少数患者偶见皮疹。

总之,二甲双胍因有发生乳酸性酸中毒的危险,故肾功能不全、休克或大手术过程禁用,如用药过程中血肌酐水平升高,应停药。

290. 哪些糖尿病患者不宜服用双胍类降血糖药物?

(1)糖尿病并发酮症酸中毒、乳酸性酸中毒、高渗性昏迷、失血、失水、重症感染、创伤、高热、手术、妊娠、分娩者,均不宜服用。

(2)有肝肾功能损害者、慢性胃肠病、消瘦、黄疸者不宜选用。因肝功能、肾功能不全而引起乳酸代谢或排泄障碍者禁用。

(3)有心力衰竭、心肌梗死或缺氧者,不宜服用。

(4)服用双胍类后,有严重的恶心、呕吐、腹痛、腹泻等消化道症状不能耐受者,不宜选用。

(5)有严重并发症的糖尿病患者,对双胍类药十分敏感者,必须禁用。

291. **为什么肥胖型糖尿病患者不宜服用格列本脲而首选二甲双胍？为什么服用苯乙双胍时还要查酮体？**

(1)格列本脲属于磺脲类降血糖药,其药理作用为选择性地作用于胰岛 B 细胞,刺激分泌胰岛素,抑制肝糖原分解。肥胖型患者服用磺脲类药物后,容易增加体重,故不宜作为首选药物。

双胍类降血糖药物不但能控制高血糖,且有减轻体重的作用。通过服用二甲双胍,食欲减退,食量减少;抑制肠道对葡萄糖及氨基酸的吸收;抑制脂肪的生成,从而达到减轻体重和降低血糖的目的。

因此,肥胖型糖尿病患者宜选用二甲双胍为佳。

(2)二甲双胍每片 25 毫克,开始每日剂量 25～75 毫克,一般每日用量 75～100 毫克,每日维持量为 50 毫克,最大剂量每日不可超过 150 毫克。当每日超过 150 毫克时,常有金属味、厌食、恶心、呕吐、腹胀、腹泻等症状发生,易引起乳酸性酸中毒症状。进食时或饭后服药,或同时服用抗酸药,可以减轻胃肠反应。对老年糖尿病患者,每日剂量不宜超过 75 毫克。服药期间,常需做血糖监测以调节服用剂量,必要时还需做乳酸监测。

（3）在临床治疗中,苯乙双胍一般不引起细胞缺氧,但对有高乳酸血症倾向的患者,服药后药物在肝脏中部分代谢不完全,容易出现酮症。酮症在治疗剂量即可出现,因此在使用苯乙双胍时,不要忘记查尿酮体。

292. 为什么糖尿病合并肺气肿、心肌梗死、心力衰竭时禁用双胍类药物?

患糖尿病时,糖类、脂肪、蛋白质代谢发生紊乱,促使无氧酵解加快,乳酸生成增多,容易出现内源性酸中毒。肺气肿、心力衰竭、心肌梗死的患者,由于体内已形成长期慢性的缺氧状态,易致酸碱不平衡,呈乳酸过多倾向。有报道,治疗剂量的苯乙双胍可使糖尿病合并肺气肿、心力衰竭、心肌梗死的患者发生酮症及乳酸性酸中毒。因此,有严重并发症的糖尿病患者对双胍类药物十分敏感,必须禁用。

293. 二甲双胍、美迪康、迪化糖锭、二甲双胍肠溶片、二甲双胍控释片(卜可)治疗糖尿病有何特点?

（1）二甲双胍的特点及用法:二甲双胍的作用与苯乙双胍相似。不经肝代谢,以原形由尿排出,易清除。二甲双胍单独使用不引起低血糖反应,其不良反应只有苯乙双胍的1/50。二甲双胍不刺激胰岛素分泌,保护已受损的胰岛 B 细胞功能免受进一步损害,其降血糖作用肯定,特别对餐后高血糖有明显的降低作用,有利于糖尿病长期控制。但过量易引起维生素 B_1 吸收不良。

因二甲双胍具有降血脂、降低血胰岛素水平、减轻体重及防止胰岛素抵抗的作用,故能防治糖尿病并发症,2 型糖尿病肥胖患者也可选此降糖药。

二甲双胍每片 250 毫克,开始剂量 250～750 毫克,一般用量每日 750～1500 毫克,每日维持量 500 毫克,最大量不宜超过 2000 毫克。餐前或进餐中服用,以后视疗效调整用量。

(2)美迪康的特点及用法:美迪康主要通过增加胰岛素活性,降低胰岛素抵抗而增加外周组织和肠道葡萄糖利用,从而起到抗高血糖的作用。大剂量服用时纤溶增强显著。

美迪康原发性失效率<10%,继发性失效率为每年 5%～10%,乳酸性酸中毒的发生率、病死率明显低于苯乙双胍,<20% 的患者可出现消化道反应,长期服用可减低肠道维生素 B_{12} 和叶酸的吸收,但不会引起临床疾病。

因为美迪康对脂代谢、控制体重有一定作用,所以其能延缓和改善并发症的潜在特点正日益受到重视。

美迪康的服用方法同二甲双胍。

(3)迪化糖锭的特点及用法:迪化糖锭的降血糖作用同二甲双胍、美迪康。关于迪化糖锭的剂量,国外文献推荐为每日 250～1500 毫克,国内的剂量要比国外报告偏大,有的患者剂量增加到每日 3000 毫克,仍表现出随剂量增加而疗效增加的良好作用,而又未见到不良反应,是否有远期不良反应有待进一步观察。

迪化糖锭通过降低低密度脂蛋白、三酰甘油而降低 2 型糖尿病的血三酰甘油,对有高三酰甘油血症者可降低达 50%,不良反应发生率为 19%。肠胃反应约 20%,而苯乙双胍却高达 65％。

迪化糖锭每片为 500 毫克,一般每次 500～1000 毫克,每日 2～3 次,根据病情需要确定,最大量每日 3000 毫克,最好随餐服用可减少胃肠道反应。

(4)二甲双胍肠溶片的特点及用法:二甲双胍肠溶片具有增强胰岛素敏感性,减少胃肠道对葡萄糖的吸收,不增加体重等效应;药片进入人体内在小肠崩解,溶出药物并吸收,从而避免了上消化道不良反应的出现,如厌食、恶心等。

二甲双胍肠溶片每片 250 毫克,一般每次 250～500 毫克,每日 3 次,在饭前 30 分钟服用,使血糖浓度与餐后血糖高峰值更趋同步。

(5)二甲双胍控释片(卜可)的特点及用法:可提供平稳持久的血药浓度,减少胃肠道黏膜刺激作用,有效提高患者依从性,平稳控制全天血糖,有效控制血糖、血脂,改善体脂分布,干预葡萄糖耐量异常,降低糖尿病发生危险。

二甲双胍控释片每片 0.5 克,一般初始剂量每次 0.5 克,每日 1 次,晚饭时与食物同服,依病情可逐渐加量,每日不能超过最大剂量 2.0 克。

二甲双胍、美迪康片、迪化糖锭、二甲双胍肠溶片、二甲双胍控释片均为二甲双胍类降血糖药,它们的主要特点大同小异。这 5 种不同名称的二甲双胍类口服药的剂量显著不同,美迪康片、二甲双胍最大剂量为 1500 毫克,二甲双胍肠溶片为 2000 毫克,迪化糖锭为 3000 毫克,二甲双胍控释片(卜可)为 2000 毫克。

294. α-葡萄糖苷酶抑制药的种类及作用机制是什么？

(1)种类：从 20 世纪 70 年代开始，德国拜耳药厂就通过培养放线菌和化学方法研究了多种竞争性 α-葡萄糖苷酶抑制药（CIGE）。主要有阿卡波糖、米格列醇、乙格列酯。近年，日本武田药品公司又推出了新的同类制剂——伏格列波糖。目前临床应用的 α-葡萄糖苷酶抑制药有阿卡波糖（拜糖平）每片 50 毫克（德国拜耳）和伏格列波糖（倍欣）每片 0.2 毫克（日本武田）。

(2)作用机制：主要作用在小肠内皮细胞刷状缘内竞争性抑制各种 α-葡萄糖苷酶，如葡萄糖淀粉酶、蔗糖酶和麦芽糖酶的活性，使淀粉分解成麦芽糖（双糖）、麦芽三糖及糊精（低聚糖），进而分解成葡萄糖的速度减慢；使蔗糖分解成葡萄糖和果糖的速度亦减慢，从而缓解餐后高血糖。本品对 α-葡萄糖苷酶抑制不是完全的，而是可逆的。此外，未被小肠分解和吸收的糖类，进入大肠后可经细菌代谢转化为短链脂肪酸被吸收和利用。故其作用结果是延缓葡萄糖的吸收，长期治疗及一般剂量不会引起热能损失和糖类的吸收障碍。本品还可降低餐后抑胃肽和其他胃肠肽激素的升高，并有缓解餐后高胰岛素血症的作用。

295. α-葡萄糖苷酶抑制药的适应证与禁忌证有哪些？

(1)适应证

①1 型糖尿病可在应用胰岛素的基础上联合应用。

②2型糖尿病,空腹血糖≤11.1毫摩/升,餐后血糖升高者,可配合饮食及运动疗法应用。如空腹、餐后血糖均升高,可联合胰岛素,或联合磺脲类药物应用。

③早期2型糖尿病有低血糖反应者。有些早期2型糖尿病由于第一时相的胰岛素分泌缺陷,第一时相分泌延缓,餐后肝糖输出得不到控制,加之餐后葡萄糖的吸收,餐后血糖很高,刺激仍有分泌功能的胰岛B细胞分泌胰岛素,使之在午、晚餐前有低血糖反应发生。阿卡波糖可使餐后血糖及胰岛素水平均降低,是一种有效的治疗。

(2)禁忌证

①18岁以下的患者。

②有明显消化和吸收障碍症状及胃肠功能紊乱者。

③孕期及哺乳期患者。

④有肝肾功能损害者慎用或禁用。

⑤对本品成分有过敏史、重症酮症或重症感染、腹部手术、严重疝气、肠梗阻者。

296. α-葡萄糖苷酶抑制药的不良反应有哪些?

(1)消化道反应:可有腹部不适、胀气、肠排气增多、恶心、呕吐、肠鸣或腹泻等消化道反应,可于减少药量而减轻。对本品的耐受性随长期应用可逐渐增加。注意服本品时,如进食大量果糖或山梨醇可引起消化不良,进食大量蔗糖(家用普通食糖)可引起腹部不适。

(2)低血糖反应:阿卡波糖本身不会引起低血糖反应,但当与胰岛素或磺脲类药物合用时,则可能发生低血糖反应。此时必须静脉注射或口服葡萄糖治疗,而不应服蔗糖或淀粉类食物,因本品可抑制蔗糖和淀粉的分解、吸收,使低血糖不易纠正。

(3)肝酶升高:据国外报道,有极少数患者服后可出现肝酶增高,停药后可恢复正常。

(4)其他不良反应:个别病例可能出现红斑、皮疹和荨麻疹等皮肤变态反应。

297. 使用α-葡萄糖苷酶抑制药有哪些注意事项?

(1)患者应遵医嘱调整用药剂量。

(2)如患者在服药4～8周后疗效不明显,可以增加剂量。如果患者在坚持严格的糖尿病饮食仍有不适时,就不能再增加剂量,有时还需适当减少剂量。平均剂量阿卡波糖为每次100毫克,每日3次。

(3)个别患者,尤其是在使用大剂量时会发生无症状的肝酶升高。因此,应考虑在用药的头6～12个月监测肝酶的变化。但停药后肝酶值会恢复正常。

(4)本品具有抗高血糖的作用,但它本身不会引起低血糖,如果本品与磺脲类药物、二甲双胍或胰岛素一起使用时,血糖会下降至低血糖的水平,故需减少磺脲类药物、二甲双胍或胰岛素的剂量。

(5)本品可使蔗糖分解为果糖和葡萄糖的速度更加缓慢,因此如果发生急性低血糖,不宜使用蔗糖,而应该使用葡萄糖纠正低血糖反应。

(6)服用本品期间,避免同时服用考来烯胺、肠道吸附剂和消化酶类制剂,以免影响本品的疗效。

（7）避光，密闭，在阴凉处保存。当温度高于 25℃，相对湿度高于 75％时，没有包装的药片会发生变色。因此，药片应在服用之时当即从包装中取出。

298. 阿卡波糖（拜糖平）、伏格列波糖（倍欣）治疗糖尿病有何特点？

（1）作用特点：阿卡波糖为 α-葡萄糖苷酶抑制药，通过抑制食物多糖的分解，糖的吸收相应减缓，因而阿卡波糖可以减少餐后血糖浓度的增高。小肠内糖吸收的减缓和大肠内糖的调节吸收，使一天内血糖浓度平稳，平均值下降，拉平了血糖的昼夜曲线。

阿卡波糖用于单独治疗糖尿病有明显疗效，不会引起低血糖，也不影响体重。由于阿卡波糖基本不进入循环系统，故无全身不良反应。阿卡波糖可与磺脲类药或双胍类药或胰岛素联合用药，在治疗中仍应遵守饮食规定。

伏格列波糖亦为 α-葡萄糖苷酶抑制药，单用或与其他降血糖药合用治疗 2 型糖尿病，改善餐后血糖。用于经饮食控制、运动疗法，联合其他降血糖药治疗后，血糖仍控制不满意者，肾功能不全者无须调整剂量。

（2）服用方法：阿卡波糖每片 50 毫克，开始剂量 50 毫克，每日 3 次，逐渐根据药效进行调整。普通剂量为 100 毫克，每日 3 次；最大剂量为 200 毫克，每日 3 次。阿卡波糖应每日就餐前吞服或与第一口食物一起嚼服。

伏格列波糖每片 0.2 毫克，每日 3 次，餐前口服，依病情可增至每次 0.3 毫克，每日 3 次。

299. 噻唑烷二酮类药物种类及作用机制有哪些？

(1)种类：主要有吡格列酮（艾汀）、曲格列酮、环格列酮等，为噻唑烷二酮类胰岛素增敏药。目前，临床应用的有吡格列酮，每片15毫克；罗格列酮，每片2毫克。本品增加胰岛素敏感性及减轻胰岛素抵抗，临床常作为胰岛素增敏药来使用。

(2)作用机制：噻唑烷二酮类药物是一类新的口服抗糖药物，能够与过氧化物酶体增殖激活受体（PPARγ）结合直接降低胰岛素抵抗。噻唑烷二酮能够增强骨骼肌、脂肪组织对葡萄糖的摄取并降低它们对胰岛素的抵抗，降低肝糖原的分解，改善B细胞对胰岛素的分泌反应。噻唑烷二酮与磺脲类不同，在改善血糖控制的同时伴随着胰岛素水平的下降。

胰岛素增敏药噻唑烷二酮类药物的主要靶分子为过氧化物酶体增殖激活受体（PPARγ），一种在脂肪细胞内丰富表达的由配体活化的核受体。噻唑烷二酮类药物与过氧化物酶体增殖激活受体的亲和力与其增加胰岛素敏感性的作用有很强的相关性。过氧化物酶体增殖激活受体在体内活化后可以改善2型糖尿病对胰岛素作用抵抗的三种关键组织——肝、骨骼肌和脂肪组织对胰岛素的敏感性。专家认为，噻唑烷二酮类药物对胰岛素增敏作用的主要动力，来自氧化物酶体增殖激活受体在脂肪组织内的活化。氧化物酶体增殖激活受体的活化，可以促进脂肪组织内前脂肪细胞的活化和葡萄糖的转运，并可在一定程度上减弱炎性细胞

肿瘤坏死因子 α(TNF-α)诱导脂肪分解作用和改善脂肪组织对胰岛素的敏感性。

简而言之,噻唑烷二酮降糖机制可能是加强胰岛素所导致的葡萄糖代谢有关基因(GLUT)向细胞转运,促使胰岛素介导的葡萄糖摄取,增加胰岛素的敏感性及减缓胰岛素抵抗,临床上常作为胰岛素的增敏药来使用。

300. 噻唑烷二酮类药物作用特点与用药剂量如何?

噻唑烷二酮类药物可直接降低胰岛素抵抗,显著改善胰岛 B 细胞功能,实现血糖的长期控制。可减低并发症发生的危险因素。具有延缓糖尿病进展的潜力和良好的耐受性与安全性。噻唑烷二酮类药物作用特点与剂量见表 24。

表 24　噻唑烷二酮类药作用特点与剂量

名称	每片剂量	每日剂量	作用特点
罗格列酮(文迪雅)	4 毫克	2～8 毫克,最大量 8 毫克,维持量 2～4 毫克	为胰岛素增敏药,具有降低胰岛素抵抗,改善 B 细胞功能,长期持续控制血糖,有良好的耐药性,个体化剂量,适用于各类糖尿病患者,减少心血管疾病的危险
吡格列酮	15 毫克	15～45 毫克,维持量 15～30 毫克	降血糖作用同上,对 PPARγ 的作用同罗格列酮(艾汀),与 PPARγ 结合强于罗格列酮,对血脂改善与罗格列酮相同

301. 噻唑烷二酮类药物的适应证与禁忌证是什么？

（1）适应证

①适用于治疗 2 型糖尿病。

②单一使用可改善饮食和运动控制不佳的 2 型糖尿病。

③与二甲双胍合用，以改善单用二甲双胍控制不佳的 2 型糖尿病。

④与磺脲类合用，以改善单用磺脲类控制不佳的 2 型糖尿病。

⑤与胰岛素类合用，以改善单用胰岛素控制不佳的 2 型糖尿病。

（2）禁忌证

①已知对本品或其中成分过敏者。

②不宜用于 1 型糖尿病。

③糖尿病酮症酸中毒患者禁用。

④水肿患者慎用本药。

⑤不适用于 3、4 级心功能障碍患者，因噻唑烷二酮类化合物可引起液体潴留，有加重充血性心力衰竭的危险。

⑥有活动性肝疾病的临床表现或血清丙氨酸氨基转移酶高于上限 2～5 倍者禁用。

⑦不推荐 18 岁以下患者服用本药。

⑧妊娠和哺乳妇女应避免服用。

302. 噻唑烷二酮类药物不良反应及注意事项是什么？

（1）不良反应

①轻、中度的贫血和水肿。

②本品与磺脲类药物或二甲双胍合用时,所发生的不良反应类型与单用本品相似,如低血糖、腹胀等消化道症状。

③本品与二甲双胍合用,贫血的发生率高于单用本品或与磺脲类药物合用。

(2)注意事项

①使用前检测肝功能,最初一年每2个月复查1次肝功能,以后可定期检查。

②本药仅在胰岛素存在的条件下才可以发挥作用,故不宜用于1型糖尿病或糖尿病酮症酸中毒患者。

③本药与胰岛素或其他口服降糖药合用时,有发生低血糖的危险,必要时可减少合用药物的剂量。

④老年患者服用本药时需因年龄而调整剂量。

⑤肾损害患者单用本药无须调整剂量;因肾损害患者禁用二甲双胍,故对此类患者,本药不可与二甲双胍合用。

303. **罗格列酮(文迪雅)的作用特点与使用方法是什么?**

(1)作用特点:罗格列酮为胰岛素增敏药,属噻唑烷二酮类降糖药。罗格列酮直接减轻胰岛素抵抗,可改善胰岛 B 细胞功能,具有长期持续的血糖控制作用;且单用或与其他抗糖尿病药物合用都有效,并具有良好的耐受性,不引起与相关药物的低血糖、肝毒性等不良反应,明显降低血浆胰岛素水平和游离脂肪酸水平,可降低总胆固醇与低密度脂蛋白(LDL)、三酰甘油及血压舒张压水平。

(2)使用方法:罗格列酮每片 2 毫克、4 毫克。初始推荐剂量为 4 毫克,每日 1 次。需进一步控制血糖的患者,剂量可增至每日 8 毫克。罗格列酮可空腹或随食物服用,顿服或分次服用。个体化的剂量使罗格列酮治疗能满足各类患者需要,而且罗格列酮不依赖进餐时间,使其应用更灵活。在老年人和各种程度肾功能不全者中无须调整剂量。

临床试验表明,每次服用 4 毫克、每日 2 次可更明显降低患者的空腹血糖和糖化血红蛋白(HbA1c)水平。

304. 吡格列酮的作用特点与使用方法是什么?

(1)作用特点:吡格列酮为噻唑烷二酮类胰岛素增敏药。降血糖作用比曲格列酮强,但弱于罗格列酮,而肝的毒性比曲格列酮小。有肾功能损害者对吡格列酮及其代谢产物的排出没有明显影响。吡格列酮主要由肝代谢。

(2)使用方法:吡格列酮每片 15 毫克。每次 15 毫克,每日 2~3 次,剂量范围为 15~45 毫克。

305. 胰高血糖素样肽-1(GLP-1)受体激动药的作用机制是什么?

胰高血糖素样多肽-1(GLP-1)受体激动药是一种能够增强胰岛素分泌的肠道激素,主要通过刺激胰岛 B 细胞分泌胰岛素,同时抑制胰高糖素(体内的升血糖激素之一)分泌,并能抑制食欲,减慢胃排空,减慢食物中葡萄糖进入血液循环的速率等,通过多重机制而达到降低血糖的目的。

306. 胰高血糖素样肽-1(GLP-1)受体激动药有哪些种类?

胰高血糖素样多肽-1(GLP-1)受体激动药是近年研究的一种新型降糖药物。目前国内上市的 GLP-1 受体激动药根据降糖作用时间长短,可分为短效和长效制剂。艾塞那肽注射液(百泌达)为短效制剂,每支 5 微克、10 微克(礼来制药),需要每天注射 2 次。长效制剂有利拉鲁肽注射液(诺和力),每支 1.8 毫克,起始量是 0.6 毫克,可以用到 1.8 毫克(诺和制药),每天注射 1 次。超长效制剂度拉糖肽(度易达),每支 1.5mg×0.5ml,起始剂量 1.5mg,每周注射 1 次;司美格鲁肽也是周制剂,起始剂量 0.25mg,每周注射 1 次。

307. 胰高血糖素样肽-1(GLP-1)受体激动药的作用特点和用药剂量如何?

GLP-1 受体激动药可以有效降低血糖,显著降低体重、改善三酰甘油和血压。包括我国 2 型糖尿病患者在内的临床研究显示,利拉鲁肽降低糖化血红蛋白的作用与格列美脲相当,使体重下降 1.8～2.4 千克,收缩压下降约 3 毫米汞柱;艾塞那肽可以使糖化血红蛋白降低 0.8%,体重下降 1.6～3.6 千克。度拉糖肽降低糖化血红蛋白可达 2.3%。GLP-1 受体激动药可以单独使用或与其他口服降糖药联合使用。常用 GLP-1 受体激动药作用特点与剂量见表 25。

表 25　GLP-1 受体激动药作用特点与剂量

名称	每支剂量	剂量	特点
艾塞那肽 (百泌达)	5、10 微克	每日 5～10 微克, 最大剂量每日 10 微克	适用于口服降糖药不能有效控制血糖的 2 型糖尿病患者的辅助治疗。作用时间短,每天需注射 2 次。不与胰岛素同用。主要不良反应为胃肠道反应

名称	每支剂量	剂量	特点
利拉鲁肽 （诺和力）	0.6、1.8mg	每日 0.6～1.8 毫克，每日最大剂量为 1.8 毫克	适用于口服降糖药不能有效控制血糖的 2 型糖尿病患者的辅助治疗。作用时间长，每天需注射 1 次。不与胰岛素同用。胃肠道反应较艾塞那肽轻
度拉糖肽 （度易达）	0.75 毫克、1.5 毫克	每周 0.75 毫克，每周最大剂量 1.5 毫克	适用于口服降糖药不能有效控制血糖的 2 型糖尿病患者的辅助治疗。作用时间长，每周需注射 1 次。不与胰岛素同用。主要不良反应为胃肠道反应。有甲状腺髓样癌个人及家族史者禁用

308. 胰高血糖素样肽-1(GLP-1)受体激动药的适应证及禁忌证是什么?

（1）适应证

①通过饮食和运动控制血糖不满意的成人 2 型糖尿病患者。

②艾塞那肽是国内上市最早的 GLP-1 受体激动药，适用于单用二甲双胍、磺脲类及二甲双胍联合磺脲类治疗，血糖仍控制不佳的患者。

③在国内,利拉鲁肽与二甲双胍或磺脲类药物联合应用,适用于单用二甲双胍或磺脲类药物最大可耐受剂量治

疗后,血糖仍控制不佳的患者。

(2)禁忌证

①对本药活性成分或任何其他辅料过敏者。

②1型糖尿病。

③糖尿病酮症酸中毒。

④严重肝、肾功能不全者。

⑤糖尿病妊娠和哺乳者。

309. 使用胰高血糖素样肽-1(GLP-1)受体激动药有什么不良反应?注意事项有哪些?

(1)不良反应

①主要包括恶心、呕吐、腹泻、腹痛和上腹部不适、消化不良、食欲下降、低血糖等。

②罕见的不良反应有胰腺炎、皮疹等。

(2)注意事项

①在艾塞那肽和利拉鲁肽的使用中有少数急性胰腺炎的病例报道,使用该药物的患者应了解急性胰腺炎的特征性症状,如果怀疑发生了胰腺炎,应立即停止使用。

②GLP-1受体激动药与磺脲类药物合用时低血糖的发生率升高。适当减少磺脲类药物的剂量可降低低血糖风险。联合使用GLP-1受体激动药和磺脲类药物的患者,在驾驶或操作机械时应采取必要措施防止发生低血糖。

③在艾塞那肽的使用中,有罕见肾功能改变的报道,因此不推荐艾塞那肽用于终末期肾病或严重肾功能不全(肌酐清除率<30毫升/分)的患者。

④利拉鲁肽在纽约心脏学会(NYHA)分级Ⅰ-Ⅱ级的充

血性心力衰竭的患者中的治疗经验有限;目前还没有在Ⅲ-Ⅳ级充血性心力衰竭患者中的使用经验。

⑤有甲状腺髓样癌既往史或家族史患者及2型多发性内分泌肿瘤综合征患者不能使用利拉鲁肽。

310. 二肽基肽酶 4(DPP-4)抑制药作用特点是什么?

DPP-4抑制药即二肽基肽酶4抑制药,是一类治疗2型糖尿病的药物,能够抑制胰高血糖素样肽-1(GLP-1)和葡萄糖依赖性促胰岛素分泌多肽(GIP)的灭活,提高内源性GLP-1和GIP的水平,促进胰岛B细胞释放胰岛素,同时抑制胰岛A细胞分泌胰高血糖素,从而提高胰岛素水平,降低血糖,且不易诱发低血糖和增加体重。

311. 临床常用二肽基肽酶 4(DPP-4)抑制药有哪些? 使用方法是什么?

(1)种类:迄今,世界范围内已上市多种DPP-4抑制药:西格列汀(Sitagliptin)、维格列汀(Vildagliptin)、沙格列汀(Saxagliptin)、阿格列汀(Alogliptin)、利格列汀(Linagliptin)、琥珀酸曲格列汀(Zafatek)、奥格列汀(Omarigliptin)。

(2)使用方法

①磷酸西格列汀片(捷诺维):单药治疗的推荐剂量为100毫克,每日1次。本药可与或不与食物同服。肾功能不全的患者、轻度肾功能不全患者(肌酐清除率≥50毫升/分,相应的血清肌酐水平为男性≤1.7毫克/分升和女性≤1.5毫克/分升)服用本品时,不需要调整剂量。中度肾功能不

全的患者(肌酐清除率30～50毫升/分,相应的血清肌酐水平为男性1.7～3.0毫克/分升和女性1.5～2.5毫克/分升)服用本品时,剂量调整为50毫克,每日1次。严重肾功能不全的患者(肌酐清除率<30毫升/分,相应的血清肌酐水平大约为男性>3.0毫克/分升和女性>2.5毫克/分升)或需要血液透析或腹膜透析的终末期肾病(ESRD)患者服用本品时,剂量调整为25毫克每日1次。

②维格列汀片(佳维乐):当维格列汀与二甲双胍合用时,维格列汀的每日推荐给药剂量为100毫克,早晚各给药一次,每次50毫克。不推荐使用100毫克以上的剂量。本药可以餐时服用,也可以非餐时服用。特殊人群、肾功能不全的患者:轻度肾功能不全患者(肌酐清除率≥50毫升/分)在使用本药时无须调整给药剂量。中度或重度肾损伤患者或进行血液透析的终末期肾病(ESRD)患者,不推荐使用本药。肝功能不全患者,包括开始给药前血清丙氨酸氨基转移酶(ALT)或血清天门冬氨酸氨基转移酶(AST)大于正常值上限(ULN)3倍的患者不能使用本药。

③沙格列汀片(安立泽):用于2型糖尿病。可作为单药治疗,在饮食和运动基础上改善血糖控制。当单独使用盐酸二甲双胍血糖控制不佳时,可与盐酸二甲双胍联合使用,在饮食和运动基础上改善血糖控制。由于对于1型糖尿病和糖尿病酮症酸中毒的有效性尚未确定,故本药不用于1型糖尿病或糖尿病酮症酸中毒的患者。

④苯甲酸阿格列汀片(尼欣那):推荐剂量为25毫克,每日1次。阿格列汀片可与食物同时或分开服用。轻度肾功能受损患者(肌酐清除率≥60毫升/分)使用阿格列汀片时

不需调整剂量。中度肾功能受损患者(肌酐清除率 30～60 毫升/分)剂量为 12.5 毫克,每日 1 次。重度肾功能受损(肌酐清除率 15～30 毫升/分)或终末期肾衰竭(ESRD)(肌酐清除率<15 毫升/分或需要血液透析)患者使用剂量为 6.25 毫克,每日 1 次。使用阿格列汀片时可不考虑透析时间。尚未在接受腹膜透析的患者中进行阿格列汀片用药研究。因需要根据肾功能调整阿格列汀片剂量,推荐在开始治疗前评估肾功能,并定期复查。

⑤利格列汀片(欧唐宁):推荐剂量是 5 毫克,每日 1 次,可与食物或无食物服用。当与一种胰岛素促分泌素(如磺酰脲类)使用时,考虑减低胰岛素促分泌素的剂量以减低低血糖症的风险。用利格列汀片或任何其他抗糖尿病药减低大血管风险没有建立结论性证据的临床研究。

⑥琥珀酸曲格列汀(Zafatek):是日本武田研制的超长效 DDP-4 抑制药,由于其特异的分子结构,在机体内的代谢非常缓慢,主要经肾代谢。服药 7 天后累积尿排泄率为 76%左右,而对于 DDP-4 活性的抑制率仍然有 77.4%。成人每周 1 次口服 100 毫克(中度肾功能损害者降低剂量至每周 1 次口服 50 毫克),应在每周同一天服用。每周给药 1 次,患者用药依从性高。

⑦奥格列汀(Omarigliptin):由美国默沙东公司开发的超长效 DDP-4 抑制药,对 DDP-4 高选择性和高抑制性,半衰期可达 63 小时。成人口服 12.5 毫克,每周 1 次,最大剂量 25 毫克。

312. 二肽基肽酶 4(DDP-4)抑制药的适应证和禁忌证是什么？

（1）适应证

①通过饮食和运动控制血糖不满意的成人 2 型糖尿病患者。

②与二甲双胍或(和)磺脲类联合用药。

（2）禁忌证

①严重酮症、糖尿病昏迷或昏迷前期。

②1 型糖尿病患者。

③严重感染、手术前后、严重创伤患者、

④严重肝、肾功能不全患者或需要透析的晚期肾衰竭患者。

⑤糖尿病妊娠和哺乳者。

313. 二肽基肽酶 4(DDP-4)抑制药的不良反应是什么？

（1）偶见一过性肝酶增高、皮疹、瘙痒等过敏反应。

（2）上呼吸道感染,鼻咽炎。

314. 非磺脲类促胰岛素分泌药的作用机制是什么？

非磺脲类促胰岛素分泌药为餐时血糖调节药,能够改善 2 型糖尿病患者的代谢调控,并且不会引起体重的增加,还可以降低低血糖的发生。不论是以前从未接受过治疗的患者,还是从使用其他口服抗糖尿病药物,转为使用瑞格列奈(诺和龙)的患者,或者采取瑞格列奈与其他药物联合治疗的患者,均可以有同样的效果。餐时血糖治疗的方法还可以使患者的进餐时间更加灵活,其作用机制如下。

(1)主要通过刺激胰岛 B 细胞分泌胰岛素,并保持胰岛 B 细胞胰岛素的生物合成,是胰岛 B 细胞介导的餐时血糖调节药。

(2)瑞格列奈关闭细胞膜上 ATP 敏感性钾通道起作用,它的特异性在于恢复胰岛素早期分泌时相,降低餐时血糖高峰。

(3)其特征为模拟生理性胰岛素分泌,快进快出,安全性高,有明显的降低空腹和餐后血糖效果,尤其降低餐后血糖效果更为明显,有效控制整体血糖水平。

(4)不进入 B 细胞内或不通过其他作用机制引起胰岛素释放。

315. 非磺脲类促胰岛素分泌药的适应证、禁忌证及不良反应是什么?

(1)适应证

①通过饮食和运动控制血糖不满意的 2 型糖尿病患者。

②在一些血糖控制不好的患者中,非磺脲类促泌药与其他口服降糖药联合使用,最常见的是将二甲双胍与瑞格列奈联合治疗,这些患者血糖调控得到明显改善,而低血糖的发生率并没有增加。

③在一些血糖控制不佳的患者中,可以与胰岛素联合应用,能减少胰岛素用量。

④老年 2 型糖尿病患者和中度肝、肾功能损害患者有良

好的耐受性。

（2）禁忌证

①对本药成分过敏者。

②1 型糖尿病患者。

③糖尿病酮症酸中毒者。

④严重肝、肾功能不全者。

⑤糖尿病妊娠和哺乳者。

（3）不良反应

①与其他口服胰岛素分泌药一样，可引起轻度低血糖反应。

②偶见一过性肝酶升高、皮疹、瘙痒等。

③短暂的视力障碍、胃肠功能紊乱。

316. 瑞格列奈（诺和龙）的作用特点与服用方法如何？

（1）作用特点：瑞格列奈（诺和龙）是一种餐时血糖调节药，主要通过抑制胰岛 B 细胞 ATP 敏感的钾通道起作用。它特异性恢复胰岛素早期分泌时相，降低餐时血糖高峰，有明确的减低空腹和餐后血糖的效果。尤其是降低餐后血糖更明显。服药 12 周后可明显降低糖化血红蛋白水平，是 2 型糖尿病的理想降糖药。瑞格列奈（诺和龙）的安全性好，12 周观察无明显肝肾功能损害。作用特点如下。

①瑞格列奈（诺和龙）使胰岛素从胰岛细胞内快速释放，快速降低血糖，并能被机体快速吸收和代谢，不加速 B 细胞功能衰竭，显出"快进、快出"的特点。起效时间为 0～30 分钟，达高峰 1 小时。

②主要通过胆汁排泄,在肝代谢,无肝毒性作用,胃肠反应罕见。

③92%经粪胆途径排泄,无肾毒性作用,适用于各种程度的肾功能不全的糖尿病患者。8%经肾代谢,其余部分通过肝降解,特别适用于肾功能不全的患者。

④恢复胰岛素早期分泌时相,降低餐时高血糖为瑞格列奈(诺和龙)的显著特点。对空腹和餐后血糖有明确的治疗效果。提供 24 小时糖代谢控制,从而改善整体降糖效果。

⑤采用"进餐服药,不进餐不服药"的灵活餐时服药方式,不会引起体重增加,并可以降低低血糖发生。

⑥在老年 2 型糖尿病和中度肝肾功能损害的患者有良好的耐受性。

⑦瑞格列奈(诺和龙)能够将治疗与进餐有机地结合起来,仅在需要时发挥刺激胰岛素的作用。与传统磺脲类药物治疗相比,瑞格列奈(诺和龙)治疗组的低血糖发生率和严重程度均有下降。

(2)服用方法:每片 0.5 毫克、1 毫克、2 毫克。在每次主餐前推荐的初始剂量为 0.5 毫克,最大单剂量为每次主餐前 4 毫克,每日最大剂量不应超过 16 毫克,进餐时服用。是 2 型糖尿病有效的一线单一治疗用药。

317. 瑞格列奈(孚来迪)的作用特点与服用方法如何?

(1)作用特点:瑞格列奈(孚来迪)和瑞格列奈(诺和龙)一样,是一种餐时血糖调节药,有效控制餐时和餐后高血糖,纠正餐时和餐后异常的胰岛素分泌模式,模拟生理性胰岛素分泌。起效快,30分钟控制血糖,1小时与餐后血糖达高峰时间一致,避免低血糖期间的高胰岛素血症,夜间低血糖发病率低。肾功能不全者亦可用。

(2)服用用法:每片 0.5 毫克,主餐前服用初始剂量 0.5 毫克,最大单剂量 4 毫克,每日总的最大剂量不超过 16 毫克。餐前 1 分钟或 30 分钟服用。一餐一剂,不进餐不服药,服用方便。

318. 那格列奈(唐力)的作用特点与服用方法是什么?

(1)作用特点:那格列奈(唐力)是非磺脲类促泌药,是口服降糖药,它的出现为解决初相胰岛素分泌消失,以及有效控制餐时血糖高峰提供了机会。那格列奈完全不同于其他口服降糖药,没有磺脲类分子结构,在化学性质上不同于磺脲类和瑞格列奈。在 2 型糖尿病的治疗中,那格列奈比其他口服降糖药能更好地刺激初相胰岛素分泌,有效控制餐时血糖高峰。餐前服用那格列奈可控制餐时血糖高峰,从而改善总体血糖控制。服用那格列奈发生低血糖的危害性很小。

(2)服用方法:那格列奈每片 60 毫克、120 毫克。常用剂量为餐前 120 毫克。餐前立即(1 分钟内)或餐前 30 分钟之内服用。那格列奈可与二甲双胍、噻唑烷二酮类药物联合使用。

(3)注意事项:对某些影响糖代谢的药物,因可使其降血糖作用增加或减弱,在接受那格列奈治疗时加用或停用这些药物,应严密观察血糖的变化。驾车或操作机器者慎用。

319. 钠-葡萄糖协同转运蛋白 2 抑制剂类降糖药的作用机制是什么？

钠-葡萄糖协同转运蛋白 2 抑制药主要通过抑制表达于肾的 SGLT2,减少肾的葡萄糖重吸收,增加尿液中葡萄糖的排泄,从而降低血浆葡萄糖水平。而且降糖效果不依赖于 B 细胞功能和胰岛素抵抗。

320. 钠-葡萄糖协同转运蛋白 2 抑制药的种类有哪些？

全球现已批准的 SGLT2 抑制药类降糖药 6 种,我国正在审批及已审批的有 5 种,分别是达格列净片、卡格列净片、伊格列净片、恩格列净片、依帕列净片。

321. 钠-葡萄糖协同转运蛋白 2 抑制剂类降糖药的作用特点是什么？

钠-葡萄糖协同转运蛋白 2 抑制药是一种有很多优势的口服抗高血糖药物,每日 1 次,可以降低糖化血红蛋白、空腹血糖、餐后血糖,没有严重低血糖的不良反应。而 SGLT2 是一个新型的糖尿病治疗靶点,与传统糖尿病治疗药物的补充和诱导胰岛素分泌、改善胰岛素抵抗、促进葡萄糖利用等机制不同,SGLT2 抑制药可以从尿中排出体内多余的葡萄糖,从而能够减少糖基化蛋白,改善肝脏和外周组织的胰岛素敏感性、改善 B 细胞功能,同时能进一步改善肝胰岛素抵抗,从而促使较高的肝糖输出恢复正常。SGLT2 抑制药与其他抗糖尿病药物相比,主要具有以下优势:①使用范围较广,尤其适用于肾性糖尿病患者的血糖改善;②不易引起低血糖,能改善 B 细胞功能,改进胰岛素抵抗;③减少了水钠潴留的可能性,并且降低了引起心血管类疾病的风险;④不良反应较少,尤其达到能量平衡,从而较少降低患者的体质量。

综合以上优点,SGLT2 成为目前热门研究的降血糖靶点。按其结构主要分为 C-芳基抑制药、O-芳基抑制药、S-糖苷抑制药和 N-糖苷抑制药,目前研究较多的为 C-芳基抑制药和 O-芳基抑制药,其他两类研究得较少。本文主要对 C-芳基和 O-芳基结构的 SGLT2 抑制药类新药的研究概况进行综述,并分析其发展趋势。

322. 达格列净的常用剂量和不良反应有哪些?

第一个 SGLT-2 抑制药的新药达格列净(Dapagliflozin)口服片剂于 2014 年 1 月 8 日获美国 FDA 批准上市。达格列净是一种钠-葡萄糖协同转运蛋白 2(SGLT2)抑制药适用于 2 型糖尿病成人作为辅助饮食和运动改善血糖控制。使用限制:不作为 1 型糖尿病或糖尿病酮症酸中毒治疗。

(1)剂量和给药方法

①推荐起始剂量是 5 毫克,每日 1 次,早晨服用,有或无食物。

②血糖控制不准的患者中剂量可增加至 10 毫克,每日 1 次。

③开始应用前评估肾功能。如 eGFR 低于每分钟 45 毫升/1.73 平方米体表面积。

（2）禁忌证：对列净类超敏反应史。严重肾受损，肾病终末期，或透析。

（3）警告和注意事项

①低血压：评估血容量状态，在有肾受损或低收缩压患者和用利尿药患者中纠正低血容量。治疗期间监视体征和症状。

②肾功能受损：治疗期间监视肾功能。

③低血糖：在服用胰岛素或一种胰岛素促分泌素患者，考虑较低剂量胰岛素或胰岛素促分泌素以减低低血糖风险。

④生殖器真菌感染：如适用，监测和治疗。

⑤LDL-C增高：医护监视和治疗。

⑥膀胱癌：在临床试验中观察到膀胱癌。有活动性膀胱癌患者中不应使用，膀胱癌既往史患者应谨慎使用。

（4）不良反应：最常见不良反应（5％或更高发生率）是女性生殖器真菌感染，鼻咽炎和泌尿道感染。

323. 老年糖尿病患者如何选用口服降糖药？

随着我国人口的日趋老龄化，饮食结构和生活习惯的改变，老年人糖尿病的患病率正在逐年增加。老年人糖尿病是老年内分泌代谢疾病中最常见的终身疾病，与非老年人糖尿病相比有许多自身的特点，因而在治疗上亦有其特殊性。目前，适用于老年糖尿病常用的口服降糖药有4类。无论是老年还是非老年糖尿病患者，了解一下各类型口服药物的作用特点，在治疗上是有必要的。

（1）磺脲类药物：老年患者宜首选第二代磺脲类降糖药，因为这类药物的特点为作用强，剂量小，排泄快，不良反应少,且能降低血脂及对血管病变有一定的防治作用。磺脲类药物的不良反应是易发生低血糖,这是老年人糖尿病在治疗过程中需要加以注意的问题。由于老年患者往往并发糖尿病性血管病变,低血糖时肾上腺素分泌增加,使血压上升,易诱发心肌梗死和脑血管意外。因此,适当的剂量以预防低血糖,显得尤为关键。

(2)双胍类药物:目前用的代表药物为二甲双胍。口服这类药物时应定期检查肾功能,检测血乳酸。肾功能不佳者不用或停用。

(3)α-葡萄糖苷酶抑制药:可以单独服用,也可与磺脲类和双胍类降糖药或胰岛素联合使用。不良反应有腹部不适、胀气等。一般从小剂量开始,以后逐渐加量,这样可以减轻胃肠反应,在每次就餐时和第一口饭一起咀嚼。

(4)胰岛素增敏药:罗格列酮和吡格列酮是近年来在临床上使用的噻唑烷二酮类药物。它能明显改善胰岛素抵抗;控制糖化血红蛋白,延缓病变进展,同时预防大血管病变。本类药物可单服,亦可与磺脲类或双胍类联合应用。在合用其他降糖药物时;有发生低血糖的可能,应予以注意。

324. 2型糖尿病联合用药的意义有哪些?

联合疗法的益处主要是改善糖脂代谢及 B 细胞功能,延缓 B 细胞衰退,减轻胰岛素的抵抗状态,同时也希望延迟、减少糖尿病并发症发生。在胰岛素抵抗的持续作用下,2 型糖尿病患者的胰岛功能逐渐衰竭,美国糖尿病学会(ADA)指南也提到:多数患者最终需要联合治疗。

325. 2型糖尿病联合用药的原则是什么？

(1)降糖药物联合用药首先要掌握指征,当糖尿病进展到一定程度,单一药物无法有效控制血糖时,或当临床有某种原因不能使用胰岛素时,就要及早地联合用药。及早是非常重要的,不要等待某种药物完全失效了才联合用药。双胍类、磺脲类、噻唑烷二酮类和α-糖苷酶抑制药等口服降糖药可联合使用,还可和胰岛素合用。小剂量各种药物的联合应用,可减少单一药物的不良反应。

(2)要选用作用方式不同的药,尽量发挥不同作用方式的药的各自优点,减轻这些药物不足之处及不良反应,目的是提高疗效及安全性。

(3)一般联合应用2种药物,必要时可用3种药物,当然还要考虑费用与效果。

(4)联合用药应综合考虑药物的作用机制、体重、年龄、并发症、肝肾功能及常见不良反应。

326. 磺脲类药物联合二甲双胍有什么益处？

磺脲类促进胰岛素分泌,而二甲双胍可加强胰岛素的作用,是合理的搭配。联合应用后空腹血糖、餐后血糖、糖化血红蛋白都下降明显,对脂代谢也有益,同时血胰岛素水平不会太高,因为二甲双胍不刺激胰岛素分泌。这种联合治疗方法一般能在原血糖基础上再降低血糖20%～40%,而且减少了单用磺脲类药物时体重增加的不良作用。当出现低血糖时应先减少磺脲类药物。此两药的联合应用从药物经济学角度是最便宜的,也用得最多。全世界范围内,磺脲类加二甲双胍是最主要的 2 型糖尿病的联合用药。但这两种药物的联合应用,对心血管并发症的发生率及病死率尚有待进一步研究。

327. 胰岛素和二甲双胍联合应用有什么益处?

通过生理剂量的胰岛素改善空腹高血糖,使胰岛 B 细胞得以充分休息,二甲双胍促进葡萄糖摄取和代谢,增加内源性胰岛素的分泌和组织对胰岛素的敏感性,减少胰岛素抵抗。胰岛素和二甲双胍联合应用,在降低血糖,尤其空腹血糖方面可与胰岛素产生叠加或协同的作用,还可以避免应用胰岛素引起的高胰岛素血症和体重增加,减少胰岛素用量。

328. 非磺脲类促泌药联合二甲双胍有什么好处?

两者可以相互作用而增强血糖控制。临床研究证实,瑞格列奈或那格列奈加二甲双胍联合治疗与单独二甲双胍与瑞格列奈或那格列奈治疗相比,在空腹血糖水平、糖化血红蛋白两个指标上产生显著效果。数据表明,瑞格列奈或那格列奈加二甲双胍联合治疗后,大部分 2 型糖尿病患者可达到理想的代谢控制。这种代谢控制的改善有利于减少发生糖尿病并发症的危险。

329. 二甲双胍联合阿卡波糖的作用是什么?

二甲双胍加阿卡波糖使糖代谢明显好转,餐后 90 分钟的血糖高峰可下降 3.5 毫摩/升,空腹血糖平均下降 1.5 毫摩/升,糖化血红蛋白下降 0.8%。

330. DPP-4 抑制药什么时候与二甲双胍联合使用?

DPP-4 抑制药在二甲双胍作为单药治疗用到最大耐受剂量仍不能有效控制血糖时,与二甲双胍联合使用。其中利格列汀可与二甲双胍和磺脲类药物联合使用。

331. SGLT 2 抑制药能和哪些降血糖药合用?

SGLT 2 抑制药与二甲双胍、磺脲类、二肽基肽酶-4(DPP-4)抑制药、胰岛素等各类降糖药物联合治疗的研究也一致显示了其降糖疗效。在降低血压方面,与二甲双胍联用时,达格列净较磺脲类降压更持久。

332. 1 型糖尿病适合联合用药吗?

在 1 型糖尿病患者中,也可以联合用药,如胰岛素联合二甲双胍或 α-葡萄糖苷酶抑制药等,但绝对不能仅仅用口服降血糖药。在 1 型糖尿病患者血糖波动较大时,可在注射胰岛素的基础上,试加口服二甲双胍以减少血糖波动和减少胰岛素用量。

333. 胰岛素有何生理作用?

胰岛素是人体胰岛 B 细胞分泌的一种激素,是维持人体正常代谢和生长不可缺少的物质。其主要生理作用如下。

(1)促进葡萄糖转化为肝糖原。

(2)促进葡萄糖进入细胞发挥作用。

（3）抑制蛋白质、脂肪在肝内转化为葡萄糖（即抑制糖的异生）。

（4）抑制肝糖原分解，可起降血糖的作用。

此外，葡萄糖在肝、脑、肠黏膜、肾小管和红细胞等组织中，不受胰岛素的调节，可以自由地透过细胞膜，作为提供热能的基本物质。

334. 糖尿病患者用胰岛素治疗有何意义？

（1）治疗 1 型糖尿病患者，主要补充胰岛素分泌不足，以对抗体内拮抗胰岛素的激素，从而调整其代谢紊乱与对多种脏器和生长发育的影响。

（2）2 型糖尿病患者因周围靶组织胰岛素受体不敏感而引起胰岛素相对不足，故使用胰岛素的目的与 1 型不同，并非补充其不足，而在于调整高血糖、高血脂，以及控制症状。如果掌握不当，往往可引起高胰岛素血症，促进脂肪合成，引起肥胖，甚至加重胰岛素的抵抗性。长期应用还易并发动脉粥样硬化，故使用时必须掌握适应证，以便控制病情发展，并避免各种不良反应。

（3）对于多种在微血管病变基础上的慢性糖尿病并发症，可以防止、延缓或抑制微血管病变发生。胰岛素治疗糖尿病的重要意义，绝非仅限于短期内可获得控制代谢紊乱，更重要的是可防治慢性并发症的发生发展。

（4）对妊娠期糖尿病及糖尿病患者妊娠中的胰岛素治疗可较好地调整代谢，有利于胎儿生长发育和顺利分娩，避免产妇及胎儿各种并发症，从而减少母体病情恶化、胎儿死亡与难产等问题。

335. 常用胰岛素有哪几类？其作用时间各是多少？

胰岛素的种类很多，按其作用持续时间的长短，可分为以下几种。

（1）超短效胰岛素类似物：门冬胰岛素（诺和锐 R）、赖脯胰岛素（优泌乐）、谷赖胰岛素（艾倍得）等。注射后 15 分钟起作用，高峰浓度 1～2 小时。

（2）短效胰岛素（可溶性胰岛素）：诺和灵 R、优泌林 R、甘舒霖 R 等。注射后 30 分钟起作用，高峰浓度 2～4 小时，持续 5～8 小时。

（3）中效胰岛素：低精蛋白锌胰岛素（NPH）、诺和灵 N、优泌林 N 等。注射后 2～4 小时起效，高峰浓度 6～12 小时，持续 24～28 小时。

（4）预混胰岛素：即将短效与中效预先混合，门冬 30、优泌乐 25、优泌乐 50、诺和灵 30R 等，可一次注射，且起效快（30 分钟），持续时间长达 16～20 小时。

（5）长效胰岛素类似物：诺和平（地特胰岛素）、来得时（甘精胰岛素）、长秀霖（重组甘精胰岛素）、诺和达（德谷胰岛素）等。注射后 4～6 小时起效，高峰浓度 4～20 小时，持续 24～36 小时。

336. 哪些糖尿病患者必须用胰岛素治疗？

胰岛素自问世以来，显著提高了糖尿病患者的生存率，降低了并发症的发生。虽然胰岛素不能根治糖尿病，但确是 1 型糖尿病患者必不可少的药物，作为终身替代治疗，为人类做出了贡献。胰岛素一般是从牛的胰腺提取的,但我国使用的胰岛素却是从猪的胰腺提取的。现在胰岛素已能人工合成。尽管胰岛素是降血糖的特效药,但要重视其使用范围。必须接受胰岛素治疗的糖尿病患者如下。

(1)1型糖尿病确诊后,必须及时采用胰岛素做终身替代治疗,在蜜月期可减少胰岛素剂量。要注意缓慢进行的1型糖尿病(LADA),其本质是1型糖尿病,应及早筛出,用胰岛素治疗。

(2)经口服降血糖药和饮食治疗控制不满意,或口服磺脲类药物继发失效,以及口服降血糖药有禁忌而不能耐受的2型糖尿病患者,有20%～30%最终需用胰岛素作为联合治疗或替代治疗。

(3)糖尿病急性并发症,糖尿病酮症酸中毒或非酮症性高渗昏迷、乳酸性酸中毒,都必须用胰岛素治疗,控制后视病情可改回原治疗方案。

(4)2型糖尿病在应激状态时,如严重感染、较重外伤、手术治疗,为预防酮症酸中毒或已有明显并发症者,为预防多脏器功能衰竭,宜用胰岛素治疗。在患者应激状态过后,可停用或改用原治疗方案。

(5)为预防胎儿先天畸形,糖尿病孕妇宜全程用胰岛素,分娩后改用原来治疗方案。

(6)2型糖尿病患者严重慢性并发症者,如糖尿病并发增殖性视网膜病变,严重神经病变,糖尿病肾脏、心脏病变,严重皮肤病变,以及肝硬化、肝炎重度脂肪肝等,宜用胰岛素治疗。

(7)2型糖尿病患者有重度外阴瘙痒者,宜暂用胰岛素治疗。

(8)临床上类似2型糖尿病,但血液中胰岛素抗体或抗谷氨酸脱羧酶抗体阳性,如迟发型自身免疫型糖尿病,主张胰岛素治疗。

(9)2型糖尿病患者合并肺结核、肿瘤等消耗性疾病,消瘦明显,宜同时用胰岛素治疗。

(10)老年糖尿病患者营养不良,消瘦明显,或难以分型的消瘦患者,宜用胰岛素治疗,常可收到效果(须注意预防低血糖)。

(11)继发性糖尿病,如胰源性糖尿病、垂体瘤、库欣综合征或类固醇糖尿病,均需胰岛素治疗。

337. 胰岛素治疗易引起哪些不良反应?

(1)低血糖反应:为全身反应中所最常见的。一般多发生在胰岛素注射后,作用最强的时候,或者因注射该药后,没有进餐而引起低血糖反应,应予警惕。

(2)胰岛素变态反应:多在停用胰岛素数周后再次使用时发生,也可见于初次胰岛素治疗者。局部表现为注射部位有针刺感、发热或发痒,或局部肿胀,出现红斑硬结,偶见水疱形成。极少见的全身反应,主要表现为荨麻疹、紫癜、面部及口腔黏膜水肿。此种反应多因胰岛素制剂中含有杂质所致。

(3)胰岛素性水肿:有些糖尿病患者于胰岛素治疗后,在面部、四肢出现水肿。可能由于胰岛素促进肾小管回收钠有关,也可能因糖尿病长期控制不满意,经应用胰岛素后病情迅速得到控制有关。因此,谓之胰岛素性水肿。

(4)屈光不正：胰岛素治疗初期,血糖升降程度与眼球屈光不正有关。患者常感视物模糊,但病情控制后可消失,不致发生永久性变化。

(5)神经病变和蛋白尿：胰岛素治疗初期可使感觉异常(糖尿病性神经病变)、蛋白尿增多,但糖尿病持续控制后可以好转。

(6)脂肪营养不良：胰岛素治疗后,引起脂肪营养不良的发生率为 3%～10%,常见于男性。

338. **胰岛素治疗的原则是什么？**

(1)必须严格掌握胰岛素治疗的适应证。

(2)必须熟悉各种剂型胰岛素的作用特点。

(3)胰岛素治疗的剂量,必须依据患者的具体病情(糖尿病类型、血糖水平、饮食情况、运动量、劳动强度、有无并发症及应激状况)而定。强调个体化,强调因人而异,因病而定,灵活掌握。

(4)选用胰岛素制剂时,必须结合病情需要。无论何种类型糖尿病,初用时一律采用短效胰岛素,每日 3～4 次,皮下注射。在确定了每日所需量后,可改为短效加长效胰岛素,或短效加中效胰岛素混合注射。糖尿病患者在合并急性并发症(如酮症酸中毒、高渗性昏迷、乳酸性酸中毒)及严重应激状况(重度感染、急性心肌梗死、脑梗死、外伤和大手术)时,应采用短效胰岛素治疗。

(5)初用胰岛素均应从小剂量开始,然后参照血糖、尿糖,每 3～5 天调整剂量 1 次,直到控制血糖、尿糖在满意的水平。在维持治疗量阶段,如发现血糖升高,或低于正常,首先应消除诱因,不可盲目增减胰岛素剂量,以防血糖大幅度波动。当血糖控制、病情平稳,需撤减胰岛素剂量时,速度不宜过快,每次幅度不宜过大。

(6)对于糖化血红蛋白≥9.0%或空腹血糖≥11.1毫摩/升同时伴明显高血糖症状的新诊断2型糖尿病患者可考虑实施短期(2周至3个月)胰岛素强化治疗。

(7)应用胰岛素治疗期间,不可随意自行中断胰岛素治疗。1型糖尿病患者除少数在蜜月期暂停用胰岛素外,都应坚持胰岛素治疗,以利保护残存的胰岛B细胞的功能,延缓病情的发展及并发症的发生。2型糖尿病在全天胰岛素用量<20单位,仍能满意控制血糖的情况下,方可考虑换用口服降血糖药物。

(8)在胰岛素治疗期间,必须要求患者保持固定的餐饮、进餐时间、饮食量及运动量。要求患者及家属掌握血糖、尿糖的自我监测技术,并做好记录,以便于胰岛素剂量的调整。

(9)1型糖尿病,尤其是消瘦者,对胰岛素比较敏感,有时胰岛素剂量增减1~2单位即可引起血糖较大的波动。此时除需考虑调整胰岛素的剂量、剂型、注射时间和注射部位外,尚需注意餐饮、进餐时间及饮食量的调整。大多数2型糖尿病患者由于对胰岛素不敏感,相对的应用剂量偏大。胰岛素可以刺激食欲,引起进食增多,又可抵制脂肪的分解,此时易使体重增加。身体越胖,胰岛素的需求量就相应增加。所以,在应用胰岛素治疗时必须强调严格控制饮食,增加活动量,避免增重或设法减肥。

339. 如何选用基础胰岛素或预混胰岛素起始胰岛素治疗？

（1）胰岛素的起始治疗中基础胰岛素的使用

①基础胰岛素包括中效人胰岛素和长效胰岛素类似物。当仅使用基础胰岛素治疗时，保留原有各种口服降血糖药物，不必停用胰岛素促泌药。

②继续口服降血糖药治疗，联合中效人胰岛素或长效胰岛素类似物睡前注射。起始剂量为每千克体重每日0.1～0.3单位。根据患者空腹血糖水平调整胰岛素用量，通常3～5日调整1次，根据血糖水平每次调整1～4单位，直至空腹血糖达标。

③如3个月后空腹血糖控制理想但HbA1c不达标，应考虑调整胰岛素治疗方案。

（2）预混胰岛素在起始治疗中的使用

①预混胰岛素包括预混人胰岛素和预混胰岛素类似物。根据患者的血糖水平，可选择每日1～2次的注射方案。当HbA1c比较高时，使用每日2次注射方案。

②每日1次预混胰岛素：起始的胰岛素剂量一般为每千克体重每日0.2单位，晚餐前注射。根据患者空腹血糖水平调整胰岛素用量，通常每3～5天调整1次，根据血糖水平每次调整1～4单位，直至空腹血糖达标。

③每日2次预混胰岛素：起始的胰岛素剂量一般为每千克体重每日0.2～0.4单位，按1∶1的比例分配到早餐前和晚餐前。根据空腹血糖和晚餐前血糖分别调整早餐前和晚餐前的胰岛素用量，每3～5天调整1次，根据血糖水平每次

调整的剂量为 1~4 单位,直到血糖达标。

④1 型糖尿病在蜜月期阶段,可短期使用预混胰岛素每日 2~3 次注射。预混胰岛素不宜用于 1 型糖尿病的长期血糖控制。

340. 怎样合理使用多次皮下注射胰岛素?

在胰岛素起始治疗的基础上,经过充分的剂量调整,如患者的血糖水平仍未达标或出现反复的低血糖,需进一步优化治疗方案。可以采用餐时+基础胰岛素(每日 2~4 次)或每日 2~3 次预混胰岛素进行胰岛素强化治疗。使用方法如下。

(1)餐时+基础胰岛素:根据睡前和餐前血糖的水平分别调整睡前和餐前胰岛素用量,每 3~5 天调整 1 次,根据血糖水平每次调整的剂量为 1~4 单位,直至血糖达标。

开始使用餐时+基础胰岛素方案时,可在基础胰岛素的基础上采用仅在一餐前(如主餐)加用餐时胰岛素的方案。之后根据血糖的控制情况决定是否在其他餐前加用餐时胰岛素。

(2)每日 2~3 次预混胰岛素(预混人胰岛素每日 2 次,预混胰岛素类似物每日 2~3 次):根据睡前和三餐前血糖水平进行胰岛素剂量调整,每 3~5 天调整 1 次,直到血糖达标。研究证明,在 2 型糖尿病患者采用餐时+基础胰岛素(4 次强化)与每日 3 次预混胰岛素类似物进行治疗时,降低糖化血红蛋白的效能、低血糖发生率、胰岛素总剂量和对体重的影响在两组间无明显差别。

341. **什么是持续皮下胰岛素输注(CSII)?**

持续皮下胰岛素输注(CSII)是胰岛素强化治疗的一种形式,需要使用胰岛素泵来实施治疗。经 CSII 输入的胰岛素在体内的药代动力学特征更接近生理性胰岛素分泌模式。与多次皮下注射胰岛素的强化胰岛素治疗方法相比,CSII 治疗与低血糖发生的风险减少相关。在胰岛素泵中只能使用短效胰岛素或速效胰岛素类似物。

342. **胰岛素泵适合哪些患者使用?**

1 型糖尿病患者、计划受孕和已孕的糖尿病妇女或需要胰岛素治疗的 GDM 患者、需要胰岛素强化治疗的 2 型糖尿病患者。

343. **什么是胰岛素强化治疗?**

对于 HbA1c≥9.0％或空腹血糖≥11.1 毫摩/升伴明显高血糖症状的新诊断 2 型糖尿病患者,可实施短期胰岛素强化治疗,治疗时间为 2 周至 3 个月为宜,治疗目标为空腹血糖 4.4～7.7 毫摩/升,非空腹血糖<10.0 毫摩/升,可暂时不以糖化血红蛋白达标作为治疗目标。胰岛素强化治疗时应同时对患者进行医学营养及运动治疗,并加强对糖尿病患者的教育。胰岛素强化治疗方案包括基础＋餐时胰岛素治疗方案(多次皮下注射胰岛素或 CSII)或预混胰岛素每天注射 2 或 3 次的方案。具体使用方法如下。

(1)多次皮下注射胰岛素:基础＋餐时胰岛素每日 1～3 次注射。血糖监测方案需每周至少 3 日,每天 3～4 点血糖监测。根据睡前和三餐前血糖水平分别调整睡前和三餐前的胰岛素用量,每3～5天调整1次,根据血糖水平每次调整的剂量为1～4单位,直到血糖达标。

(2)每日2～3次预混胰岛素(预混人胰岛素每日2次,预混胰岛素类似物每日2～3次):血糖监测方案需每周至少3日,每天3－4时血糖监测。根据睡前和餐前血糖水平进行胰岛素剂量调整,每3～5天调整1次,根据血糖水平每次调整的剂量为1～4单位,直到血糖达标。

(3)CSII:血糖监测方案需每周至少3日,每天5－7时血糖监测。根据血糖水平调整剂量直至血糖达标。

对于短期胰岛素强化治疗未能诱导缓解的患者,是否继续使用胰岛素治疗或改用其他药物治疗,应由糖尿病专科医师根据患者的具体情况来确定。对治疗达标且临床缓解者,可定期(如3个月)随访监测;当血糖再次升高,即空腹血糖≥7.0毫摩/升或餐后2小时血糖≥10.0毫摩/升的患者重新起始药物治疗。

344. 影响胰岛素治疗效果的因素有哪些?

(1)病情轻重与类型。

(2)产生胰岛素抗体。

(3)拮抗胰岛素的激素分泌增多。

(4)黎明现象与反复发生低血糖。

(5)胰岛素纯度和年龄。

(6)其他疾病,如肝肾功能不全。

(7)精神因素不稳定和体力活动增减。

(8)进食总量与时间不规律。

(9)胰岛素注射部位及制剂。

(10)其他药物干扰等。

345. 胰岛素如何与口服降糖药联合应用？

临床经常选用胰岛素和口服降糖药联合治疗方案。用磺脲类降糖药物和双胍类药联合治疗 2 型糖尿病，双胍类降糖药物和胰岛素联合治疗 1 型糖尿病。

在 1 型糖尿病患者血糖波动较大时，可在注射胰岛素的基础上，试加口服双胍类降糖药以减少血糖波动和减少胰岛素用量，但是双胍类降血糖药物在 1 型糖尿病患者中绝对不能单独应用，必须与胰岛素联合治疗。因为其并不刺激胰岛 B 细胞的胰岛素分泌，它的协同降血糖作用可能是通过改善残存胰岛 B 细胞分泌的内生胰岛素的敏感性而实现的。

临床发现，2 型糖尿病患者中格列本脲始用有效，续用失效时，如在继续服用格列本脲的基础上，于睡前再加小剂量 NPH 胰岛素进行联合治疗，3 个月空腹血糖和餐后血糖均下降，糖化血红蛋白亦下降。

346. 为什么有些糖尿病患者使用胰岛素后尿量不多而尿糖却增多？

临床遇到有的糖尿病患者用胰岛素后，尿量不多而尿糖却增多时，要了解其 1 天内尿中排糖的情况。一般认为尿量越多，尿糖亦越多，尿量与尿糖成正比关系，这是由于血中葡萄糖升高，而产生了渗透性利尿。若尿量和尿糖不成正比时，可能与下面两种情况有关。

(1)胰岛素治疗前全天尿糖(卌)，尿量 2500 毫升；治疗后全天尿糖(卌),尿量 1800 毫升,经计算治疗前每日排糖 37.5 克,治疗后排糖 27 克,尿量也明显减少,虽然治疗前、后尿糖定性均为(卌),但仍说明病情好转。遇到这种现象,要全面分析,不要轻率地增加胰岛素用量,以免发生危险后果。

(2)可能胰岛素使用过量,引起血糖降低,促进体内动员高血糖素,以尽量维持血糖水平,结果是"矫枉过正",反而出现反应性高血糖和尿糖增多,而尿量却不多。

347. 糖尿病患者妊娠时如何调整胰岛素剂量?

糖尿病孕妇对胰岛素敏感性降低,应根据血、尿糖结果调整胰岛素的用量,一般增加 1/2 以上。常规胰岛素与长效(或中效)配合使用,可减少昼夜血糖波动,使血糖控制在正常或接近正常范围。调整胰岛素剂量方法如下。

(1)胰岛素剂量在妊娠早期,因胎盘拮抗激素量较少,早孕反应使摄食减少,以及妊娠期的加速饥饿倾向,可使胰岛素需要量减少约 1/3。

(2)孕后期(约第 20 周)因胎盘中胰岛素拮抗激素的迅速增加,胰岛素需要量增加 1/2,甚至 2～3 倍,给药每日不少于 2 次,可用中效胰岛素与常规胰岛素合用以减少昼夜血糖波动。

(3)妊娠期如出现糖尿病酮症酸中毒时,可予以小剂量胰岛素治疗。

348. 糖尿病妇女在妊娠期应注意什么?

(1)妊娠期合理调整胰岛素剂量,严格控制糖类代谢。

(2)观察妊娠的不良先兆,如感染等。

(3)防止大幅度的血糖波动,即使是相对短暂的高血糖症亦应防止。

(4)孕妇体重增加以 6～8 千克为宜,避免体重超重。

(5)要注意检查血糖、尿糖、血压、肝肾功能,如有异常,必须在有经验的医师指导下进行治疗。

(6)糖尿病孕妇应按时做产前常规检查。早、中孕期每2 周 1 次,孕 28 周后应每周 1 次。

349. 为什么肝肾功能不全时胰岛素用量要随之调整?

肝硬化或严重肝病时,由于肝对胰岛素、胰升糖素、生长激素等灭能降解减少,可有高胰岛素、高胰升糖素血症。又由于肝细胞膜上胰岛素受体减少,血糖并不因高胰岛素血症而降低,而呈胰岛素抵抗。

大部分胰岛素在肝内灭能,因此当糖尿病患者合并肝硬化时,易产生对胰岛素受体不敏感,如严重肝病者糖原沉积较少,肝对血糖调节功能失常,以致血糖更易呈波动性,胰岛素用量也应随之波动。

在肾功能不全时,由于胰岛素的灭能降解减少,代谢清除速度下降,体内胰岛素潴留时间延长,促使低血糖发生,需及时减少胰岛素用量。

350. 什么是低血糖症? 引起糖尿病性低血糖的原因是什么?

(1)低血糖症:正常人空腹血糖为 3.3～6.1 毫摩/升。

当各种原因导致血糖浓度低于 2.75 毫摩/升时,可引起脑功能障碍,产生一系列临床症状,谓之低血糖症。严重而长期的低血糖反复发作,可引起广泛的神经系统病变,而且常常易被误诊为癫痫、精神分裂症、癔症、晕厥、低血压脑病等。本病症属于中医学厥证、癫狂、痫症之范畴。

(2)引起低血糖原因:糖尿病患者在下列情况下易发生低血糖。

①胰岛素用量过大或病情好转后未及时减少其剂量,使用混合胰岛素时,长、短效胰岛素剂量的比例不当,长效胰岛素比例过大,易出现夜间低血糖。

②注射胰岛素的部位对胰岛素量的吸收不一致,时多时少,以致发生低血糖。

③注射胰岛素后没有按时进餐;或因食欲不佳,没有吃够规定的饮食量。

④临时性体力活动量过大,没有预先减少胰岛素剂量或临时增加饮食量。

⑤注射时不小心,把胰岛素注射到皮下小静脉中而引起低血糖。

⑥脆性糖尿病患者在病情不稳定期间,易出现低血糖。

⑦磺脲类口服降糖药用量过大是低血糖发生的主要原因。

⑧磺脲类口服降糖药(格列本脲、格列吡嗪、格列齐特等)与保泰松、阿司匹林、磺胺类药、普萘洛尔、吗啡、异烟肼等药物同时服用时,均可加强降血糖作用引起低血糖。

⑨糖尿病患者妊娠早期或刚分娩后数小时内血糖较低。

⑩糖尿病性肾病及慢性肾功能不全者,体内药物潴留

时间延长,促使低血糖发生。

⑪自觉或不自觉的低血糖反应及低血糖昏迷均会引起反应性高血糖,可持续数小时至数天之久。此时胰岛素用量过大,更易发生低血糖,使血糖不稳定程度加重。

⑫1型糖尿病病情不稳定、血糖波动较大者,易出现低血糖反应;或血糖控制后未及时减少胰岛素用量。

351. 胰岛素引起的低血糖反应有哪些特点? 如何治疗?

(1)胰岛素引起的低血糖反应特点

①用胰岛素治疗的患者往往基础血糖高、波动大,过快的降低血糖(部分患者高血糖降至正常或接近正常)时,可发生低血糖,发作多是很突然的。

②长期用胰岛素治疗者,低血糖反应很不典型。一部分患者无心慌、多汗、饥饿感,而迅速发展为低血糖昏迷。

③发生低血糖时,虽然患者精神异常表现各种各样,但每个人在各次发作时的表现基本上相同。

④临床上,常遇到低血糖症第一次抢救成功后患者再度发生昏迷,有此情况容易引起低血糖昏迷反复发作。

⑤发生低血糖时间多是在胰岛素作用较强时,如在餐前、夜间或活动增加以后,特别是在胰岛素作用最强时或活动以后。

(2)低血糖治疗:一旦出现低血糖,轻者口服葡萄糖水,重者尤其神志改变者,要静脉推注50%葡萄糖注射液40~60毫升,直至其清醒,必要时重复使用。

352. 老年糖尿病患者如何预防低血糖？

老年糖尿病患者对低血糖的反应不如其他年龄患者敏感。因此,预防老年性低血糖的发生是很重要的。要掌握如下预防措施。

(1)老年患者控制糖类摄入要适当,不要过分限制。

(2)对老年患者的治疗,应首先采取饮食控制或口服降血糖药,尽量不用胰岛素。

(3)当老年患者发生急性胃肠炎时,应减少降血糖药剂量,及时查血糖、尿糖。

(4)有的老年患者需用β受体阻滞药,最好用选择性的β受体阻滞药(如美托洛尔),不要用不良反应较多的普萘洛尔(心得安),以免增加低血糖发生的危险。

(5)晚上加服降血糖药时需特别慎重,因低血糖多在夜间或凌晨空腹时发生。

(6)对肝肾功能不全者,应注意降血糖药可能在体内的蓄积作用,以预防低血糖的发生。

(7)老年患者的血糖值可适当放宽,餐后2小时血糖可在11.1毫摩/升以上,有利于预防低血糖的发生。

(8)对于老年患者,尤其生活不能自理者,应照顾好药物的服用,加强药物的管理,防止错服。

353. 怎样保存各种胰岛素注射剂？

了解各种胰岛素注射剂的保存方法及效价,对于科学地应用于临床而发挥其最佳药效很有意义。

通过临床检测发现,长效及中效胰岛素在5℃(即在冰箱中温度)时,可放置 3 年,效价不变;而速效胰岛素放置 3 个月后,效价有降低,放置 3 年可减效 20%;中效鱼精蛋白锌胰岛素、鱼精蛋白锌胰岛素,在 25℃时放置 3 年,效价无明显改变;胰岛素悬液,在 25℃时可保存 2 年,30 个月后轻度减效,颜色及结构有改变;在 55～60℃时,各种胰岛素注射剂迅速失效。

正在使用的胰岛素注射剂最好放在冰箱内,若没有设备,可放在较阴凉且避光的地方。暴露在阳光下或放置温度较高的地方,会使胰岛素效价大减。

此外,胰岛素注射剂不宜冰冻,温度太低也可使胰岛素变性;在运输中要避免高温,以防失效。

354. **如何治疗糖尿病性腹泻?**

由于糖尿病性腹泻的因素很多,所以治疗应多方面考虑。

(1)严格控制糖尿病仍是糖尿病性腹泻的基本治疗。

(2)尽可能限制食用冷冻食物及避免不易消化的食物。

(3)改善肠蠕动,减少细菌生长。

(4)用一般止泻药,如碱式碳酸铋等药物治疗不好,用中枢神经镇痛及镇静药如可待因等,对部分患者有效。

(5)从发病机制看,细菌过量生长有一定作用,故不少患者应用抗生素后腹泻症状可缓解,一般以广谱抗生素为宜。有人报道,用氨苄西林 250 毫克,每日 4 次,每月服 1 周,对控制继发于细胞感染引起的腹泻有明显疗效。

(6)近年来,随着对糖尿病性腹泻发病机制研究的深入,认为肾上腺素能神经药(如可乐定),对治疗糖尿病性腹泻可能有效。有人已用于临床,并取得了较好的疗效。每次 0.1 毫克,每 12 小时 1 次,口服,3 日后加量到 0.5～0.6 毫克,每 12 小时 1 次,维持此剂量 19～21 日,然后经 72 小时以上缓慢停药。间隔 10～14 日后重复给药,药物引起的不良反应较小。

355. 糖尿病性肾病患者选用降血糖药应注意什么?

糖尿病性肾病在病情发展时,糖代谢往往变得不稳定,易发生高血糖或低血糖。因此,晚期糖尿病性肾病在选择降血糖药时应注意以下一些问题。

(1)肾功能不全时,肾对胰岛素的灭活能力降低,胰岛素需要量减少。因此,要注意随时调整胰岛素剂量,防止发生低血糖。

(2)多数口服降血糖药由肾排泄。肾功能不全时,双胍类药物可致乳酸在体内蓄积,引起致死性乳酸中毒,不宜选用。氯磺脲不经代谢从肾排泄,而格列本脲(优降糖)在体内半衰期长,可引起严重低血糖,故应避免使用。

(3)晚期糖尿病性肾病的肾糖阈明显提高,故在调整胰岛素和降血糖药剂量时,不能以尿糖结果为依据进行加减药量,而应以血糖结果为依据。

(4)晚期糖尿病性肾病患者易发生高渗性昏迷和酮症酸中毒昏迷。因此,在使用口服降血糖药时更要谨慎,最好采用胰岛素治疗。

356. **糖尿病性视网膜病变有什么治疗方法？**

糖尿病病程 5 年以上者，约有 30% 并发眼病。糖尿病眼病主要包括视网膜病变、白内障、青光眼、视神经萎缩、眼底出血等。其中常见并对视力影响最大的是视网膜病变和白内障。至今尚无特效疗法。尽管如此，西医治疗本病的下列原则仍是必不可少的。

（1）控制糖尿病：长期控制血糖，对早期糖尿病性视网膜病变有促进逆转的作用。对预防和延缓糖尿病性视网膜病变的发生发展有重要意义。

（2）药物治疗：糖尿病性视网膜病变的药物非手术治疗可以采用。

①10% 低分子右旋糖酐葡萄糖注射液 250 毫升加普通胰岛素，静脉滴注，每日 1 次，10 次为 1 个疗程（糖与普通胰岛素之比为 2:1）。

②生理盐水 250 毫升加入丹参液 2～8 毫升，静脉滴注，每日 1 次，10 次为 1 个疗程。

③口服阿司匹林、双嘧达莫（潘生丁）等抗血小板聚集药物。

④蛋白酶分解药与伐里德酶联合应用，可促进视网膜新陈代谢中间产物的吸收。本方法适用于Ⅰ期、Ⅱ期视网膜病变患者，有出血者禁用。对Ⅲ期、Ⅳ期视网膜出血的患者，主要是使用止血和强化血管抵抗力的药物，如卡巴克洛（安络血）、芦丁、维生素 C、三七粉等。

（3）激光治疗：可直接凝固封闭新生血管、微血管瘤和有荧光渗漏的毛细血管，可制止玻璃体积血和视网膜水肿，病变被控制后,可较长时间保持视力。激光治疗的疗效确定,一般无全身并发症。

(4)玻璃体切割术:对于糖尿病性增殖型视网膜病变患者,玻璃体内有较多机化物须行玻璃体切割术,以防止牵引性视网膜脱离,适当提高视力。

(5)冷凝治疗:对不宜光凝治疗者,可适用冷凝治疗糖尿病性视网膜病变,以挽救患者视力。

357. 糖尿病合并高脂血症该如何治疗?

糖尿病合并高脂血症在临床上也比较常见,应遵循如下治疗原则。

(1)合理饮食与体育运动:严格执行饮食疗法,实行低动物脂肪、低胆固醇膳食,限制糖类的摄入,坚持开展适宜个人的体育运动,使血压和体重达到或接近正常水平。

(2)降血糖药的应用:应用胰岛素治疗糖尿病对降低血脂有很大的影响。1型糖尿病患者经胰岛素治疗后,高脂血症可迅速得到改善。2型糖尿病患者经口服降血糖药治疗后,低密度脂蛋白及胆固醇下降。可见控制血糖浓度对防止高脂血症是有益的。

(3)调脂药的选择:经上述方法治疗无效者,可采用改善脂肪代谢的药物。根据高脂血症的不同类型,选择调脂药物:①第一线血脂调节药物,如考来烯胺(消胆胺)、考来替泊(降胆宁)、降胆葡胺、氯贝丁酯(安妥明)、苯扎贝特(必降脂)、非洛贝特、吉非贝齐(诺衡)、普罗布考(丙丁酚)、烟酸、烟酸肌醇、烟酸生育酚酯等,有降低血清胆固醇和三酰甘油的作用;②第二线血脂调节药物。

358. 糖尿病神经病变所致疼痛如何治疗？

一般的镇痛药对糖尿病性神经病变所致的疼痛疗效欠佳,仅能暂时镇痛。而麻醉性镇痛药虽然有效,但会成瘾,因此禁止使用。常用的镇痛药有以下几种。

(1)苯妥英钠:每日 300 毫克,分 3 次服用。用于疼痛较剧者效果较好,有效率达 50％以上。

(2)卡马西平:每日 600 毫克,分 3 次服用。用于锐痛及闪电样痛者较有效,有效率达 67％以上。

(3)氟奋乃静:1～2 毫克,睡前口服,单用或加用阿米替林 10～30 毫克,亦于睡前服。前者单用疗效 18％;二者合用 2～7 天,疗效 24％;2 周后疗效 56％。不良反应有嗜睡、头晕、肌肉软弱、神经质、易激动,但肾功能、空腹血糖不受影响。对慢性疼痛一般有效。

(4)其他:荷包牡丹碱(痛可宁)、美西律亦可适用于糖尿病性神经病变所致的慢性疼痛。

359. 糖尿病新型治疗有哪些？

糖尿病的传统治疗主要包括控制饮食、加强运动、口服降糖药物以及注射胰岛素等,然而部分患者使用这些方法不能较为满意地控制血糖及其并发症,且终身服药及注射胰岛素使得患者的长期依从性较差。因此,糖尿病治疗的新领域开始向胰岛素外拓展,这其中包括,与减重相关的手术治疗及胰腺移植、胰岛移植和干细胞移植的治疗。

360. **代谢手术适合什么样的患者? 效果如何?**

(1)适应证:年龄在 18—60 岁,一般状况较好,手术风险较低,经生活方式干预和各种药物治疗难以控制的 2 型糖尿病(HbA1c≥7.0%)或伴发疾病并符合以下条件的 2 型糖尿病患者,可考虑代谢手术治疗。

①可选适应证:BMI≥32.5 千克/平方米体表面积,有或无并发症的 2 型糖尿病,可行代谢手术。

②慎选适应证:27.5 千克/平方米体表面积≤BMI≤32.5 千克/平方米体表面积且有 2 型糖尿病,尤其存在其他心血管风险因素时,可慎重选择代谢手术。

③暂不推荐:25.0 千克/平方米体表面积≤BMI≤27.5 千克/平方米体表面积,如果合并 2 型糖尿病,并有中心型肥胖(腰围男性≥90 厘米,女性≥85 厘米),且至少有额外的下述 2 条代谢综合征组分:高 TC、低 HDL-C、高血压。手术应在患者知情同意情况下,严格按研究方案进行。这些手术的性质应被视为纯粹的临床研究,且事先应有医学伦理委员会批准;目前证据不足,暂不推荐为临床常规治疗方法。

(2)代谢手术的疗效判定:术后仅用生活方式治疗可使HbA1c≤6.5%,空腹血糖≤5.6 毫摩/升,可视为 2 型糖尿病已缓解。

361. **代谢手术禁忌证有哪些?**

(1)滥用药物、乙醇成瘾、患有难以控制的精神疾病者,以及对代谢手术的风险、益处、预期后果缺乏理解的患者。

(2)1 型糖尿病的患者。

（3）胰岛 B 细胞功能已明显衰竭的 2 型糖尿病患者。

（4）外科手术禁忌者。

（5）BMI＜25 千克体重/平方米体表面积。

（6）GDM 及其他特殊类型的糖尿病。

362. 代谢手术的方式有哪些？

推荐通过腹腔镜手术，手术方式主要有 4 种。

（1）袖状胃切除术：需要切除约 80％的胃，留下"袖管"样的长管状胃通道，限制食物摄取，去除胃部抗肠促胰素物质，2 年内减重 60％～70％，2 型糖尿病的缓解率为 70％。手术不改变人体消化道结构，不产生营养物质缺乏，手术操作相对简单，术后并发症较少，并发症及再次手术率是所有代谢手术中最低的。目前认为，此手术是中重度肥胖伴 2 型糖尿病的首选术式。袖状胃切除术后，还可根据效果转化为 2 期胃旁路术。

（2）胃旁路术：这一手术旷置了远端胃大部、十二指肠和部分空肠，既限制胃容量又减少营养吸收，使肠-胰岛轴功能恢复正常。随访 5 年，2 型糖尿病缓解率 83％。操作较为复杂，创伤大，并发症发生率高，术后需要营养物质监测与补充。用于 2 型糖尿病病程相对较长需要减重更多的患者。

（3）可调节胃束带术：属限制性手术，将环形束带固定于胃体上部形成近端胃小囊，并将出口直径限制在 12 毫米，在束带近胃壁侧装有环形水囊，并与置于腹部皮下的注水装置相连。术后通过注水或放水调节出口内径。早期饮食教育至关重要，防止胃小囊扩张。术后 2 年 2 型糖尿病缓解率 60％。此种术式再手术率和复发率较高，目前临床上已很少使用。

（4）胆胰旁路术：虽然减重效果好，2型糖尿病缓解率可达95％，但手术操作极为复杂，并发症和死亡率均较高，容易出现维生素、微量元素营养物质，特别是蛋白质缺乏，术后必须严格监控营养代谢紊乱状况，并予以补充。对于BMI≥50千克/平方米体表面积的严重肥胖伴2型糖尿病患者可以考虑选择此种术式。目前临床上较少使用。

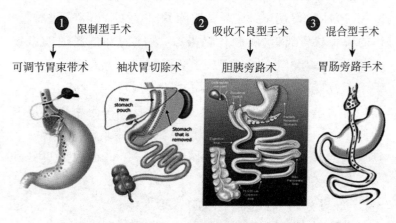

图3　主要减重手术方式

363. 代谢手术有什么风险吗？

手术治疗肥胖症伴2型糖尿病有一定的短期和长期风险，该治疗方法的长期有效性和安全性，特别是在我国人群中的有效性和安全性尚有待评估。多项 Meta 分析显示，胃肠旁路术后30日死亡率为0.3％～0.5％，90日死亡率为0.35％。可调节胃束带术的死亡率为0.1％，深静脉血栓形成和肺栓塞是手术引起死亡的重要原因。术后并发症还包括出血、吻合口瘘、消化道梗阻、溃疡等。远期并发症包括营养缺乏、胆石症、内疝形成等。建议卫生行政主管部门设立该类手术的资格准入制度,以保证手术的有效性和安全性。我国应进行手术治疗与药物治疗的随机对照研究,特别是以并发症为终点的前瞻性研究。多达50%的代谢手术最初糖尿病缓解,而之后报告复发,这种暂时缓解的分界点尚不明确。

364. **胰腺移植如何治疗糖尿病**?

1型糖尿病患者的主要病因是胰岛 B 细胞自身免疫破坏所致的胰岛素绝对缺乏,部分病程长的 2 型糖尿病患者在疾病晚期也存在严重胰岛素不足。但是传统的胰岛素和胰岛素泵治疗不能使所有患者血糖得到理想的控制。胰腺移植的目的就是给血糖不稳定的糖尿病患者提供足够量的 B 细胞,从而控制患者的血糖及糖尿病并发症。虽然胰腺移植需要进行较大的手术以及术后需要终身使用免疫抑制药物,但目前仍是传统治疗 1 型糖尿病无效的最佳治疗方法。

1966 年,胰腺移植开始用于治疗糖尿病,此后胰腺移植的方法又有不断改进。据国际胰腺移植登记(IPTR)的资料,迄今全球已开展胰腺移植 30 000 例以上。多数患者为 1 型糖尿病,约 6%的患者为 2 型糖尿病。

365. **哪些患者适合胰腺移植**?

胰腺移植主要用于 1 型糖尿病及少数符合适应证的 2 型糖尿病。

(1)1 型糖尿病由于胰岛素不足而出现高血糖,胰腺移植能有效地恢复正常的血糖水平,也能在一定程度上控制糖尿病的并发症,从而改进患者的生活质量和存活率。胰腺移植用于治疗 1 型糖尿病的指征为:①对已经或计划进行肾移植的糖尿病患者,胰腺移植是一种可接受的治疗选择,成功的胰腺移植不会影响患者存活,且可改进移植肾存活并将恢复正常血糖。这类患者可以行胰腺和肾脏同时移植(SPK)或先接受肾移植,再接受胰腺移植(PAK)手术,其中 SPK 的胰腺存活率高于 PAK。②单纯胰腺移植(PTA)手术仅适于下列情况:以胰岛素为基础的治疗一直不能防止反复的严重急性代谢并发症(低血糖和酮症酸中毒),需要医学处理;对外源性胰岛素产生了严重的临床和情感问题而影响身心健康。

(2)既往认为 2 型糖尿病是胰腺移植的禁忌证,但最近的临床试验表明胰腺移植可用于部分 2 型糖尿病的治疗。并提出其标准是年龄＜60 岁,BMI＜32 千克/平方米体表面积,仅伴有轻微的心血管并发症,患者不吸烟,未接受过截肢术,超声心动图未见异常心壁运动。近 5 年内胰岛素抵抗较轻(胰岛素用量每日每千克体重＜1 单位),空腹血清 C 肽水平＜10 纳克/毫升。所选择的患者在接受胰腺移植后其疗效与 1 型糖尿病患者接受胰腺移植后的疗效相似。

366. 依赖胰岛素治疗的糖尿病患者进行胰腺移植是最佳治疗方法吗？有什么风险？

成功的胰腺移植能使糖尿病患者的血糖恢复正常,进而控制糖尿病并发症的进展,目前是需依赖胰岛素治疗的糖尿病患者的最佳治疗方法。但是移植后的外科并发症、手术创伤大、供体器官短缺及移植后终身用免疫抑制药的不良反应严重制约了胰腺移植手术的临床开展。

胰腺移植术后的外科并发症最常见的是血栓形成和出血。其他常见的有膀胱瘘或肠瘘,移植后的胰腺炎、感染和肠梗阻。胰腺移植后的 3～6 个月,手术的问题是引起所移植的胰腺功能丧失的主要原因。胰腺移植后的 3～12 个月,由于急性排异反应引起移植的胰岛功能丧失也是常见的原因。其次,慢性排异反应也将引起移植的胰岛功能丧失。接受 3 种移植(SPK、PAK 和 PTA)的患者存活率在移植后的 1 年和 3 年相似,分别约为 96％和 92％。5 年和 10 年的患者存活率在接受 SPK 患者约为 87％和 71％,接受 PAK 患者约为 85％和 68％,接受 PTA 患者约为 89％和 76％。接受 SPK 的患者 5 年和 10 年的移植胰腺存活率最高分别为 85％和 55％,接受 PAK 的患者约为 80％和 37％,接受 PTA 的患者约为 76％和 35％。移植后不再需要给予胰岛素而存活的患者都具有良好的生活质量。目前胰腺移植主要作为肾移植的附属手术,对于非尿毒症患者,免疫抑制药的不良反应和糖尿病的严重并发症,孰轻孰重,难以抉择。

367. 胰岛移植如何治疗糖尿病?

胰岛移植是一种能够稳定控制血糖并且耐受良好的治疗手段,可增加患者的胰岛素分泌细胞,有效控制血糖代谢,改善糖尿病并发症,提高生活质量,进而达到根治糖尿病的目的;而且还可避免外源性胰岛素治疗引起的低血糖和胰岛素抵抗。与胰腺移植相比,胰岛移植仅需将胰岛经门静脉移植入机体,避免胰腺移植的较大手术及由手术引起的并发症,并且胰岛可从不适合胰腺移植的胰腺分离而得到,故可减少器官的浪费。然而移植所需的长期免疫抑制状态,则会带来一系列并发症。

368. 胰岛移植适合什么样的患者?

目前胰岛移植的适应证较为严格,接受移植的患者必须是:①成人1型糖尿病患者;②C肽值<0.3纳克/毫升;③经过合理的内科治疗后血糖控制仍然不理想;④反复出现低血糖(1年内至少1次)及由此引发的意识障碍。

369. 何谓胰岛移植? 如何评价风险?

胰岛移植所需的胰岛是经过胶原酶和蛋白酶的消化从供体胰腺腺泡组织中分离出来的单个胰岛细胞团。在胰岛的获取过程中,多种不利因素均会造成胰岛损伤,如缺血和缺氧、机械损伤、分离时所产生的失巢凋亡样作用、消化酶对胰岛的毒性作用,以及纯化时使用的梯度分离液对胰岛的毒性作用等。胰岛分离技术的优化直接影响存活胰岛的数量。常见的移植方式是经门静脉系统输注胰岛。这种方式过程简单,通常情况下患者耐受良好,但也可能出现出血、门静脉血栓形成、门静脉周围肝脂肪变性、低血压等并发症。成功的胰岛移植可以治愈糖尿病患者,获得稳定的糖代谢,不会发生糖尿病并发症。但是,移植后患者体内功能性胰岛细胞的存活无法长期维持,移植后随访5年的患者中不依赖胰岛素治疗的比率低于10%。尽管移植后患者可长期存活,但许多患者还需再移植或额外补充胰岛素治疗。所以,目前阻碍胰岛移植在临床上广泛应用的主要障碍除了供体来源的短缺和需要长期应用免疫抑制药,更为重要的就是移植后胰岛的快速丧失。

370. 干细胞移植如何治疗糖尿病？

干细胞是一类特殊的细胞,具有两个最主要的生物学特征:一是可保持不断自我增殖的能力,二是在适当条件下可分化为特定的组织细胞。根据来源的不同,干细胞可分为成体干细胞、胚胎干细胞(ES 细胞)及诱导性多潜能干细胞(iPS 细胞)。成体干细胞是从机体内某个组织或器官分离得到的干细胞。其优点是在某些领域中具有临床应用的经验积累,移植后几乎没有成瘤的风险,安全性较好;缺点是其数量非常少,进行分离比较困难,且体外扩增能力有限。iPS 细胞是利用病毒载体进行体外基因转染等方法,通过重编程技术诱导体细胞转化而来的干细胞,iPS 细胞粉墨登场的动因是为了避开人类 ES 细胞研究存在的伦理学争议,但由于存在病毒和外源性基因的污染,故临床上用于细胞替代治疗具有潜在的安全隐患。ES 细胞是从早期胚胎(囊胚)中分离得到的干细胞,具有极其强大的增殖能力,这是成体干细胞所无法比拟的,在理论上具有分化为机体所有组织细胞的潜能,并且没有 iPS 细胞的潜在安全隐患。因此,人类 ES 细胞的临床应用前景和学术研究价值目前被普遍看好。

371. 干细胞移植适合什么样的患者？

原则上需要胰岛素替代治疗的患者都适合进行胰岛干细胞移植。但鉴于目前干细胞治疗糖尿病尚处于临床应用前的研究阶段,中华医学会糖尿病学分会于 2012 年发表关于干细胞治疗糖尿病的立场声明:不建议将干细胞移植治疗糖尿病的技术作为常规的临床实践。鼓励开展干细胞治疗糖尿病的基础和临床研究,但在研究中必须注意以下问题。

(1)与干细胞治疗糖尿病相关的基础和临床研究需遵守国际干细胞研究学会《干细胞临床转化指南》和国内有关干细胞研究的道德伦理准则和相关指南或管理规定。

(2)如开展临床研究,需遵循我国临床研究的相关规定。临床研究方案必须得到临床试验实施者所在医疗或研究机构伦理委员会的批准。

(3)在实施临床试验前,必须向自愿参加临床试验的糖尿病患者告知临床试验的内容及可能的获益和潜在的危害,并获得患者签署的知情同意书。

(4)不得向参加临床试验的糖尿病患者收取与临床试验相关的费用。

(5)临床试验要采用科学、客观的研究设计,与现行的糖尿病治疗方法相比较,评价干细胞治疗糖尿病的有效性和安全性,特别是长期应用的有效性和安全性。

372. **干细胞移植的疗效如何？有什么风险？**

目前应用干细胞治疗糖尿病尚处于临床应用前的研究阶段。有临床研究采用 AHST 或 MSCs 移植的方法对 1 型糖尿病患者进行了探索性的治疗,发现在治疗后有些患者的胰岛 B 细胞功能有显著提高,部分患者在短期内可以停止胰岛素治疗或减少胰岛素的剂量。虽然有研究提示干细胞移植在治疗糖尿病中具有潜在的应用价值,但是这些研究在设计上均存在单中心、样本量较少、无长期有效性和安全性的数据等局限性。其研究结果尚不能肯定回答干细胞治疗的有效性和安全性，也无法确定与目前的胰岛素治疗相比是否具有明显的优势。干细胞治疗糖尿病尚存潜在的安全性问题，如肿瘤发生的风险增加、免疫排斥反应等。因此，这种糖尿病治疗新技术目前还只能是试验性研究，而不能作为常规的临床实践。

373. 降血糖的中成药有哪些？各有何特点？

目前市售的降血糖中成药有玉泉丸、降糖舒、糖脂消胶囊及益津降糖口服液。其各自的特点分述如下。

(1)玉泉丸：是清代名医叶天士治疗消渴病的特效药。在第一代玉泉丸的基础上，加葛根、天花粉、生地黄、五味子等中药，以加强生津止渴、清热除烦、养阴滋肾、益气和中之功效。具有改善体内代谢紊乱、降低血糖的作用。常服无明显不良反应，适用于2型糖尿病患者。每次5克，每日4次，温开水送服，1个月为1个疗程。

(2)降糖舒：其主要成分是人参、生地黄、熟地黄、黄芪、黄精、刺五加、荔枝核、丹参等22种中药。具有益气养阴、生津止渴之功效。长期使用无不良反应。适用于2型糖尿病患者，尤其适用于老年糖尿病患者。每次5片，每日4次，温开水送服，1个月为1个疗程。

(3)糖脂消胶囊：其主要成分有枸杞子、侧柏叶、黄芪等。具有较强的降糖、降脂作用。能防治糖尿病及其并发的心血管疾病。每次4～5粒，每日2次，口服，忌油腻、辛辣、烈酒，有胃病者可饭后服用。

(4)益津降糖口服液：主要成分不详，为纯中药制剂。1993 年卫生部批准该药为我国治疗糖尿病的新药。具有健脾益气、生津止渴之功效。主要用于气阴两虚型糖尿病患者。每次 20 毫升，每日 3 次，口服，1 个月为 1 个疗程。

374. 中医怎样辨证治疗糖尿病？

糖尿病在中医界称为消渴病。中医学在治疗消渴病方面积累了丰富的经验，在辨证论治的基础上提出了许多行之有效的方剂。

消渴病有上、中、下三消之分，肺燥、胃热、肾虚之别。临床上常见"三消"症状同时存在，仅表现程度有轻重不同而已；病理上均以阴虚燥热为基础；治疗不外乎清热养阴佐活血化瘀之品。

在治法上，《医学新悟·三消》中指出："治上消者，宜润其肺，兼清其胃；治中消者，宜清其胃，兼滋其肾；治下消者，宜滋其肾，兼补其肺。"消渴病主要有 3 种证型，兹列于下供临床参考。

(1)上消肺热津伤

主症：烦渴多饮，口干舌燥，舌边尖红，苔薄黄，脉洪数。

治法：清热润肺，生津止渴。

方药：消渴方加味。黄连末 6 克，天花粉、生地黄各 15 克，藕汁、人乳汁各 10 毫升，姜汁 3 毫升。方中重用天花粉，以生津清热；佐黄连清热降火；生地黄、藕汁等养阴增液。

其他常用方：二冬汤、白虎汤、白虎汤加人参汤、竹叶石膏汤、玉泉散、麦门饮子汤、黄芪汤、生地黄饮子汤等。

(2)中消胃热炽盛

主症:多食易饥,形体消瘦,大便秘结,舌苔黄燥,脉滑实有力。

治法:清胃泻火,养阴生津。

方药:玉女煎加味。石膏 30 克,知母 12 克,玄参、生地黄、熟地黄、麦冬各 15 克,牛膝、黄连各 6 克,山栀子 10 克。方用知母、石膏清肺胃之热;生地黄、熟地黄、麦冬养肺胃之阴;黄连、山栀子清热泻火;牛膝引药下行;玄参有润肠通便之功效。

其他常用方:黄连丸、生地八味汤、参芪汤、七味白术散、玉液汤、滋膵饮等。

(3)下消肾阴亏虚

主症:尿频量多,浑浊如脂膏或有甜味,口干舌燥,舌红,脉沉细数。

治法:滋阴固肾。

方药:六味地黄汤加味。山药、山茱萸、生地黄、泽泻、茯苓各 15 克,黄柏、牡丹皮、山栀子各 10 克,知母 12 克。方中山药、山茱萸用量宜重。山药养脾阴、摄精微;山茱萸固肾益精;生地黄滋肾阴不足;肾火偏旺时,用黄柏、山栀子、知母滋阴清热;泽泻、茯苓泻肾浊。

其他常用方:知柏地黄丸、大补元煎、左归饮、金匮肾气丸、右归饮等。

此外,对于不同的并发症或其他兼症,需根据中医辨证论治的原则选择方药。例如,并发痈疮、疖肿,宜清热解毒,选用蒲公英、紫花地丁、野菊花、金银花、连翘等。并发周围神经炎,则宜活血通络,加用丹参、红花、桃仁、川芎、路路通等。并发眼病,可在滋阴的基础上选加或重用女贞子、沙苑子、茺蔚子、密蒙花、夜明砂等；中成药可用石斛夜光丸、明目地黄丸。合并神经衰弱的失眠者，可选加酸枣仁、柏子仁、远志、五味子、夜交藤、珍珠母等安神。合并腹泻者，可短期加罂粟壳，以固涩止泻；皮肤瘙痒可在养血基础上选加蝉蜕、白鲜皮、地肤子等。

375. 针灸治疗糖尿病应怎样选穴？要注意什么？

针灸治疗糖尿病，是根据经络与脏腑在生理病理上互相影响的机制，在腧穴部位进行针刺，取得"通其经脉，调其气血"的作用，从而排除病理因素，治愈疾病。针灸治疗，就在于能够发挥其扶正祛邪的作用。具体穴位处方如下。

（1）体针疗法

①处方一

取穴：上消，取少府、心俞、太渊、肺俞、胰俞。中消，取内庭、三阴交、脾俞、胰俞、胃俞。下消，取太溪、太冲、肝俞、肾俞、胰俞。

针法：胰俞为治疗上、中、下三消的经验穴。针灸补泻兼施，留针 20～30 分钟，隔日 1 次，10 次为 1 个疗程。

②处方二

取穴：主穴，取肺俞、脾俞、胰俞、肾俞、足三里、三阴交、太溪。配穴，口渴多饮偏重者，配用少商、鱼际、膈俞；多食善饥、消瘦者，配用胃俞、中脘；多尿者，加用关元、复溜、水泉。

针法：主穴针法宜缓慢捻转，轻刺激，平补平泻，每日 1次，不留针。配穴取中度刺激，可留针 20 分钟，隔日 1 次。

主、配穴均以 10 日为 1 个疗程,疗程间隔 3～5 日。

③处方三

取穴:主穴,取脾俞、膈俞、关元、水道。配穴,多饮、烦渴者,加用肺俞、承浆;多食易饥、便秘者,加用胃俞、丰隆;多尿、腰痛、耳鸣、心烦、潮热盗汗者,加肾俞、复溜;神疲无力、少气懒言、腹泻头胀、肢体困重者,加用胃俞、三阴交、阳陵泉。

针法:针刺以得气为指标。留针 20 分钟,出针前再重复行针 1 次,每日 1 次,10 日为 1 个疗程,疗程间隔 3 日。

④处方四

第一组,肾俞、关元、足三里、太白、上廉泉透金津玉液穴。第二组,肾俞、中脘、水道、三阴交、上廉泉透金津玉液穴。

针法:中度刺激,不留针。两组交替使用,每日 1 次,10 日为 1 个疗程,疗程间隔 5 日。

⑤处方五

第一组,承浆、意舍、关冲、然谷穴。

第二组,水沟、承浆、金津玉液、曲池、劳宫、太冲、行间、商丘、隐白、然谷穴。

第三组,承浆、太溪、支正、阳池、照海、肾俞、小肠俞穴及手小指尖头。

针法:用灸法。

(2)耳针疗法

①处方一

取穴:胰、内分泌、肾、三焦、耳迷根、神门、心、肝。

针法:轻刺激。每次取 3～5 穴,留针 20 分钟,隔日 1

次,10 次为 1 个疗程。

②处方二

取穴:上消多饮,取内分泌、肺俞、渴点;中消,取内分泌、胃;下消,取内分泌、肾、膀胱。

针法:中等刺激。每次取 3～4 穴,留针 30 分钟,隔日 1 次,10 次为 1 个疗程。

③处方三

取穴:渴点、内分泌、皮质下、胰点、奇穴。

针法:埋耳针,留针 2～3 天,两耳交替使用。留针期间,经常手按刺激,以达到治疗目的。

(3)针灸注意事项:在针刺治病时,应注意皮肤有感染、溃疡、瘢痕者,出血不止者,糖尿病孕妇,均不宜针刺。饥饿、疲劳、精神紧张时,不宜立即针刺。另外,针刺的方向、角度、深度等,都应掌握适当,以免出现意外事故。

(4)案例:某患者,女,28 岁。患糖尿病 3 年余,期间虽经治疗,仍口干多饮、多尿、腰酸神疲、头昏心慌、体力下降,体重已减轻 5 千克,空腹血糖 8.4 毫摩/升,尿糖(卌),月经来潮量多伴血块,舌苔薄黄,舌边有紫斑,脉细而弦数。

治疗经过:患者口渴多饮,取肺穴;小便频数、量多、腰酸、肾虚则取膀胱穴;夹瘀可取穴内分泌、子宫、肝,以调节内分泌失调;为刺激胰岛素分泌和改善糖代谢,取用胰、胆、三焦穴。给予毫针刺激后,再予耳穴压丸,每周 1 次。嘱降血糖药逐渐减量。经 5 次治疗,口干、多饮多尿诸症显著好转,精神佳,尿糖转为(+),月经来潮量已正常,无血块,体重增加 2.5 千克。

376. **哪些食疗方有利于糖尿病患者？**

（1）南瓜：近年来，国内临床试用结果表明，南瓜对轻型糖尿病确有良效。据专家分析，这与其所含纤维素可改善糖的代谢有关；还发现，常食用南瓜能减肥，而且可降血脂。目前国内已研制成功，并生产出可供药用的南瓜粉。南瓜亦可当饭食用，早、晚各吃 250 克煮熟的南瓜，有稳定血糖的作用。

（2）苦瓜：苦瓜有清热解暑、明目解毒之功效，常食用有明显降血糖作用。鲜苦瓜做菜，每餐 50～100 克，每日 2～3次；或苦瓜制成干粉剂，每次 7～12 克，每日 3 次。适用于轻型糖尿病患者。

（3）葫芦汤：鲜葫芦 60 克，或干品 30 克，水煎饮汤。适用于糖尿病生痈、长疖、口鼻溃疡者。

（4）萝卜粳米粥：大萝卜 750 克，将其煮熟绞取汁液，入粳米 150 克，加水煮粥食之。适用于糖尿病口干口渴，小便频数者。

（5）双皮饮：西瓜皮、冬瓜皮各 15 克，天花粉 12 克。水煎服，每日 2 次。有清热祛湿利水之功效。适用于糖尿病口渴、尿浊患者。

（6）冬瓜：将冬瓜 100 克略加水煮熟，绞取汁液常服，有清热润燥，补肾收摄之功效。适用于糖尿病口干口渴者。

（7）糯米花桑皮汤：爆糯米花、桑白皮各 30 克，水煎，每日 2 次分服。适用于口渴、尿多为主的糖尿病患者。

（8）黑豆花粉丸：炒黑豆、天花粉各等分，研为细粉，水泛为丸，如梧桐子大，每次 20 丸，每日 3 次，口服。适用于肾虚型糖尿病患者。

(9)赤小豆冬瓜汤:赤小豆、冬瓜各适量,先将赤小豆煮烂,后入冬瓜,待冬瓜煮熟后,喝汤吃豆及瓜。适用于糖尿病并发水肿或皮肤有痈疖者。

(10)白扁豆丸:白扁豆浸泡,去皮为末,以豆粉同蜜和丸,如梧桐子大,每次 30 丸,每日 2 次,以豆花粉汁送下。适用于糖尿病中消证者。

(11)红豆汤:带壳红豆(干品)50 克,加适量水煎,喝汤吃豆,能益气清热。适用于糖尿病口渴、尿多者。

(12)菠菜内金煎:鲜菠菜根 100 克,干鸡内金 15 克,水煎服,每日 2～3 次,能止渴润燥养胃。适用于糖尿病中消证者。

(13)洋葱头:其味甘辛、性平,每次 50～100 克,水煎服,每日 2 次,有降血糖作用;洋葱气味芬芳,挥发油是有效成分。煎时水沸即可,切勿久煎;或将葱头洗净,沸水泡后,加适量调味品,当菜食用。

(14)韭菜:韭菜 100～150 克,或炒或做羹,入食盐或入酱均无妨。吃至 5000 克即止,过清明勿再吃,与饮食疗法配合应用。适用于各型糖尿病患者。

(15)芹菜:将芹菜 100 克捣烂绞汁,煮沸饮;或适量水煎服,每日 2～3 次。适用于糖尿病患者。

(16)蕹菜玉米须煎:蕹菜根 100 克,玉米须 50 克,二味加水煎,常服。适用于糖尿病患者。

(17)柿叶:鲜柿叶、食盐各适量。将洗净的鲜柿叶,以食盐浸渍,每日 500～1000 克,服用时间不限。适用于糖尿病患者。

(18)枇杷根:将枇杷根 100 克洗净,水煎常饮。适用于糖尿病患者。

（19）乌梅：乌梅 15 克，用沸水浸泡当茶饮用，每日 1 剂，疗程不限。适用于糖尿病患者。

（20）蘑菇：蘑菇水煎液有降低血糖的作用，故常以蘑菇为菜，或煎汁饮服，有利于改善糖尿病症状。

（21）仙人掌：仙人掌 1 片，将其洗净、炒熟或煮熟，食用。适用于糖尿病患者。

（22）野慈姑：采集其块根洗净，每次 2～8 克，每日 3 次，煎服或炒食均可。适用于糖尿病患者。

（23）山药薏仁粥：山药粉 60 克，薏苡仁 30 克，同煮粥食，每日 2 次。适用于各型糖尿病患者，对口渴善饥者尤宜。

（24）山药黄芪煎：山药 100 克，黄芪 50 克，水煎服，每日 2 次。适用于糖尿病患者。

（25）陈粟米饭：陈粟米做饭，可常食用。适用于各型糖尿病患者。

（26）菠菜银耳汤：鲜菠菜根 150～200 克，银耳 20 克，水煎，喝汤食银耳，每日 1 剂。适用于消渴病口渴多饮、大便秘结者。

（27）鹿茸：鹿茸 0.3 克，每日服 2 次。对糖尿病并发皮肤疮疖有效。

（28）白僵蚕：白僵蚕研末，每次口服 2～4 克，每日 3 次。适用于各型糖尿病患者。

（29）黄精首乌栀子酒：黄精 50 克，何首乌、山栀子各 30 克，米酒或白酒 1000 毫升，将三味药浸泡于酒中，封盖浸泡 7 日后即可饮用，每次 1～2 杯，空腹饮用。适用于各型糖尿病患者。

(30)兔肉汤:兔1只,去皮、爪、内脏,切为块状,加水煮熟后,喝汤食肉,有养阴止渴之功效。适用于糖尿病口渴多饮、消瘦患者。

(31)猪胰蘸山药末:猪胰1具,山药30克。将猪胰洗净,用水煮熟,山药炒,研末,以熟猪胰蘸山药末食用,有滋阴润燥之效。适用于糖尿病肺胃阴虚者。

(32)猪胰玉米须汤:猪胰(洗净)1具,玉米须30克,两者水煎,每日1剂,10日为1个疗程。适用于糖尿病口干口渴者。

(33)鸽肉银耳汤:白鸽1/2只,银耳15克。白鸽去皮毛及内脏,切为块状,放入砂锅煮,后入银耳,待肉煮熟后,可喝汤食肉和银耳。适用于各型糖尿病患者。

(34)鸽肉山药玉竹汤:白鸽1只,怀山药30克,玉竹20克。将白鸽去皮毛及内脏,与山药、玉竹同煮,喝汤食肉。适用于糖尿病阴虚者。

(35)兔肉怀山药汤:兔1只,怀山药100克。先将兔去皮毛、爪和内脏,与山药同煮,待肉熟后,取汤、肉食用。适用于糖尿病口渴、乏力、消瘦者。

(36)玉米须花粉汤:猪瘦肉100克,玉米须90克,天花粉30克。先以清水炖猪肉,将熟时加入玉米须及天花粉,文火煎成汤,喝汤食肉。适用于各型糖尿病患者。

(37)海参炖猪胰:海参、猪胰、鸡蛋各1只。将海参泡发切片,与猪胰同炖,待熟烂后将鸡蛋去壳放入锅内,加酱油调味,佐膳最宜。适用于各型糖尿病患者。

(38)蚕蛹:洗净后用植物油炒熟,或煎成汤剂,当菜食用或饮汤,每次用20枚。适用于各型糖尿病患者。

(39)鲇鱼涎黄连丸：鲇鱼涎、黄连末各适量，乌梅10～15克。用鲇鱼口里或身上的滑涎同黄连末调和，捏成弹丸，晒干，每次服7丸，每日3次，用乌梅汤送服。有清热止渴之功效。适用于糖尿病"三多"者。

(40)鲫鱼胆丸：鲫鱼胆3个，用汁与干生姜末50克，2味共调和成药丸，每丸3克，每次1丸，每日3次内服，以大米汤送下，有清热平肝、燥湿和中之功效。适用于糖尿病患者。

(41)海蚌：海蚌适量，取肉捣烂炖熟，每日数次温服。适用于糖尿病患者。

(42)田螺：①将田螺100只，放在适量水中浸1夜，取其液煮沸，饮之。或煮田螺肉，喝其汤。②大田螺10～20只，取出田螺肉，加入黄酒半小杯，拌和，然后再以清水炖熟，饮汤，每日1次。③活田螺1500克，糯米2000克。先将糯米煮成稀粥，待粥冷后，倒入活田螺，使螺食粥尽，吐出白沫，乃取其汁，任意饮之。上述方剂均适用于各型糖尿病患者。

(43)鳕鱼：鳕鱼胰腺含有丰富的胰岛素，将鳕鱼洗净，按常法烹煮熟食或者煮汤食。适用于各型糖尿病患者。

(44)泥鳅荷叶末：泥鳅100条，干荷叶适量。将泥鳅阴干，除去头、尾，烧灰，干荷叶等量为末，混匀，每次10克，每日3次，温开水送服。适用于糖尿病肾虚者。

(45)清蒸鲫鱼：活鲫鱼、绿茶各100克。将鱼去肠杂洗净，把绿茶塞入鱼腹内，置盘中上锅清蒸，不加食盐，熟后食用，每日1次。适用于各型糖尿病患者。

377. **哪些古方适用于治疗糖尿病**？

(1)黄肥瓜蒌：取瓜蒌1个，以酒1盅洗之，取瓤，去皮、子,煎成膏,入白矾末 50 克,和丸如梧桐子大,以粥饮下 10 丸,每日 3 次。适用于糖尿病消渴热盛或心神烦乱者。

(2)消渴茶:麦冬、玉竹各 15 克,黄芪、通草各 100 克,茯苓、干姜、葛根、桑白皮各 50 克,牛蒡子 150 克,干生地黄、枸杞根、忍冬藤、薏苡仁各 30 克,菝葜 24 克。上药共研末,调匀。另取椿白皮根切细,煮取浓汁,和入药粉,捻成饼子,每个 15 克,中心穿孔,曝晒干,挂通风处,每次取 1 个,放炭火上炙(勿焦),捣研碎末,水煎代茶,也可放少量食盐。适用于糖尿病"三多"症状。来源于《千金要方》。

(3)黄连丸:黄连、生地黄各 500 克。绞地黄汁渍黄连,取出晒干,再入汁中,使汁吸尽,晒干为末,炼蜜为丸如梧桐子大,每服 20 丸,每日 3 次。适用于糖尿病无并发症者。来源于《千金要方》。

(4)六味地黄丸:熟地黄、干山药、山茱萸、白茯苓、牡丹皮、泽泻。共研粉末,炼蜜为丸,每丸 6 克,温开水送服。每次 1 丸,每日 2 次。适用于后期糖尿病,有眼目昏花,腰酸腿软等症状者。来源于《小儿药证直诀》。

(5)黄芪六一汤:炙黄芪 300 克,甘草(半生、半炙)50 克。共研细末,每次 6 克,温开水吞服,每日 2 次。适用于糖尿病并发疮、疽、疖及阴部多汗瘙痒。来源于《太平惠民和剂局方》。

(6)七味白术散:白术、葛根、茯苓、人参各 30 克,甘草 40 克,木香 7 克,藿香 15 克。研细末,每服 10 克,每日 3 次。适用于糖尿病日久,小便甜者。来源于《景岳全书》。

(7)玉女煎:石膏 15 克,知母 5 克,牛膝 5 克,熟地黄 9 克,麦冬 6 克。水煎服,每日 2 次。适用于糖尿病胃热阴虚,牙痛齿松,口舌生疮,烦热口渴等患者。来源于《景岳全书》。

(8)玉泉丸:麦冬、天花粉、葛根各 12 克,人参 9 克,茯苓 15 克,乌梅 10 克,甘草 6 克,生黄芪 20 克。水煎服,每日 2～3 次;或水泛为丸,每丸如梧桐子大,每服 20 丸,每日 3 次。适用于糖尿病消渴多饮者。来源于《沈氏尊生书》。

(9)玉泉散:葛根、天花粉各 10 克,五味子 9 克,生地黄、麦冬各 15 克,甘草 6 克,糯米 50 克。水煎服,每日 2 次;或水泛为丸,每丸如梧桐子大,每服 20 丸,每日 3 次。适用于糖尿病烦渴多饮者。来源于《百代医宗》。

(10)玉液汤:生黄芪 20 克,葛根、知母、天花粉、生山药各 12 克,生鸡内金 10 克,五味子 6 克。水煎服,每日 2 次。适用于糖尿病无并发症者。来源于《医学衷中参西录》。

(11)沙参麦冬汤:沙参、麦冬、天花粉各 15 克,玉竹、白扁豆各 10 克,生甘草 6 克,冬桑叶 12 克。水煎服,每日 2 次,适用于糖尿病燥伤肺胃、津液亏损而见咽干口渴等症者。来源于《温病条辨》。

(12)菟丝子丸:菟丝子、鹿茸、附子、肉苁蓉、桑螵蛸各 10 克,五味子 6 克,鸡内金 15 克。水煎服,每日 2 次;或水泛为丸,每丸如梧桐子大,每服 20 丸,每日 3 次。适用于糖尿病肾虚小便多者。来源于《世医得效方》。

(13)黄芪汤:黄芪 30 克,生地黄、麦冬各 15 克,瓜蒌根、茯苓、五味子各 10 克,炙甘草 6 克。水煎服,每日 2 次。适用于糖尿病口干口渴者。来源于《医部全录》。

(14)增液汤:生地黄、麦冬、玄参各 15 克。水煎服,每日 2 次。适用于糖尿病阴虚津液不足所致大便秘结,口渴口干者。来源于《温病条辨》。

(15)生脉散:人参 6 克,麦冬 15 克,五味子 10 克。1 剂煎 3 次,1 日服完。适用于气阴两虚所致口渴咽干、乏力多汗之糖尿病患者。来源于《内外伤辨惑论》。

(16)二冬汤:天冬 6 克,麦冬 9 克,天花粉、黄芩、知母、荷叶各 3 克,人参、甘草各 2 克。水煎服,每日 2 次。适用于上消,渴而多饮之糖尿病患者。来源于《医学心悟》。

(17)白虎汤:知母 300 克,石膏 50 克,炙甘草 100 克,粳米 60 克。水煎至米熟,去渣,分 3 次服。适用于糖尿病口干舌燥、烦渴引饮、大汗出患者。来源于《伤寒论》。

(18)竹叶石膏汤:竹叶 15 克,石膏 30 克,麦冬 15 克,半夏 9 克,人参、炙甘草各 5 克,粳米 15 克。前 6 味水煎,去渣,入粳米,煮米熟,汤成去渣,温服食。每日 1 剂,每日服 2 次。适用于消渴病胃热炽盛,消谷善饥者。来源于《伤寒论》。

(19)生地八味汤:生地黄、麦冬各 9 克,荷叶、山药、知母、牡丹皮各 6 克,黄芩、黄连、黄柏各 3 克。水煎服,每日 2 次。适用于糖尿病中消证,消谷善饥者。来源于《医学心悟》。

(20)滋膵汤:生黄芪、山茱萸各 15 克,生地黄、山药各 30 克,生猪胰(切碎)90 克。前四味煎汤,送服猪胰 45 克,煎渣时再送服 45 克,治消渴病。若中、上二焦积有实热,可先服白虎加人参汤数剂,将实热消去多半,再服此汤。来源于《医学衷中参西录》。

(21)左归饮:熟地黄 9 克,山茱萸 6 克(畏酸者少用之),山药、枸杞子各 6 克,炙甘草 3 克,茯苓 4.5 克。水煎服,每日 1 剂,每日 2 次,适用于消渴病之真阴不足所引起的腰酸遗精、阳痿、口燥咽干、口渴多饮者。来源于《景岳全书》。

（22）右归饮：熟地黄 9～60 克，山茱萸 3 克，山药、炙甘草、枸杞子、杜仲（姜制）、肉桂各 6 克，制附子 9 克。水煎服，每日 1 剂，每日服 2 次。适用于消渴病常神疲乏力、腰酸腿软、阳痿遗精、下肢水肿者。来源于《景岳全书》。

378. 名老中医治疗糖尿病的验方有哪些？

（1）胡翘武验方选

方药：瓜蒌根 30 克，淮山药 40 克，茯苓 15 克，附子、苍术、白术各 6 克，瞿麦、玄参各 10 克。水煎服。

用途及疗效：用于糖尿病（消渴）。

案例：男，21 岁，口渴引饮无度，形瘦神疲，大便秘结，数日 1 次。舌淡红尚润，苔花剥，脉虚细数；尿糖、血糖均阳性。拟消渴方加减 10 剂无效。改用上方后，口渴减半，溲量亦减，上方去茯苓，加煅牡蛎 20 克，边条参 12 克，10 剂善后（《浙江中医杂志》）。

（2）董德懋验方选

方药：黄芪、杭白芍、桑枝各 15 克，地龙、怀牛膝、生地黄、当归、山药、茯苓各 10 克，防风、川桂枝、独活各 6 克，炙甘草 5 克。水煎服。

用途及疗效：用于糖尿病合并多发性神经根炎。

案例：男性，60 岁。查尿糖（卌），血糖 10.08 毫摩/升。下肢持续刺痛，如触电样，不愿触及衣服，头昏眼花。服 32 剂。再用方：女贞子、墨旱莲、当归、赤白芍、茯苓、木瓜、牛膝、地龙、桑枝各 12 克，忍冬藤、夜交藤各 20 克。水煎服。服药半个月。复查血糖 5.88 毫摩/升，头昏眼花已解，两下肢外侧疼痛已除,治愈出院(《北京中医》)。

(3)祝谌予验方选

方药:(基本方)苍术、玄参、生黄芪、山药、生地黄、熟地黄、党参、麦冬、五味子、五倍子、生龙骨(生牡蛎代)、茯苓。每日1剂,水煎服。

用途及疗效:用于糖尿病气阴两虚兼有血瘀者。

案例:女,48岁。查血糖 11.98 毫摩/升,尿糖(卌)。上方随症加减,共治疗 3 个月,诸症好转,血糖 7.56 毫摩/升,尿糖阴性。再改用丸药巩固疗效(《新中医》)。

(4)谢海洲验方选

方药:黄芪、沙参、麦冬、天冬各 20 克,葛根、石斛、天花粉、生地黄、生山药、生石膏、乌梅各 30 克,玄参、知母各 15 克。水煎服。

用途及疗效:用于糖尿病。

案例:化验血糖 10.08 毫摩/升,尿糖(卌)。守方服 50 剂后,症状好转。守方减石膏,加熟地黄、苍术、人参、五味子、五倍子、枸杞子、丹参、阿胶等加减运用。治疗半年,服药百余剂,复查尿糖(+),血糖 7.28 毫摩/升,症状消除。嘱以生山药煮粥久服,每次 100 克,每日 2 次。共服生山药 40 余千克,病乃根除(《河北中医》)。

(5)张继有验方选

方药:党参 15 克,麦冬、石斛、生地黄各 20 克,五味子、甘草各 10 克,天花粉、女贞子、枸杞子、知母、金樱子各 25 克,生石膏 50 克。每日 1 剂,水煎分 2 次服。

用途及疗效:用于消渴病(糖尿病)。阳虚为主,胃热不甚,渴不剧者,去石膏、知母,加重滋肾之品;血糖不降者,加苍术、玄参;尿糖不降者,加黄芪、山药、草薢;心火盛者,加黄连、白薇等。治3例,均用上方加减,治疗4~7个月后,症状消失,恢复工作(《吉林中医药》)。

(6)马骥验方选

①方药:生石膏30克,条黄芩10克,地骨皮、知母各15克,天冬、麦冬、天花粉、粳米各20克,生甘草8克。水煎服。

用途及疗效:用于糖尿病、燥热伤肺者。

案例:女,39岁。血糖19.98毫摩/升,尿糖(卌)。上方服17剂后,诸症消失,血糖降为6.66毫摩/升(120毫克/分升),尿糖(一)。告愈。

②方药:潞党参、北沙参各15克,生黄芪30克,麦冬、天花粉、南葳蕤、生地黄各20克,五味子5克,炙甘草8克。水煎服。干咳或痰多者,加川贝母、苦桔梗、炙枇杷叶各15克。

用途及疗效:用于气津两伤型。

案例:男性,60岁。患病1年余,血糖14.99毫摩/升,尿糖(卌)。上方服50余剂后,诸症除,血糖降为6.66毫摩/升,尿糖(一)。后以上方改服丸剂后,3年未见复发。

③方药:山栀子、黑玄参各15克,酒制大黄、条黄芩各10克,生石膏30克,天冬、麦冬、天花粉、粳米各20克,炙甘草6克。水煎服。便结者,加芒硝15克;中焦热甚者,加金莲花、青连翘、蒲公英、紫花地丁、败酱草、鸭跖草等。

用途及疗效:用于糖尿病中焦躁热型。

案例:女,37岁。血糖12.77毫摩/升,尿糖(卌)。上方随症加减,共服30余剂,血糖降为6.66毫摩/升(120毫克/分升),尿糖(一)。病告痊愈。

④方药:潞党参、粉葛根各10克,麦冬、天花粉、南葳蕤、

金石斛、干芦根各 20 克,乌梅肉 15 克。水煎服。

用途及疗效:用于热伤胃津型。

案例:男,35 岁,血糖 11.66 毫摩/升,尿糖(卌)。上方服 30 余剂,诸症减。血糖为 6.66 毫摩/升,尿糖(-)。后麦冬、天花粉减半量,治疗 2 个月,诸症除,随访 1 年未发。

⑤方药:生地黄、女贞子、桑葚、麦冬各 20 克,山茱萸、枸杞子、潞党参、炒山药各 15 克,五味子 10 克,生黄芪 25 克。水煎服。

用途及疗效:用于肺肾虚衰型。

案例:男,51 岁,患者糖尿病 5 年,血糖 13.48 毫摩/升,尿糖(卌)。上方加炒酸枣仁、夜交藤各 20 克,柏子仁 15 克,远志 10 克。30 剂后,诸症减轻。再以原方服 20 剂,血糖为 6.66 毫摩/升,尿糖(转阴)。后继原方加减改制丸剂,以善其后。

⑥方药:熟地黄、炒山药各 20 克,覆盆子、巴戟天、菟丝子、山茱萸各 15 克,五味子 10 克,制附子 8 克,生黄芪 25 克,缩砂仁 5 克。水煎服。

用途及疗效:用于肾阳亏耗型。

案例:男,65 岁,患糖尿病 2 年余,血糖 16.1 毫摩/升,尿糖(卌)。上方服 50 余剂,诸症好转。原方加淫羊藿、续断、桑寄生各 15 克,贡肉桂 10 克,再服 30 剂,诸症悉除。遂改原方配丸剂服,以巩固疗效,随访 4 年未见复发。

(7)张聘三验方选

①方药:生地黄、山药各 20 克,天花粉 15 克,麦冬、葛根、五味子各 10 克,蛤蚧粉、海浮石各 12 克。加减服上药 2 剂后,肾火未退者,加知母、十大功劳叶各 10 克;渴不减者,

加入人参3克(冲服2次);症状消失后加黄芪15克。每日1剂,水煎服。

用途及疗效:用于糖尿病肾阳亢型。

案例:服5剂后愈。

②方药:生黄芪、党参各15克,山药20克,葛根10克,花粉、乌梅、麦冬、十大功劳叶各12克,鸡内金5克,知母6克。上方服数剂后,如仍渴饮、烦躁面赤者,加海浮石10克,蛤蚧粉12克,减十大功劳叶、鸡内金。水煎服,每日1剂,连服5剂。

用途及疗效:用于糖尿病湿热型。

案例:服5剂后愈。来源于《辽宁中医杂志》。

(8)盛国荣验方选

方药:白人参、天花粉、葛根、金银花、知母、麦冬、玄参各10克,黄芪、淮山药各20克,芡实16克,乌梅、五味子各8克,生石膏(另包)60克。先煎石膏去渣,将汤分2次煎上药服。

用途及疗效:用于糖尿病燥热伤阴、气阴俱损者。

案例:患者糖尿病3年,上方服6剂,诸症减轻。上方去石膏、知母,加黄精、杜仲、枸杞子各10克,连服1个月,尿糖(转阴),血糖正常。续服知柏地黄丸,每次10克,每日2次,连服3个月,以善其后。来源于《辽宁中医杂志》。

(9)宋鹭冰验方选

①方药:薏苡仁24克,藿香、杏仁、白豆蔻、法半夏、厚朴、大腹皮、陈皮、焦栀子、淡豆豉各10克,滑石12克,通草9克。水煎服。

用途及疗效:用于消渴(糖尿病)、脾虚湿热困阻、气不化津者。

案例:男,50 岁。冠心病、高脂血症合并糖尿病,血糖16.54 毫摩/升,尿糖(卅)。服上方 9 剂后,血糖下降,诸症均减。改投生津养胃方:潞党参 24 克,焦白术、白茯苓、藿香、木香各 10 克,粉葛根、天花粉各 12 克。7 剂后,血糖降至正常,尿糖减少。再投三仁汤加味,6 剂后,诸症消失,尿糖转阴,基本告愈。

②方药:白豆蔻 9 克,藿香、佩兰、知母、滑石、薏苡仁各10 克,生石膏 15 克,法半夏、苍术各 6 克,通草 3 克。水煎服。

用途及疗效:用于湿热交结、湿从燥化者。

案例:女性,50 岁。患消渴数月,血糖 15.82 毫摩/升,尿糖(卅)。上方服 20 剂后,诸症消失,血糖降至 6.05 毫摩/升,尿糖(转阴)。后以温胆汤加味调理。

(10)郭士魁验方选

①方药:知母 12 克,胡黄连 9 克,天花粉 25 克,牡丹皮、生栀子各 10 克,菟丝子、生地黄、生石膏、五味子各 30 克,玄参、枸杞子各 18 克,黄连粉(冲服)3 克。水煎服,每日 1 剂。

用途及疗效:用于消渴(糖尿病)阴虚型。

案例:男性,50 岁。患糖尿病 2 年余,血糖 13.32 毫摩/升,尿糖(卅)。上方随症加减,共服 30 余剂,血糖降至6.94 毫摩/升,尿糖(转阴)。余症已除。

②方药:党参、生地黄、菟丝子各 25 克,马尾连、鸡血藤、红花、泽泻、山栀子、乌梅各 10 克,降香 15 克,赤芍、玉竹、天花粉、郁金各 18 克。水煎服。

用途及疗效:用于消渴合并胸痹者。

案例:55 岁,男性。患糖尿病合并冠心病、高血压、脂肪肝 6 年,血糖 15.82 毫摩/升,尿糖(卌)。上方随症加减治疗 2 年,并配合少量西药治疗,症状明显好转,血糖降至 10.27 毫摩/升,尿糖(±)。后以滋阴清热,补气活血善后。来源于《广西中医药》。

(11)王景春验方选

方药:当归、丹参各 30 克,赤芍 50 克,红花 10 克,玄参、忍冬藤各 100 克。水煎服。

用途及疗效:治疗糖尿病性坏疽。阴虚内热者,加生地黄、麦冬、天花粉;气虚者,加黄芪、党参、白术、茯苓;湿热者,加黄柏、苍术、牛膝;疼痛严重者,加蜈蚣、全蝎、延胡索;止痛效果不佳者,加犀黄丸内服。局部敷一效膏(滑石粉 70 克,朱砂、淀粉各 5 克,冰片 2 克。共研细,用香油调成膏),每日 1 次。共治 10 例,8 例临床治愈,2 例好转,服药最少 25 剂,最多 70 剂。来源于《新中医》。

(12)关幼波验方选

方药:淫羊藿 15 克,生黄芪、杭白芍各 30 克,生甘草、乌梅、葛根各 10 克。肺热甚者,可选加生石膏、川黄连、石斛、天花粉、玉竹、麦冬、沙参;夜尿频数者,选加续断、补骨脂、五味子、菟丝子、芡实、鹿角霜;气血虚者,选加党参、黄精、当归、生地黄、熟地黄、白术、山药、何首乌、阿胶。水煎服,每日 1 剂。

用途:用于糖尿病。宜长期服用,随病情变化而加减。来源于《中医杂志》。

(13)赵炳南验方选

方药:生地黄、熟地黄、当归、天花粉、黄芩各 10 克,天冬、麦冬、桃仁、红花、黄芩各 6 克。水煎服。

用途:用于糖尿病并发皮肤瘙痒。这是由于肠胃燥热佛郁,水液不能滋润皮肤所致。来源于《赵炳南临床经验集》。

(14)施今墨验方选

方药:生黄芪 30 克,白蒺藜 12 克,怀山药 24 克,麦冬、茯苓、五味子各 10 克,怀牛膝、玄参、枸杞子各 15 克,白薇、苍术、瓜蒌根、瓜蒌子各 6 克。引:鸡、鸭胰各 1 条,煮汤代水煎药。

用途及疗效:用于糖尿病。

案例:男,24 岁。查血糖、尿糖较高,经常注射胰岛素。现症为口渴,饮水多,全身乏力,头晕头痛,失眠,尿多。服药 19 剂,头晕、头痛及失眠均见好转,血压已降至 120/90 毫米汞柱,渴饮、尿多尚未大效。仍本前法,再加药力:生黄芪 30 克,甘枸杞子、黑玄参、五味子各 15 克,山茱萸 12 克,怀山药 25 克,沙蒺藜、夏枯草各 12 克,茅苍子、白薇、粉牡丹皮各 6 克,瓜蒌根、瓜蒌子、生地黄、熟地黄各 10 克。引:鸡、鸭胰各 1 条,煮汤代水煎药。连服 20 剂,除尚觉乏力外,诸症均减,血糖正常。拟用常方巩固:生地黄、熟地黄、金狗脊、润玄参各 15 克,野党参 12 克,生黄芪、怀山药各 30 克,甘枸杞子 18 克,紫河车、女贞子、朱茯神、五味子、朱麦冬、宣木瓜、鹿角粉(另冲)各 10 克。来源于《中医治疗消渴病》。

(15)赵锡武验方选

方药:生石膏 18 克,熟地黄 4.5 克,枸杞子、当归各 15 克,菟丝子 30 克,党参 20 克,川黄连 6 克,乌梅、玄参、泽泻、天花粉各 12 克,麦冬、天冬、红人参各 9 克。水煎服。每日

1剂。

用途及疗效:用于糖尿病,阴虚内热型。

案例:男,49岁。1971年发现糖尿病。查尿糖(卌),血糖12.88毫摩/升,有多食、多尿、口干口渴等症状。共服30余剂,上述症状消失,血糖降为8.66毫摩/升。连用4个月,无任何症状,再查血糖7.55毫摩/升,尿糖(±)。为巩固疗效,制成片剂继服。来源于《中医治疗消渴病》。

(16)岳美中验方选

老年性糖尿病,肺燥胃热、肾阴虚表现常很突出,病久也可阴损及阳,常见肾阴虚衰和阴阳俱虚。针对这一病机,岳老常用如下方。

①方药:以六味地黄汤加石膏、附子治疗,每剂用附子4克,石膏9克,视病情按比例适当递加附子、石膏量,以附子推动石膏发挥作用。糖尿病患者皮肤生疮疖的很多,常久治不愈。岳老经验,鹿茸每次服1.5克,每日2次,即可生效。此方岳老曾给自己用过,确有较快收口和止痒功效,加蛤蚧可降低血糖。

②方药:生地黄120克,天冬、红参各60克,何首乌180克,紫河车1具或河车粉60克。共研为细末,炼蜜为丸,每丸10克,早晚各服1丸,缓补其本,久服可获良效。适宜于老年体弱、热症不甚明显、气阴两虚的患者。来源于《临床验方集》。

379. 中西医结合治疗糖尿病有什么好处?

中西医结合为治疗糖尿病积累了丰富的临床经验。具体表现在中医的整体观念与西医的微观相结合,取长补短,提高了糖尿病的疗效。经临床发现,有一部分患者经胰岛素或口服降血糖药物治疗后,虽然在血糖、尿糖方面控制比较满意,但主观症状却很多,如乏力、大便干、失眠、汗多等,患者很痛苦,而中医的优势则表现在西医疗法处于劣势时,得以充分显示。近年来,我们把中草药可以降低血糖运用于临床,收到了较高的疗效。

　　某患者,女,42 岁。2 型糖尿病。患者于 2 周前出现口干多饮,消谷善饥,全身乏力,失眠胸闷,大便干结,下肢麻木,舌质暗红,苔薄白,脉弦细,查空腹血糖 13.99 毫摩/升。根据病史、查体综合分析,证属燥热耗气伤阴,夹瘀血。治以清热益气养阴,佐以活血化瘀。处方:黄精、丹参、石膏(先煎)各 30 克,玄参、生地黄各 15 克,瓜蒌 20 克,知母、麦冬、天冬、黄柏、牡丹皮、地龙、桃仁各 12 克。水煎服,每日 1 剂,连服 12 剂。期间配合口服格列齐特(达美康)80 毫克,每日 2 次,口干渴多饮、双下肢麻木、失眠诸症明显减轻,血糖 8.5 毫摩/升。巩固治疗 45 天,上述症状全部消失,血、尿化验正常,治愈出院。

380. 常用降血糖的单味中药有哪些？现代药理作用是什么？

　　(1)黄芪:本药具有明显的强心功效,对正常心脏亦有加强收缩作用,对因中毒或疲劳的心脏其作用更为显著。另外,还有保护肝细胞、防止肝糖原减少、促进肝细胞再生、以及降血压的作用。并可使冠状血管和全身末梢血管扩张,改善皮肤血液循环及营养状况。略有降血糖功效。

　　(2)人参:本药能促进人体的新陈代谢,增强机体对外界不良条件的抵抗力。它能降低肾上腺素或高渗葡萄糖所致的高血糖;对四氧嘧啶所致糖尿病犬或雄性大鼠有一定的保护作用,能轻度降低血糖,但不能阻止发病与死亡。人参提取物还有调节血糖水平的作用。人参皂苷的降血糖机制似不同于胰岛素和苯乙双胍(降糖灵),它既能抑制四氧嘧啶对动物胰岛 B 细胞的破坏,又能促进残存胰岛 B 细胞的分泌功能,停药后仍可维持其降血糖作用 1~2 周。

(3)枸杞子:据实验研究,枸杞子有降低血糖和降血压的作用,并有促进肝细胞再生和抗脂肪肝的功效。

(4)玄参:本药有扩张血管的作用,并有降低血糖和降血压的功效。

(5)地黄:生、熟地黄均有降低血糖的作用。地黄煎剂、浸膏口服及由乙醇浸液提取的地黄液皮下注射,均可降低家兔血糖。乙醇浸提取液肌内注射能降低由静脉注射葡萄糖引起的高血糖。

(6)生山药:本药所含的淀粉酶,有水解淀粉为葡萄糖的作用,对糖尿病有一定疗效。

(7)地骨皮:本药含有不饱和和必需脂肪酸、亚油酸、亚麻酸等。它具有抗脂肪的作用,能抑制中性脂肪在肝的合成,促进中性脂肪移向血流,因而保证了肝维持正常血糖的生理功能,达到降低血糖控制病情之目的。地骨皮煎剂给家兔灌服,使血糖先升高然后持久降低,平均降低 14%,对注射肾上腺素引起的高血糖虽无明显对抗作用,但可缩短高血糖的持续时间。地骨皮对实验性糖尿病小鼠胰岛 B 细胞的形态、结构损害有一定的减轻作用。

(8)葛根:本药含多糖淀粉,遇水膨胀而胶着,有缓解局部刺激的作用,涂敷局部能消炎症,内服可消肠炎。它具有强力解热作用,能降低血糖,还能缓解肌肉痉挛,善治项背强直。

(9)黄精:本药含黏液质、淀粉及糖等。它有抗脂肪肝、降低血糖及降低血压的作用,并能防止动脉粥样硬化;对足、股癣有较好的疗效。兔灌服黄精浸膏后血糖含量先渐渐增高,然后降低,血糖的暂时增加可能是由于其中所含的糖类所致。黄精浸膏对肾上腺素引起的血糖过高有显著抑制作用。

(10)玉米须:本药含糖类、苹果酸等,有利尿、降血压的功效。它可促进胆汁分泌,降低血液黏稠度,并可增加血中凝血酶原,加速血液凝固。其发酵制剂对家兔有非常显著的降血糖作用。

(11)五味子:本药对中枢神经系统有兴奋作用,能改善人的智力活动,提高工作效率。它可促进新陈代谢,增强机体的防御能力,并能降低血糖。

(12)知母:本药有解热、抗菌、镇痛及祛痰的作用;能降低神经系统的兴奋性;对实验性糖尿病的小鼠,静脉注射知母水溶性提取物,可降低血糖。

(13)苍术:本药含有大量的维生素 A 物质,可用以治疗缺乏维生素 A 所引起的夜盲症及角膜软化症。动物实验证明,它有抑制血糖作用,大剂量可使血压下降。

(14)玉竹:本药有强心的作用,并可降低血糖。

(15)茯苓:本药有利尿、镇痛的作用,能促进钾、钠、氯等电解质的排出,可能是抑制肾小管重吸收的结果,有降低血糖的作用。

(16)黄连:本药的根茎含有多种生物碱,主要成分为小檗碱(即黄连素),具有抗菌消炎、抗病毒、抗原虫作用,其抗菌力强,抗菌效果明显;并能增强人体的免疫功能。它有降低血糖的作用,其降糖机制是抑制肝糖原异生或促进外周组织的葡萄糖酵解;抗升血糖激素作用亦与降低血糖有关,能促进胰岛 B 细胞再生及功能恢复。本药同时有降血压、降血脂及抗感染作用,对防止糖尿病的并发症亦有意义。小檗碱有抗血小板聚集作用,有利于改善糖尿病患者的凝血异常。本药也用于癌症的辅助治疗。

(17)泽泻:本药具有显著的利尿作用,用药后除尿量增加外,尿中钠、氯、钾及尿素排出量也增加。它的多种成分对实验性高胆固醇血症有明显的降血清胆固醇作用和抗动脉粥样硬化作用。实验证明,泽泻能改善肝脂肪代谢而有保肝作用。泽泻具有轻度降血糖作用,用药 3～4 小时后,血糖降至最低点,较给药前降低 16%。在心血管方面,有轻度降血压作用,中度增加冠状动脉血流量及松弛主动脉平滑肌作用,并能轻度抑制心肌收缩力。故本药在临床上可治疗肾性水肿、高脂血症及糖尿病等。

(18)田三七:实验观察证实,田三七提取物能降低四氧嘧啶糖尿病小鼠的血糖水平。同时,它可使饥饿性小鼠血糖轻度升高;而注射葡萄糖引起高血糖时,又能降低过高的血糖,显示它对动物血糖有双向调节作用。

(19)桔梗:本药具有降血糖、降血脂作用。家兔灌服桔梗的水或醇提取物可使血糖下降,连续灌服给药对实验性四氧嘧啶糖尿病兔的降糖作用更为显著,降低的肝糖原亦可恢复正常,且能抑制食物性血糖上升。醇提取物的作用较水提取物强,桔梗粗皂苷尚能降低大鼠肝内胆固醇的含量,增加胆固醇及胆酸的排泄。

(20)五加皮:本药具有抗炎作用,其机制主要是抑制白细胞趋化、溶酶体酶等炎症递质或其致炎作用。动物实验表明,五加皮具有抗疲劳和抗应激作用。以五加皮醇浸膏连续灌胃,可抑制四氧嘧啶所致大鼠血糖升高,说明它具有抗实验性高血糖作用。

(21)淫羊藿:本药具有抗冠心病心绞痛作用;能降低血压及抑制血小板聚集;还有抗衰老、降血糖、镇静、抗炎、止咳平喘和明显促进软骨生长的作用。

(22)白术:本药内含挥发油、维生素 A,有利尿、降血糖、抗凝血及强壮作用。

(23)灵芝菌:为保肝降血糖药。本药能调节自主神经功能、降低胆固醇、升高白细胞、提高机体的抗病能力。

(24)丹参:本药能扩张冠状动脉,增加血流量,从而改善心肌收缩力、调整心律及改善微循环;能提高机体耐缺氧能力,促进组织修复与再生;能抑制凝血、降血压、降血糖;有镇静作用。

(25)虎杖:本药清燥热,止消渴。糖尿病热象明显者,可选虎杖为君药。《药性论》称其"治大热烦躁止渴"。据报道,给家兔静脉注射从虎杖中提取的草酸,可引起低血糖,提示具有降血糖作用。

(26)番石榴:有报道将其叶制成降糖药片服用,治疗各型糖尿病患者 175 例,总有效率为 81.7%～84.6%;并有降血压及降血脂作用,故尤宜于兼有此类疾病者。它的有效成分可能是黄酮类化合物。本品对 2 型糖尿病患者有效,对

1型糖尿病患者无效,提示其作用并非直接改善了胰岛 B 细胞的分泌功能,而可能是提高了周围组织对糖的利用。

(27)黄皮:由其叶分离出的一种呋喃香豆精类化合物——黄皮香豆精,能降低正常和四氧嘧啶所致高血糖小鼠的血糖水平,也能对抗肾上腺素的升血糖作用,但对血乳酸浓度则无影响,作用机制尚待研究。

(28)刺五加:本药对血糖似有调节作用。它既能使食物性及肾上腺素高血糖症引起的血糖降至正常,降低由四氧嘧啶引起的大鼠糖尿病的尿糖量,又可使因胰岛素引起的低血糖症的血糖增加。

(29)绞股蓝:本药提取物对正常小鼠无明显影响,但对四氧嘧啶糖尿病小鼠则有明显的降血糖作用,还能明显改善老年大鼠糖耐量减低,而对老年大鼠低血糖又有一定预防作用。

(30)白芍、甘草:有人报道,用甘芍降糖片(即甘草与白芍煎汁浓缩再烘干压片)治疗糖尿病,每日用量相当于生甘草 8 克,生白芍 40 克,制成 12 片,分 3 次服,结果有效率74.8%。本资料提示,该药对 2 型糖尿病患者有降低血糖和减少尿糖的作用,但不能完全替代外源性胰岛素的功能。

(31)荔枝核:其主要成分是皂苷、鞣质、α-甘氨酸(亚甲环丙基),后者给小鼠皮下注射可使血糖下降。研究荔枝核对大鼠四氧嘧啶糖尿病的作用,证明它能有效地调节糖尿病的代谢紊乱,降血糖效果显著,且无明显毒性,但其降血糖机制尚待进一步研究。

(32)女贞子:本药的提取物(暂名女贞素)对四氧嘧啶高血糖小鼠有显著降血糖效果,但作用短暂,停药后血糖即开始回升。

(33)仙鹤草:药理研究表明,仙鹤草素有降低血糖的作用,还有迅速消除蛋白尿及尿中红细胞的作用。

(34)灵芝:实验小鼠用灵芝多糖5小时后,出现耐糖能力增加,但未见胰岛素感受性发生变化,也未见胰岛素脂肪细胞结合量有所变化,但胰岛素量有增加趋势,肝糖原含量有减少倾向。

(35)白扁豆:本药能健脾养胃,配天花粉治消渴多饮。它含锰、锌较高,是治疗糖尿病常用的药物。

(36)石膏:本药功效为清热泻火、除烦止渴。所含微量元素以铬、锌、锰较高。这些元素的缺乏与糖尿病的关系较为密切。其中铬能协助胰岛素发挥作用;锌存在于胰岛素细胞内,对血糖的调节和胰岛素的储存起肯定作用;锰缺乏可致胰岛B细胞减少及颗粒丧失,糖耐量减低,葡萄糖利用率相应降低。因此,石膏具有降血糖的作用。

临床上常用的降血糖中草药还有黄芩、黄柏、山栀子、大黄、赤小豆、竹叶、乌梅、酸枣仁、党参、西洋参、生晒参、砂仁、鸡内金、麦芽、莲子肉、糯米、鬼见愁、赤芍、当归、川芎、泽兰、蛇床子、沙苑子、桑螵蛸、怀牛膝、冬虫夏草、杜仲、龟甲、鳖甲、巴戟天、仙茅、马齿苋、浮萍、龙骨、藕汁、草薢、桃树胶、附子、远志、芦根、佩兰、海蛤壳、石榴皮、苏木、菝葜、防风、薏苡仁、紫草、金樱子、旋覆花、何首乌、五倍子、桑葚、凉粉草、老鼠耳、猪苓、金钱草、兴安杜鹃、暴马丁香、石榴树根皮等。

第6章　糖尿病庚息培胰体系

381. 中医防治糖尿病有什么新进展？

庚息培胰糖尿病防治体系是目前中医防治糖尿病方面较为完整的体系，2020年被河南省科技厅批准为省级工程技术研究中心。

382. 什么是庚息培胰糖尿病防治体系？

庚息培胰糖尿病防治体系是陈艳教授和杨英武主任医师，在中西医结合理论的指导下，经过30余年的临床实践，吸收《易经》原理，针对糖尿病的核心病机、临床表现，综合运用多种防治措施，健脾培胰、扶正纠偏、修复器官代谢功能、把控处理各种临床病变，以追求患者最大康复为目的，较为完整的糖尿病防治体系。

383. "庚息培胰"这个名称有什么意义？

庚：天干的第七位，又通"更"，有变更、更换之意。"庚"代表使糖尿病患者达到阳气恢复、万象更新的状态。

息：停止、歇息，有繁殖、滋生之义。

培：培养增益，培补修复。

胰：胰腺，中医将之归属于脾，有运化输布水谷精微，维系人体物质代谢的重要机能。

"庚息培胰"就是指在中西医结合思想的指导下，运用各种防治措施,培补修复糖尿病患者运化输布水谷、维系物质代谢的功能,复原人体正气,纠正机体代谢紊乱状态。

384. 庚息培胰体系的内涵是什么?

一个核心:以人为本。

三个结合:中西结合、医易结合、防治结合。

五个独特:独特的理论、独特的治疗、独特的药物、独特的管理、独特的疗效。

385. 庚息培胰体系具有哪些特点?

积极性:充分调动本人及全家的积极性。

主动性:尽早防控,力求逆转,争取最大程度康复。

完备性:全面系统、中西结合,既包含了现代医学五驾马车为框架的规范防止措施,又吸收了医学前沿理论技术、中医调理、心理疏导、护理康复、服务管理为一体的模式。

先进性:在西医方面紧盯国内外新进展、新理论、新药物、新疗法,在中医方面深挖古典宝库,采纳名家精髓,守正创新。

人文性:因人施治,强调服务关爱,实施综合照护。

灵动性:分层分类分阶梯式,关注动态变化管理,因人因病制定个体化方案。

386. 庚息培胰糖尿病防治体系的优势是什么?

庚息培胰糖尿病防治体系的核心是“以人为本”,视患者为亲人,医护围着患者转,根据患者的病情、年龄、性别、家庭状况、个人喜好、工作性质等因人制宜,辨证分析,制定个体化的方案。中西医结合,防治结合,实现前期防病,早期逆转,中期延缓并发症,重症控制。

387. 什么是糖尿病的"五阶梯疗法"?

庚息培胰糖尿病防治体系主要通过以下五阶梯序贯治疗实现"防治结合":

第一阶梯:糖尿病前期。改善生活方式,调整精神状态,运用食疗、运动疗法方法,使糖尿病前期人群恢复健康。

第二阶梯:早期糖尿病。采用中医综合治疗,恢复胰岛功能,逆转糖尿病。

第三阶梯:糖尿病。中医综合治疗配合口服降糖药物,减少、延缓并发症的发生。

第四阶梯:糖尿病中晚期。降血糖药为主,胰岛素辅助,控制糖尿病及慢性并发症。

第五阶梯:重症慢性并发症。胰岛素控制为主,辅以中医药治疗。

388. 庚息培胰体系的具体疗法有哪些?

(1)情志疗法:教育是核心、心理健康是前提、解决心理问题是关键。

(2)医学营养:总量控制、结构调整、辅食增加、可口持续。

(3)运动疗法:会做什么做什么、能做什么做什么、什么健康做什么。

(4)知识培养:两学一做:跟医师学知识、跟模范学方法、做健康责任人。

(5)药物治疗:能基础治疗不用药、能中药不西药、能吃药不打针。

(6)监测检查:掌握病情,熟悉自己,指导治疗。

(7)全面关爱:一人得病全家重视、个体化关爱、综合照护、未病先防、既病防变、瘥后防复。

389. 糖尿病患者为什么需要情志调摄?

糖尿病是慢性病、终身病,管理不好,后期可能并发严重的并发症,影响生活质量。心境平和,心理健康是战胜糖尿病的前提,可以通过健康知识教育,让患者首先了解糖尿病,对患者进行心理疏导、心理调控,达到静心宁志,实现糖尿病的平稳控制。

390. 糖尿病患者只要按照医师制定的方案执行就行,为什么还要全面关爱?

糖尿病病程长,受生活方式影响,有一定的家族聚集性,想全家共同健康,长期使血糖控制平稳,除了执行医师制定的用药方案外,需要医师、患者、患者家属共同参与,以患者为中心,以家庭为单位,以预防为导向,全程关爱,才能实现血糖平稳,延缓并发症,提高生活质量。

391. 如何实现全面关爱?

全面关爱包含以下三方面:①患病后的全程关爱:患者院前、院内、院后;糖尿病的早、中、晚各期;②包括糖尿病及其各种并发症,多学科团队合作(心、脑、肾、足、眼、神经等),一站式治疗;③从患者的生活环境及家庭入手,改善不良生活方式（如生气、嗜咸、喜甜、酗酒、久坐，肥胖等），提高家庭的健康理念，实现全家健康。

392. 庚息培胰体系如何实现人人享有糖尿病健康管理？

由"四师双团队"协作执行。"四师"指医师、健康管理师、营养运动师、中医师。"双团队"指专家方案制定团队、方案执行团队。专家方案制定团队由专家带领四师确定管理方案、疗程和目标；方案执行团队由健康管理师牵头，四师及家属参与落实专家方案。

393. 庚息培胰如何运用瞬感动态血糖仪、体脂秤、运动手表等先进的可穿戴设备？

①利用现代的可穿戴设备获取不间断的糖尿病相关数据，经过手机网络上传到管理平台；②管理后台整理分析相关数据；③四师双团队根据相关数据给予指导和处理。